NOUVELLE

TOXICOLOGIE,

OU

TRAITÉ DES POISONS,

ET DE L'EMPOISONNEMENT.

DE L'IMPRIMERIE DE RICHOMME,

RUE SAINT-JACQUES N°. 67.

NOUVELLE

TOXICOLOGIE,

OU

TRAITÉ DES POISONS,

ET DE L'EMPOISONNEMENT,

SOUS LE RAPPORT

DE LA CHIMIE, DE LA PHYSIOLOGIE, DE LA PATHOLOGIE,

ET DE LA THÉRAPEUTIQUE;

PAR GUÉRIN DE MAMERS,

DOCTEUR EN MÉDECINE DE LA FACULTÉ DE PARIS, ANCIEN INTERNE DE PREMIÈRE CLASSE
A L'HÔTEL-DIEU, MEMBRE DU CERCLE ET DE LA SOCIÉTÉ MÉDICALE D'ÉMULATION DE PARIS;
MEMBRE CORRESPONDANT DE LA SOCIÉTÉ MÉDICALE D'AMIENS, etc.

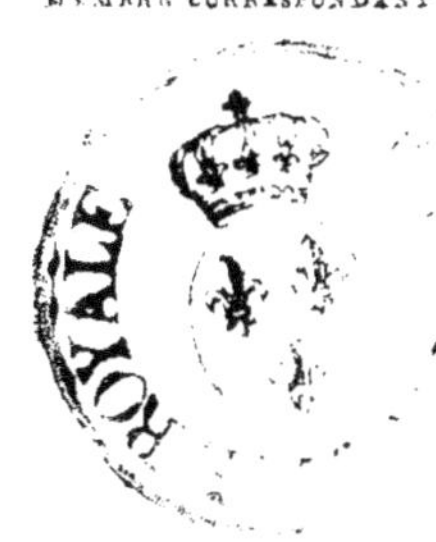

*Medecinæ cardines observatio et ratio….. To be
hurt with the imperfect and pueril commencements
of reasoning in physic, and to relinquish the hopes
of rational theory, is to be offended with the prattle
of infancy, and to expect nothing better from ma-
turer age.*

(BAGLIVI, CLERG.)

A PARIS,

CHEZ Mme. DELAUNAY, LIBRAIRE,

RUE SAINT-JACQUES, N°. 71.

1826.

A MESSIEURS

BROUSSAIS,

MÉDECIN EN CHEF ET PREMIER PROFESSEUR
AU VAL-DE-GRACE,

CHEVALIER DE LA LÉGION D'HONNEUR,

MEMBRE TITULAIRE DE L'ACADÉMIE ROYALE DE MÉDECINE, etc.;

ET

B^{on}. DUPUYTREN,

DE L'ACADÉMIE ROYALE DES SCIENCES
DE L'INSTITUT DE FRANCE;

1er. CHIRURGIEN DU ROI
ET CHIRURGIEN EN CHEF DE L'HÔTEL-DIEU,

PROFESSEUR A LA FACULTÉ DE MÉDECINE DE PARIS,

MEMBRE DE LA LÉGION D'HONNEUR
ET DE L'ORDRE DE SAINT-MICHEL,

MEMBRE DE LA COMMISSION CHARGÉE DES EXPÉRIENCES
SUR LES POISONS, etc., etc.

GUÉRIN DE MAMERS.

AVANT-PROPOS.

Je sais combien l'on a écrit sur les poisons, l'histoire et la question de l'empoisonnement ; je sais surtout ce que la science doit en ce point aux recherches du professeur Orfila........ Cependant la matière ne m'a point paru épuisée ; j'ai cru, au contraire, qu'il restait encore beaucoup à faire........

1°. Déterminer le vrai mode d'action des substances vénéneuses sur l'économie vivante, d'après l'observation, et un mode d'expérimentation rigoureuse ;

2°. Trouver un cadre où elles fussent rangées d'après ce mode d'action;

3°. Etablir des caractères connus bien tranchés, et par là réduire à quelques cas une multitude de faits qui se ressemblent et se comprennent dans le fond;

4°. Préciser des questions importantes; fixer les véritables termes de certains problèmes; faire, pour résoudre ceux-ci, un choix heureux des moyens que l'art nous offre; en trouver de nouveaux pour les cas équivoques et difficiles;

5°. Si la science n'avait plus, de ce côté, de progrès à faire, de vérités à découvrir, d'erreurs à rectifier, etc..... la simplifier du moins, et par là en faciliter l'étude et l'application à la pratique; en porter sur-tout la partie du traitement au degré de perfection actuel de la thérapeutique générale, tel est l'objet que je me suis proposé.

Dans la question relative au fait de l'empoisonnement, je ne me suis point demandé :...... L'empoisonnement ayant eu lieu par telle substance, comment reconnaître celle-ci? Mais bien :... Un cas d'empoisonnement quelconque venant à se présenter, déterminer la substance qui en a causé les accidens..... C'est la question dans toute son étendue, dans toute sa généralité, dans toute sa difficulté. C'est le cas tel qu'il s'offre le plus souvent dans la pratique......... Si la substance étant du moins présumée, il ne s'agissait plus que d'en reconnaître et d'en démontrer la présence, combien l'embarras serait-il moindre? Mais il n'en est point ordinairement ainsi; on ignore tout, c'est de là qu'il faut partir. On verra par quels essais j'aborde le problème, et comment j'arrive à sa solution.

Je ne prétends pas, quant au mode d'action des substances vénéneuses, que toute équivoque soit levée, qu'il ne puisse plus exister aucun doute, etc..... Peut-être, dans ma classification, quelques substances seront déplacées par suite de recherches ultérieures;.. mais qu'importe, si les bases fondamentales en restent invariables.... J'ai tracé des lignes; avec le temps, l'ordre dans lequel s'y trouvent les objets pourra être modifié; je ne le donne point pour immuable...... Parce que je pouvais attendre quelque chose de l'avenir, convenait-il de laisser plus long-temps la Toxicologie en désaccord avec les autres

parties de la science? Fallait-il lui conser-
ver plus long-temps des formes repous-
santes? Quel bon esprit rejette le bien
dans l'attente du mieux? Les sciences
n'arrivent point d'un seul jet au terme de
leur perfection.

Pour mon ouvrage, dans ses autres
parties, j'aurais pu le produire plutôt au
jour; mais il devait faire long-temps l'objet de mes méditations et de mes recherches, je devais le revoir à divers intervalles, c'est le seul moyen de se juger
soi-même; d'ailleurs le temps pouvait me
fournir de nouveaux matériaux, il devait
du moins confirmer ou rectifier mes
idées, j'étais bien aise de laisser marcher
la science.

Je n'ai point distingué ce qui m'y est

propre, de ce qui appartient aux autres;
que font au lecteur les prétentions de chacun; il veut des faits, des principes;... tout
le reste,... que lui importe?...Pour moi, ma
seule ambition est d'avoir fait un ouvrage
utile aux élèves, pour le plus difficile de
leurs examens; aux médecins, pour le cas
le plus embarrassant de leur pratique, et
aux expérimentateurs, pour de nouvelles
recherches.....

La chimie, la minéralogie, la zoologie,
la botanique, etc., me fournissaient d'am-
ples moyens de le grossir; mais ici, c'est
la *Toxicologie* considérée comme science
à part et sans chercher à tirer au volume.

Dois-je maintenant protester ici de mon
insuffisance, de la disproportion de mes
forces avec la tâche que je me suis impo-

sée, etc., etc. ?.. Ces précautions grossières de l'amour propre mal déguisé révoltent le bon sens.... Qui me forçait d'écrire ? Qui me demandait un livre ?... Non, j'ai vu ce qu'il y avait à faire, et je l'ai tenté avec confiance....... On jugera si, dans la voie où je me suis engagé, je suis arrivé à quelques résultats utiles, ou si j'ai profité, tout-à-fait sans avantage pour les autres, des nombreux travaux de la chimie, de la physiologie et de la pathologie modernes.

On distinguait autrefois 7 classes de poisons : 1°. irritans, 2°. corrosifs, 3°. astringens, 4°. âcres, 5°. narcotiques, 6°. narcotico-âcres, et 7°. septiques ou putréfians. M. Orfila qui, dans sa toxicologie générale, avait d'abord reconnu ces sept classes de poisons, puis qui n'en avait plus admis que quatre : 1°. irritans, 2°. narcotiques, 3°. nar-

cotico-âcres, 4°. septiques, n'en reconnaît plus
que trois, *irritans, narcotiques, narcotico-âcres*,
dans la nouvelle édition de sa toxicologie générale, publiée cette année.

D'autres divisent tout simplement les poisons
en trois classes, d'après le règne auquel ils
appartiennent, *minéraux*, *végétaux*, *animaux*, etc.

DES POISONS.

ACTION DES SUBSTANCES VÉNÉNEUSES.

Ce ne sont point les qualités âcre, corrosive ou astringente, ni les propriétés narcotique, narcotico-âcre, ou *septique* des substances qui font de celles-ci des agens délétères pour nous, lorsqu'elles sont introduites dans l'économie ou appliquées sur nos organes..... La mort dans tous les cas d'empoisonnement est le résultat d'une excitation trop vive des forces vitales ou d'une influence toute opposée exercée sur elles : (1) l'âcreté, l'astriction, la corrosion même ne sont que des circonstances d'un ordre secondaire, de simples accidens.

Il n'existe que deux classes de poisons : 1°. des *poisons irritans ;* 2°. des *poisons sédatifs.*

Les poisons irritans sont ceux qui causent la

---

(1) Il est inutile de dire que cette excitation a lieu par action sur les tissus, et qu'aucun agent ne possède le pouvoir de modifier immédiatement les forces vitales.

mort en excitant trop énergiquement les forces vitales.

Parmi eux, 1°. les uns, ce sont les plus nombreux, ne sont point absorbés, agissent seulement dans le lieu de leur application, ou, s'ils sont absorbés, portent leur action sur d'autres organes que les parties centrales du système nerveux, ou agissent de ces deux manières à la fois. La partie importante de leur action se passe sur les extrémités des nerfs; mais cette portion du système nerveux, source de l'irritabilité et partie intégrante des organes, ne peut être distinguée de ceux-ci. La mort qu'ils produisent est en général un effet indirect, elle tient à la lésion sympathique des parties principales du système nerveux; elle n'est un résultat direct que lorsque les substances vénéneuses exercent leur action sur des parties essentielles à la vie : Ex. : l'acide arsénieux sur le cœur, etc.... 2°. les autres peuvent agir comme ceux qui précèdent, mais leur principale action s'exerce toujours par absorption sur les parties centrales du système nerveux, tantôt sur la moëlle épinière et tantôt sur l'encéphale; la mort qu'ils déterminent a toujours lieu par action et comme résultat direct.

Les poisons sédatifs sont ceux 1°. qui abolissent l'influence nerveuse, en agissant sur la moëlle épinière ou sur l'encéphale (ici, ce sont les plus nombreux) ; 2°. ou qui détruisent l'irritabilité de certaines parties essentielles à la vie, en agissant directement sur elles ; Ex. : la digitale pourprée sur le cœur, etc. Dans ce dernier cas, leur première action se passe aussi sur la portion des nerfs confondus dans le tissu propre des organes.... Ils agissent constamment par absorption, quelque soit le temps dans lequel celle-ci ait lieu, et la mort, plus ou moins prompte qu'ils occasionnent, est toujours un résultat direct.

—Tous les poisons de la même classe jouissent d'une même propriété, d'une force effective qui peut se trouver différemment modifiée dans chacun, mais qui est essentiellement la même dans tous. Fondée sur leur composition intime (1) partout identique, elle exerce partout la même influence. Les effets qui lui sont propres peuvent varier pour le siége, le plus ou moins

---

(1) L'action d'une substance sur l'économie dépend de sa composition intime, de sa nature chimique ; cependant elle ne doit pas être confondue avec son action chimique. Ex. : quand l'acide sulfurique ou la potasse corrodent, charbonnent les tissus ou coagulent le sang, ils agissent chimiquement. Quand ils se bornent à irriter les parties qui en éprouvent le contact, ils agissent bien en vertu de propriétés qui émanent de leur nature chimique, mais ils n'agissent plus chimiquement.

de rapidité dans le développement, l'intensité, la durée ; mais ils sont comme la cause qui les produit, invariables dans leur nature et au fond toujours les mêmes : le mode d'action générale ne change pas, indépendant de toute circonstance étrangère à la nature de la substance.

Parmi les poisons doués de la même propriété, quelques-uns agissent plus particulièrement sur certains organes, quelques autres sur d'autres....

Ce mode d'action particulier ne se montre point toujours le même, mais il varie à raison de plusieurs circonstances, telles que l'activité de la substance, son mode d'introduction, et surtout à raison de la dose et du lieu d'application ; modification de la propriété générale, résultat de ces circonstances mêmes ou d'une modification première dans les propriétés chimiques. Du reste, on ne l'observe pas seulement pour les substances analogues, mais même pour la même substance. Ex. : 1°. le sublimé corrosif à petites doses excite le système lymphatique et quelques appareils secréteurs : à haute dose il agit avec violence sur le cœur, le canal digestif et le système nerveux...; 2°. son action se passe s'il est introduit dans l'estomac, sur cet organe directement et sympathiquement sur le cerveau : elle a lieu sur le cœur et le tube intestinal, s'il est appliqué sur le tissu cellulaire ou sur la peau , etc. Dans ces divers cas , l'influence spéciale change , l'action particulière varie ; le mode d'action général a-t-il aussi changé ? Non sans doute. Il s'est manifesté par des effets différens , mais il n'en est pas moins resté le même , il y a eu dans tous les cas *irritation* ; des parties différentes dans leur structure , dans leurs propriétés , dans leurs fonctions ont été affectées ; de là , mais de là seulement , la différence dans les phénomènes : le lieu d'application ou le point de départ de la cause ne peut rien changer à sa nature.

— L'action spéciale des substances , sorte de prédilection ou d'action élective, a lieu 1°. pour un système entier d'organes ; 2°. pour un organe en particulier ; 3°. pour l'un des tissus élémentaires d'un même organe.

L'action spéciale d'une substance peut être double et même plus composée : en d'autres termes, un même poison peut agir d'une manière plus particulière sur deux ou plusieurs organes à la fois ; mais aucun ne peut être en même temps *irritant* et *sédatif :* la propriété générale est unique dans tous ; ils ne peuvent exercer deux influences en sens inverse pour produire un même effet. Que si la composition d'un poison résulte de principes non-seulement différens, mais absolument contraires, c'est-à-dire les uns irritans et les autres sédatifs, en sorte que la force effective soit double ou susceptible de deux modifications opposées, il n'en produit pas davantage la mort de deux manières différentes : les principes les plus actifs, ceux dont l'absorption est plus facile, plus rapide ou la proportion plus grande, l'emportent sur les autres : l'effet le moins marqué est nécessairement effacé par l'autre (autrement il n'y en aurait aucun), et dans tous les cas la substance détruit la vie en agissant seulement comme irritant ou seulement comme sédatif. (1) On trouve des substances qui contiennent à la fois du mucilage, de l'huile fixe ou de la fécule unis au principe amer, à l'acide gallique ou au tannin ; on trouve ces principes unis à une huile

---

(1) C'est ce qui a lieu dans l'empoisonnement par l'opium, où l'on sait aujourd'hui que se trouvent deux principes de nature opposée, la *morphine* et la *narcotine* ou sel de *Derosne*. Dans les expériences sur les animaux, on observe en administrant à la fois la morphine et la narcotine, une sorte de lutte entre les effets opposés de ces deux substances, puis l'influence unique et définitive de la morphine, c'est-à-dire du principe sur lequel est fondé la propriété caractéristique de l'opium, sa force effective dominante. Ces effets de deux forces opposées agissant en sens inverse se remarquent également en donnant à la fois au même individu l'acide hydrocyanique et la strychnine, etc.

essentielle, à l'acide benzoïque, ou au camphre ; mais nulle part il n'existe de substance qui soit en même temps *excitante* et *relâchante, émolliente* et *tonique*....... La distinction des poisons *mixtes* ou *composés* (narcotico-âcres) n'est donc point dans la nature (1). Quant aux substances qui, agissant par absorption comme sédatifs, déterminent en même temps une irritation locale d'une certaine intensité, ce dernier effet ne doit nullement fixer l'attention : jamais l'irritation n'est assez grave pour qu'on puisse lui attribuer aucun résultat important. Elle est plutôt le produit d'une action physique ou mécanique, que celui d'une propriété fondée sur la composition chimique ; ou bien elle tient à des principes différens de ceux qui constituent la nature du poison ou font de la substance un agent délétère.

— L'action des substances vénéneuses se passe sur les extrémités des nerfs, sur la moëlle épinière ou sur l'encéphale. Celle qui s'exerce sur la moëlle épinière ou sur l'encéphale est la plus importante à considérer : celle qui a lieu sur les extrémités des nerfs n'est ordinairement funeste que parce qu'elle se propage aux parties princi-

------

(1) Autant vaudrait admettre des tonico-débilitans ; l'opium serait un narcotico-âcre, etc.

pales du même système...... Quand elle entraîne la mort, non comme effet sympathique, mais comme résultat direct, c'est qu'elle a lieu sur des organes essentiels à la vie (cœur et poumons).

Les substances vénéneuses produisent sur l'économie deux sortes d'effets, les uns *immédiats*, les autres *médiats*.

Les premiers, pour les substances de l'une et de l'autre classe, dérivent de la vertu propre à chacune. Il n'en existe que deux possibles, l'*irritation* et son *contraire*. Tous les produits de la chimie, toutes les substances naturelles ne peuvent donner lieu qu'à l'un ou à l'autre de ces résultats...... On peut au contraire observer à la fois, et en effet on observe en général, un plus ou moins grand nombre d'effets médiats. Ainsi les cantharides *irritent* toujours, c'est le résultat immédiat, l'effet nécessairement unique; mais leur action peut se manifester en même temps par des vomissemens, des évacuations alvines, etc. : voilà les effets ou résultats médiats plus ou moins nombreux, etc.

Les symptômes de l'empoisonnement comme ceux des maladies ordinaires ne sont que des effets ou résultats médiats.

Il en existe de deux ordres, les uns primitifs, les autres secondaires ou consécutifs; chacun de ces deux ordres a ses phénomènes *directs* ou *sym-pathiques*.

Les symptômes primitifs, suivant la nature de la substance délétère, sont caractérisés tantôt par l'excitation, le trouble, l'agitation, le désordre ; tantôt par le calme, la langueur, l'engourdissement, l'abattement, la stupeur, l'insensibilité....... Dans ces deux cas ils résultent les uns d'un mode d'action particulier, les autres d'un autre ; ils tiennent à un mode de lésion des forces vitales absolument opposé.

Les symptômes ou accidens secondaires peuvent offrir aussi un caractère différent, mais ils ne se rattachent qu'indirectement à l'action de la substance : ils tiennent à une condition nouvelle introduite dans l'état des organes, ou de leurs propriétés.

Les symptômes directs diffèrent suivant l'ordre d'organes affectés. Les accidens sympathiques varient suivant les rapports de la partie lésée et le degré de vitalité actuellement développé dans les divers organes...... Ex : 1°. l'acide nitrique est introduit dans l'estomac ; il irrite, il corrode, on vomit, les douleurs sont excessives, etc. ; il détermine des convulsions, des horripilations, un sentiment de froid à l'extérieur, etc. : voilà des effets primitifs, les uns directs, les autres sympathiques; ils tiennent au mode d'action que la substance a exercé. A une grande agitation, succède le calme, la faiblesse, une sorte d'état adynamique : voilà les effets secondaires; ils tiennent à la concentration, ou à l'épuisement des forces de la vie par l'excès de l'irritation..... L'alkool excite vivement le cerveau; le visage est rouge, les yeux sont animés, la joie bruyante, etc. : voilà des effets primitifs. Il détermine le coma, la stupeur, l'insensibilité, etc. : ce ne sont plus que des résultats secondaires. Les premiers annonçaient un genre particulier de lésion éprouvé par les forces de la vie dans leur propre source, les seconds tiennent à l'accumulation du sang artériel vers la tête, et à une sorte de compression exercée par ce fluide sur la pulpe cérébrale. 2°. L'opium occasionne de l'engourdissement, de la pesanteur de tête, de la somnolence, des vertiges, etc. : voilà les résultats primitifs de l'influence particulière qu'il exerce. Plus tard on observe un délire furieux, de la douleur, des mouvemens convulsifs, etc.; ce ne sont plus que des résultats secondaires, que des symptômes consécutifs; ils procèdent de la gêne, de l'embarras ou d'une sorte d'irritation mécanique du cerveau, par la stase du sang veineux dans le système vasculaire encéphalique. Ces distinctions sont fondamentales.

— Le mode d'action général d'une substance vénéneuse quelconque, n'est caractérisé et ne peut être connu que par les accidens primitifs qu'elle détermine. Les effets secondaires n'en décèlent point la nature, ou plutôt ils la masquent et la défigurent, loin de la révéler. En les consultant, on se méprend nécessairement sur le mode d'action des causes, la nature des effets et le traitement convenable.

Les effets locaux et sensibles produits par une substance appliquée à l'extérieur peuvent, dans le plus grand nombre de cas, faire justement apprécier la force active dominante, la propriété caractéristique ; en cas de mort, les altérations de tissu doivent être consultées ; mais en s'attachant seulement à ces considérations, on commettrait souvent de graves erreurs ; ce ne sont que des moyens secondaires ; le premier, le plus sûr, est l'observation des symptômes d'abord en eux-mêmes, puis quant à l'époque du développement et l'ordre de leur succession.

Pour arriver à connaître si une substance jouit d'une influence spéciale, si la propriété générale y a éprouvé une modification qui la mette plutôt en rapport avec le mode de vitalité d'un organe en particulier, il faut observer l'ordre particulier des symptômes qu'elle développe, le

genre particulier de lésions de tissu que son action laisse après elle , en tenant compte 1°. du
lieu d'application , 2°. de la subordination des
organes et des rapports sympathiques.

Les résultats de l'absorption cellulaire sont
toujours les moins équivoques.

Ceux de l'introduction dans l'estomac ne sont
pas rigoureux : l'anhélation, une suffocation imminente, des convulsions partielles ou générales,
des accès de tétanos , la mort même au bout de
quelques minutes, les parties n'offrant qu'un simple état de rougeur ou de resserrement, ne prouvent point l'absorption et une action particulière
exercée directement sur le système nerveux; l'impression faite sur les extrémités des nerfs , impression qui se transmet aux parties principales
du système nerveux, suffit pour expliquer ces
phénomènes : ils sont ou du moins ils peuvent
être purement sympathiques.

L'injection dans les veines lorsqu'il s'agit de
déterminer soit le mode d'action général, soit
l'action particulière d'une substance , est un
moyen entièrement défectueux...... 1°. Injectée
dans la jugulaire , une simple émulsion produit
tous les accidens d'une irritation violente (de
l'encéphale et des poumons); 2°. introduit par
cette voie, le nitrate d'argent paraît un sédatif

spécial du système nerveux, etc. Mais combien les apparences en imposent! Voyez en effet les résultats quand des substances également irritantes sont introduites de la même manière, ex. : les acides concentrés, les oxides alkalins, l'hydrochlorate d'étain ou de mercure, l'hydrosulfite de potasse ; la teinture de cantharides, etc. Si, dans le cas d'injection, ces substances agissent plutôt sur le cœur, les poumons ou le cerveau, c'est que dans l'ordre des phénomènes circulatoires, ce sont ces organes qui doivent les premiers en éprouver le contact.

Des vertiges, des convulsions, etc. peuvent prouver une lésion directe du système nerveux, mais non une action spéciale sur ce système....... Des vomissemens, des évacuations alvines, etc. à l'instant de l'injection ou quelques minutes après, ne prouvent ni une action directe, ni une action spéciale sur les organes digestifs : ces effets sont, ou du moins peuvent être purement sympathiques. Les rapports qui unissent le cerveau et l'estomac sont tellement immédiats, tellement intimes, qu'ici comme dans le cas d'introduction dans le dernier de ces viscères, on ne peut sans autre donnée se décider pour une action spéciale sur l'un ou sur l'autre.

L'effet que produit une substance qui agit

par absorption n'est nullement en raison de la quantité ingérée dans les voies gastriques , pas plus et même moins qu'en raison de la quantité appliquée à l'extérieur , etc., mais bien en raison de la quantité absorbée , laquelle peut être moindre précisément parce que la substance a été introduite dans les voies gastriques en proportion plus grande ou dans un plus grand état de concentration.....Ex.: l'émétique à petite ou à haute doses.

Quand il s'agit de déterminer le mode d'action d'une substance sur l'homme par ses effets sur les animaux, il est de toute rigueur de tenir compte des doses ; si celles-ci diffèrent notablement, il n'y a rien à conclure d'un cas à l'autre.

— L'empoisonnement offre deux modes absolument opposés dans le développement de ces accidens....... 1°. ceux-ci se produisent vers les extrémités nerveuses pour remonter par les troncs, les plexus, jusqu'à la moëlle épinière, ou au centre encéphalique ; 2°. ils se propagent de ce dernier ou de la moëlle épinière par les cordons conducteurs jusqu'aux extrémités nerveuses, ou ce qui revient au même, jusqu'aux organes, où sont implantées les dernières ramifications des nerfs :...... Dans l'empoisonnement par irritation, le premier mode de déduction est le plus ordinaire; dans l'empoisonnement par sédation, c'est le contraire.

Parmi les symptômes de l'empoisonnement, les accidens nerveux occupent le premier rang; ils tiennent à la lésion directe ou sympathique de la moëlle épinière ou de l'encéphale. Ceux qui se développent vers les organes méritent beaucoup moins d'attention. Quelqu'importance qu'ils semblent avoir, ils ne sont cependant, sous le rapport des résultats, que d'une considération secondaire, et ce n'est, dans la presque totalité des cas, qu'en se communiquant aux parties principales du système nerveux, qu'ils amènent un dénouement funeste.

— L'empoisonnement par irritation et celui par influence opposée ou sédation, offrent l'un et l'autre un caractère particulier; il existe entre eux une différence tranchée ou mieux une opposition absolue; et cependant, dans la série nombreuse des phénomènes dont se compose l'histoire de chacun, à peine il en est un, ou plutôt il n'en est aucun que l'on puisse donner comme exclusif et distinctif; en sorte que ce n'est point dans l'un d'entre eux isolé, mais dans un certain ensemble qu'il faut chercher le caractère véritable d'un cas d'empoisonnement quelconque, en se rappelant d'ailleurs qu'un ordre seul de symptômes peut révéler la nature de la cause, l'essence du mal, et que par les progrès de celui-ci tout se ressemble, tout se confond.

Les vertiges, la dilatation des pupilles, l'altération, la perversion, l'abolition des fonctions des sens et de l'intelligence, l'assoupissement, la stupeur, la paralysie des membres, peuvent être amenés par l'action d'un poison irritant comme par celle d'un poison sédatif; on les voit dans l'ivresse comme dans le narcotisme, etc. Les convulsions, la douleur, la contraction des pupilles, etc. peuvent être déterminées par les poisons sédatifs comme par les substances irritantes : on les observe également dans les affections citées plus haut. Mais si l'on observe dans un même empoisonnement les symptômes généraux de l'irritation et de la sédation, ils ne se développent ni dans le même temps ni de la même manière : jamais une même cause ne peut à la même époque et dans les mêmes circonstances produire des effets absolument opposés.

1°. Si dans l'empoisonnement par les substances irritantes qui n'agissent pas directement ou par absorption sur la moëlle épinière ou l'encéphale, on observe les vertiges, la paralysie, etc., ce n'est que secondairement ou consécutivement, et comme résultat indirect ou sympathique.

Dans l'empoisonnement par les substances de la même classe, portées par absorption ou agissant directement sur les mêmes parties, on peut observer ces phénomènes dès le début ou primitivement; mais ils ne dérivent point immédiatement de l'action de la substance délétère; il n'est point de l'essence des poisons irritans de les produire. En appelant sur le cerveau sympathiquement, dans un cas, directement dans l'autre, une masse de fluide (*sang artériel*) qui n'est plus en proportion avec la capacité de son système vasculaire, ils ont constitué l'organe dans un état tel, que malgré leur opposition d'action avec les substances sédatives, le résultat de leur influence est cependant le même; les fonctions du cerveau cessent de part et d'autre. Ou bien ils ont détruit l'influence nerveuse; les forces vitales se sont éteintes, mais c'est par le fait même de l'excitation et non immédiatement. Tel est le mode de production de la dilatation des pupilles, que l'on observe soit dans les empoisonnemens de cet ordre, soit dans les irritations encéphaliques ordinaires.

2°. Si dans l'empoisonnement par les sédatifs on observe les convulsions, la douleur, etc., ce n'est que secondairement et comme effet indirect et consécutif : elles ne dérivent plus de l'action immédiate de la cause, elles tiennent à la gêne, à l'embarras, puis à une véritable compression, à une sorte d'irritation mécanique du cerveau, par la stase et l'accumulation du *sang veineux*, dans les vaisseaux qui lui sont propres.

Toutefois il est facile de s'en laisser imposer dans deux cas différens : 1°. quand les sédatifs produisant un abaissement subit dans la vitalité, par une action brusque et instantanée, donnent lieu au moment de leur première influence à des accidens plus ou moins analogues à ceux de l'irritation. Ainsi l'on observe parfois primitivement des convulsions, mais ce ne sont en général que des mouvemens irréguliers, faibles, peu durables, qui tiennent seulement au premier trouble de l'influence nerveuse et à une réaction momentanée ; ainsi l'on observe parfois aussi dès le début la contraction des pupilles, mais elle tient alors aux mêmes causes; et si le poison, ayant été donné à forte dose, et n'étant point expulsé, il continue d'agir, la contraction des pupilles est bientôt remplacée par leur dilatation. 2°. Quand l'empoisonnement est déterminé par des substances irritantes qui agissent immédiatement sur le cerveau, ou sympathiquement mais d'une manière vive et rapide..... Le trouble,

la réaction momentanée d'une part ; de l'autre
l'abattement et la stupeur, qui se manifestent
presqu'aussitôt, sont également propres à induire
en erreur, et sur le mode d'action des causes, et
sur la nature des effets.

Nous venons de parler d'une réaction qui a
lieu au moment de la première influence des
agens sédatifs, et qui cesse bientôt. Mais pour
que cette prompte cessation ait en effet lieu, il
faut que les forces naturelles soient aussitôt pa-
ralysées ou détruites. Cependant la dose du poison peut être trop faible pour faire de suite périr
l'individu, ou bien l'individu peut n'avoir été que
momentanément soumis à l'influence délétère ,
et l'on voit dès-lors comment la réaction peut se
prolonger. De là une nouvelle source d'erreurs ,
quant à la nature et au mode d'action des causes,
et quant aux indications thérapeutiques. A raison de l'importance du sujet sous ce dernier
rapport, nous allons, avant de finir, nous y arrêter encore un moment.

Le système nerveux est le premier affecté dans
l'empoisonnement comme dans les maladies ordinaires : dans l'empoisonnement comme dans les
maladies ordinaires il est aussi le premier à réagir.
Les centres nerveux sont le point de départ de
la réaction, mais ils peuvent en être eux-mêmes

le siége. Cette réaction se manifeste par des phénomènes qui se remarquent, ou bien 1°. dans le
lieu même d'application ; 2°. ou vers les organes
sur lesquels l'absorption s'est faite , et par conséquent, dans certains cas , vers les centres nerveux eux-mêmes. Elle peut avoir lieu non-seulement sur ces organes, mais encore sur d'autres
organes affectés consécutivement par sympathie,
ou à raison d'une prédisposition particulière.
Dans tous les cas, jusqu'ici elle est purement
nerveuse, et ne se manifeste que par des accidens purement *nerveux.*

Mais bientôt le système circulatoire, affecté
à son tour, s'ébranle, et la réaction sanguine commence. Comme dans la réaction nerveuse, dont elle
n'est que la suite , les phénomènes qui l'annoncent s'observent aussi , 1°. ou bien dans le lieu
d'application ; 2°. ou bien vers les organes affectés par suite d'absorption, par sympathie ou autrement. Malgré la nature de l'agent, on peut
alors, si l'action vénéneuse se répète un certain
nombre de fois , observer tous les symptômes
des phlegmasies locales, et en cas de mort, toutes
les lésions de tissus qu'elles entraînent à leur
suite, ex. : les signes de gastro-entérite à la suite
de l'empoisonnement par le laudanum , et les
traces d'inflammation trouvées dans le conduit

gastro-intestinal, dans les cas d'empoisonnement par certaines préparations d'opium (l'acétate de morphine) , etc.; une congestion véritablement inflammatoire, une phlegmasie décidée , peuvent venir du côté de l'encéphale , se joindre à un état d'engorgement qui y existait déjà par suite du seul trouble de l'influence nerveuse , et de celui des fonctions respiratoires et circulatoires ; un traitement absolument analogue à celui des empoisonnemens par irritation directe , peut se trouver impérieusement exigé ; ainsi, nous verrons le médecin forcé d'en venir aux saignées générales ou locales dans l'empoisonnement par l'opium , etc., comme dans l'empoisonnement par une substance irritante quelconque...... Les effets de l'application momentanée du froid, dont l'influence est évidemment sédative , et qui n'en entraînent pas moins à sa suite des phlegmasies, suffisent pour faire comprendre ces résultats : c'est une stimulation indirecte, avec toutes ses conséquences.

En partant de ces principes , on voit aussitôt pourquoi l'opium ou ses préparations employées comme topiques sont nuisibles dans les irritations locales, quoique leur premier effet ou le résultat immédiat de leur action soit la diminution de l'irritabilité ; pourquoi l'opium est un poison dans les diarrhées *bilieuses*, c'est-à-dire celles qui ne sont que sympathiques d'une irritation de l'estomac, du duodénum et du foie. Pourquoi, chez les enfans surtout, il est mortel dans les *fièvres* cérébrales ou ataxiques, c'est-à-dire dans les irritations encéphaliques et rachidiennes; pourquoi l'acide prussique ne réussit pas toujours dans les irritations des poumons, ni la digitale pourprée dans celles du cœur.

Ces idées, que nous reproduirons, et dont nous espérons tirer tout le parti convenable lorsque nous en serons venus au traitement de l'empoisonnement, auront probablement par la suite une grande influence sur la thérapeutique ; du moins reconnaîtra-t-on dès à présent qu'elles donnent une explication plausible de faits jusqu'ici inexplicables et en apparence contradictoires.

CLASSIFICATION DES POISONS.

Telles sont les données sur lesquelles repose notre classification. Le caractère de la propriété dominante en est la base fondamentale. Les substances vénéneuses y sont distribuées en deux grandes classes, sous des noms qui expriment le mode d'action générale et l'effet immédiat, objets de première importance, sur lesquels les termes ne sauraient trop fixer ou rappeler l'attention, puisqu'ils mènent directement au choix et à l'emploi des moyens convenables.

Les propriétés physiques et la circonstance de l'absorption, etc., y servent, mais seulement à des divisions secondaires.

La première classe comprend deux sous-divisions. Les poisons irritans, qui agissent par absorption ou action directe sur le système nerveux (c'est-à-dire sur la moëlle épinière ou l'encéphale), produisent des accidens tellement graves, qu'on ne pouvait se dispenser de les considérer à part. Parmi les poisons qui agissent sur le système nerveux, on a cru devoir présenter isolément 1°. ceux qui agissent sur la moëlle épinière ; 2°. ceux qui agissent sur l'encéphale, parce qu'ils produisent chacun des accidens différens, et offrent à remplir des indications particulières..... Quelques substances, telles que le camphre, etc., agissent en même temps sur la moëlle épinière et sur l'encéphale ; d'autres, tels que les champignons, etc., agissent en même temps sur presque tous les organes ; mais nous n'avons point cru en devoir faire un ordre séparé : elles ont été rapportées à celui auquel elles appartiennent davantage. On peut aisément concevoir leur histoire, en se rappelant l'ensemble des organes qu'elles affectent : ces organes se trouvent pour la plupart indiqués dans la classification.

Dans chacune de ces divisions, les poisons se trouvent partagés comme d'eux-mêmes en trois ordres, suivant le règne auquel ils appartiennent......

Ainsi l'émétique et l'opium, qui sont également absorbés ; les cantharides, les animaux venimeux et les moules, qui appartiennent au même règne, ne sont point confondus, ne sont pas même rapprochés ; la bryone, la coloquinte, etc., et les préparations de cuivre, etc., sont rapprochées sans être confondues.

Parmi les poisons que l'on appelait *septiques*, les uns anéantissent directement les forces vitales, les autres après les avoir excitées outre mesure. Ce ne sont que des irritans ou des sédatifs ; ils n'ont point, ils ne peuvent avoir de caractères propres : tout est vague et mal déterminé dans ceux qu'on leur assigne.

J'ai fait rentrer dans la chimie minérale les acides végétaux et leurs composés salins, parce que, séparés des substances végétales qui les fournissent, ils présentent les mêmes propriétés physiques que les minéraux proprement dits, parce qu'ils répondent aux mêmes réactifs, et agissent sur nos organes de la même manière...... Il est vrai qu'il entre dans leur composition un ou deux élémens qu'on ne trouve pas dans celle des minéraux ; mais qu'importe, s'il n'en résulte ni des phénomènes chimiques différens, ni un mode particulier d'action sur les tissus vivans...... Ils proviennent de corps organisés, mais le phosphore, l'ammoniaque, etc., en proviennent également...... Une fois isolées des corps où elles se sont formées, toutes ces substances cessent d'appartenir aux êtres organisés ; la chimie minérale s'en empare aussitôt et s'en enrichit...... En consultant enfin la nature des élémens, on voit que ces substances appartiennent au moins autant aux minéraux qu'aux deux autres classes. Ex : l'émétique, que l'on rapporte à la chimie végétale à cause de son acide, n'appartient-il pas plutôt à la chimie minérale, par les oxides de potassium et d'antimoine? etc.

Nous ne comprenons parmi les substances végétales et animales que les végétaux et les animaux eux-mêmes, c'est-à-dire que les corps véritablement organisés et certains produits qui ne se rapprochent des minéraux ni par les propriétés physiques, ni par les propriétés chimiques,

ex. : le camphre, l'alkool, certaines huiles , les
extraits , etc.

On ne saurait attacher trop d'importance à la
place que doivent occuper les poisons classés mé-
thodiquement...... Dans un tableau purement al-
phabétique , le rang serait un objet de nulle considération ; mais lorsque du lieu qu'occupe une
substance , lorsque du titre sous lequel elle est
rangée , on peut conclure au mode d'action et
par suite au traitement , l'objet devient d'une
importance majeure dans ses moindres circonstances...... Ex. : en voyant l'alkool et le camphre ,
la scille , l'ellébore , etc., dans une classe que
l'on appelle *narcotico-âcre* , on est porté à penser que ces substances agissent , en partie du
moins, à la manière des narcotiques ; à voir dans
la stupéfaction qu'elles déterminent , un effet
semblable à celui des véritables sédatifs ; et dès-
lors un cas qui présente à remplir les mêmes indications , etc. A quelles funestes conséquences
n'entraînent pas de semblables erreurs !....

Une bonne classification des poisons fourni-
rait nécessairement les premiers secours , les
premières données , le premier jour pour les cas ,
si souvent équivoques, d'empoisonnement ; mais
pour emprunter ici le langage d'un professeur

célèbre : « Dans toutes les sciences, que d'objets
» incomplètement ou imparfaitement connus,
» qui ne peuvent entrer dans une classification
» d'ailleurs régulière ! quelque mode de distri-
» bution qu'on adopte, on trouve des difficultés
» insurmontables, etc. »

(PINEL.)

CLASSIFICATION DES POISONS.

CLASSE PREMIÈRE.

Poisons irritans.

PREMIÈRE SECTION.

Poisons (*irritans*) *par action locale et sympathique ou absorption sur d'autres organes que la moëlle épinière ou l'encéphale, en un mot par action sur les extrémités nerveuses.*

ORDRE Ier. *Poisons minéraux.*

Acides concentrés.
- Phosphorique, hypo-phosphorique ou phosphatique, etc.
- Sulfurique, sulfureux liquide, etc.
- Nitrique, nitreux.
- Hydro-chlorique.
- Iodique.
- Oxalique.
- Tartarique, etc.

Alkalis et Sels à base alkaline.
- Potasse .... et
  - Sous carbonate de potasse.
  - Nitrate de potasse.
  - Hydro-sulfite de potasse (ou hydro-sulfate per-sulfuré ou foie de soufre.) (1)
- Soude et sous-carbonate de soude.
- Chaux.

(1) Si à l'instant de l'introduction du foie de soufre dans l'estomac, cet organe contenait *une grande quantité d'acide libre*, ce poison n'agirait plus comme irritant, mais bien par l'acide hydro-sulfurique qui se dégagerait alors, et comme cet acide.

PRÉPARATIONS.

1°. de ZINC...... { Oxide. / Sulfate. } (*Estomac et canal digestif.*)

2°. de FER....... Sulfate.

3°. d'ETAIN. { Oxides. / Nitrates.
4°. et de Bismuth } Hydro-chlorates.

5°. d'ARSENIC... { Acide arsénieux et arsénique (*Cœur et canal digestif*), / Oxide noir d'arsenic. / Sulfure d'arsenic.

6°. d'ANTIMOINE { Tartratre de potasse et d'antimoine (émétique et émétine) (*Organes pulmonaires et gastriques*). / Oxides d'antimoine , sulfure d'antimoine. / Hydro-sulfates d'antimoine. / Hydro-chlorates d'antimoine.

7°. de PLOMB... { Protoxide (litharge) (*Canal digestif, membrane musculeuse*) (1). / Deut-oxide (minium). / Carbonate. / Acétate.

8°. de MERCURE { Deuto-chlorure (*Cœur et canal digestif, appareil salivaire*). / Proto-chlorure. / Sulfure rouge (cinabre) (*Estomac et poumons*). / Oxide rouge. / Sous deuto-sulfate. / Nitrate. / Hydro-chlorate. / Cyanure (comme le sublimé corrosif).

9°. d'ARGENT... Nitrate d'argent.

10°. d'OR.......... Hydro-chlorate d'or.

____

(1) Les autres poisons agissent sur la muqueuse.

ORDRE 2ᵐᵉ. *Substances végétales.*

CLASSES.	FAMILLES.	
PÉRISTAMINIE.	Thymélées ou daphnoïdes.	Garou.

HYPOCOROLLIE.
— Convolvulacées. . . . . . { Jalap et résine de jalap. / Gratiole (*Canal digestif et utérus*).
— Scrophulaires . . . . Scammonée.

HYPOPÉTALIE.
— Guttifères. . . . . Gomme Gutte.
— Renonculacées. . . . . . { Renoncules. / Anémone pulsatile (*estomac*).

PÉRIPÉTALIE... Joubarbes . . . . Joubarbe des toits ou sédium âcre.

DICLINIE.........
— Cucurbitacées . . . . . . { Bryonne. / Elaterium. / Coloquinte. } *Rectum.*
— Euphorbiacées ou Tithymaloïdes . . . . . . { Ricin (*estomac et rectum*). / Mercuriale des montagnes. / Euphorbe. / Pignon d'Inde. / Croton tiglium (*canal digestif.*) }
— Conifères. . . . . Sabine (*rectum, estomac*).

ORDRE 3ᵐᵉ. *Substances animales.*

INSECTES......... Cantharides. (*Organes génitaux et urinaires, et quelquefois canal digestif.*)

SECONDE SECTION.

Poisons (*irritans*) *par absorption et action directe sur le système nerveux.*

1°. Sur la moëlle épinière.

ORDRE 1ᵉʳ. *Substances minérales.*

Ammoniaque,
Sous-carbonate et } d'ammoniaque.
Hydro-chlorate

Strychnine. } L'action de ces deux substances est analogue,
Brucine. } seulement la brucine est moins énergique.
Picrotoxine.

ORDRE 2ᵐᵉ. *Substances végétales.*

CLASSES.   FAMILLES.

I HYPOCOROLLIE. { Strychnées. { Noix vomique. { L'une et l'autre, comme la strychnine et la brucine, Fève St.-Ignace. qu'elles contiennent, et par elles.

La fève St.-Ignace est plus active que la noix vomique, parce qu'elle contient plus de strychnine.

Fausse Angusture. — Comme la brucine et par elle.

———————————— Camphre.

II HYPOPÉTALIE. { Ménispermées..... { Coque du Levant. { Comme la picrotoxine et par elle. (1)
Papavéracées......... Narcotine.

(1) Ces substances déterminent des convulsions tétaniques, l'immobilité du thorax et par là l'asphyxie, mais c'est avant tout par l'action qu'elles exercent sur la moëlle épinière qu'elles font périr.

ORDRE 3me. *Principes animaux.*

Bave de la Rage.

2°. Sur l'Encéphale.

ORDRE 1er. *Substances minérales.*

Baryte.
Sous-carbonate } de Baryte.
Hydro-chlorate }
Delphine et sels solubles de Delphine (acétate, sulfate,
nitrate et hydro-chlorate, etc.)
Vératrine et sels solubles de Vératrine (acétate,
sulfate, nitrate, hydro-chlorate, etc.)

ORDRE 2me. *Substances végétales.*

CLASSES.	FAMILLES.		
ACOTYLÉDONIE......	Champignons		De plus absorption sur presqu[e] tous les autres organes.
MONOPÉRIGYNIE...	Graminées.	Ivraie. Seigle ergoté.	Ce dernier jouit de propriété d'exciter d'une manière remarquable l[es] contractions de l'utérus.
EPISTAMINIE.........	Aristoloches. Aristoloche, etc.		
EPIPÉTALIE............	Ombellifères, Œnanthe-Crocata.		

Liliacés , Seille et Scillitine.

HYPOPÉTALIE. { Renonculacées. { Staphysaigre. (Comme la delphine et par elle).

Aconit.

Ellébore. (Comme la vératrine et par elle. De plus pour l'ellébore, la vératrine, etc., absorption sur *la moëlle épinière* et *le gros intestin.*)

Rhutacées. . . . Rhue.

—————————Alkool. . . . . } Introduites dans l'estomac, elles agissent
Et en général toutes les boissons } d'abord sympathiquement, puis par absorp—
spiritueuses. . . . . } tion.

ORDRE 3ᵐᵉ. *Substances ou Principes appartenant au règne animal.*

MOLLUSQUES.... Moules.... (Absorption sur divers autres organes.)
REPTILES......... Venin du lézard , de la vipère , etc. (De plus absorption sur les voies gastriques.)
Principes contagieux de la pustule maligne.

SECONDE CLASSE.

Poisons sédatifs.

ORDRE 1ᵉʳ. *Substances minérales.*

1°. Gaze azote. . . . . . . }
2°. Gaze acide carbonique. } Délétères par défaut du principe respirable.
Vapeur du charbon. . . }

Acide hydro-sulfurique. (Agit sur les systèmes nerveux circulatoire et musculaire, mais spécialement sur *la moëlle*
épinière et sur *le cœur :* il paraît aussi altérer la composition du sang, en lui enlevant une portion de son oxigène.)

Acide hydro-cyanique. (Agit spécialement sur *la moëlle*
épinière.)

Hydro-cyanate de potasse.
——————————— et de zinc... } Même action que l'acide hydro-
cyanique.

3°. Digitaline. . . . . Action spéciale sur *le cœur.*

Morphine et
Sels solubles de Morphine. . . . . . } Action spéciale sur *le*
cerveau.
(Acétate, sulfate, hydro-chlorate, etc.)

Ces sels étant plus solubles que la morphine, sont plus rapidement absorbés et ont des effets plus prompts : du reste, leur action
est analogue.

Solanine et
Acétate de Solanine. } Action en partie analogue à celle de la
morphine.
Atropine.
Daturine.

ORDRE 2me. *Substances végétales.*

CLASSES.	FAMILLES.		
HYPOCOROLLIE.	Scrophulaires.	Digitale pourprée.	Même action que la digi-taline, et par elle.
EPICOROLLIE.... (Synanthérie.)	Chicoracées....	Laitue vireuse.	
HYPOCOROLLIE.	Apocynées. . .	Laurier-rose. (Sur *le cerveau et sur le cœur.*	
EPIPÉTALIE......	Ombellifères.	Ciguë. Cerfeuil sauvage.	

$$
\text{Hypopétalie...}
\begin{cases}
\text{Papavéracées. . . Opium, par la morphine et comme elle.} \\[4pt]
\text{Solanées.}
\begin{cases}
\text{Jusquiame.} \\
\text{Morelle et Douce-amère. (Par la solanine et} \\
\qquad\qquad\qquad\qquad\text{comme elle.)} \\
\text{Tabac, Bella-Done. (Par l'atropine et comme} \\
\qquad\qquad\qquad\qquad\text{elle).} \\
\text{Datura Strammonium ou Pomme épineuse.} \\
\text{(Par la daturine et comme elle.)}
\end{cases}
\end{cases}
$$

$$
\text{Péripétalie.... Rosacées.}
\begin{cases}
\text{Amandes amères.} \\
\text{Laurier cerise.}
\end{cases}
\left.\begin{array}{l}
\text{Par l'acide hydrocyanique} \\
\text{qu'ils contiennent, et comme} \\
\text{cet acide.}
\end{array}\right.
$$

ORDRE 3me. *Principes animaux.*

Venins. . . . . des serpens, etc.

DE L'EMPOISONNEMENT.

HISTOIRE GÉNÉRALE DE L'EMPOISONNEMENT.

ELLE ne doit comprendre que les résultats propres aux substances dont le mode d'action est analogue. Dès que celui-ci diffère, tout rapprochement est impossible : en établissant des points de contact ou des caractères communs, on nuit à la science, loin de la servir.

C'est une manière heureuse de faire en chimie l'histoire d'un certain ordre de substances analogues, que de commencer par présenter, sous un même coup-d'œil, les phénomènes généraux qui résultent de leur action sur les autres corps ; en ajoutant pour chacune d'elles à cette histoire générale ce qu'elles peuvent offrir de particulier, on parvient rapidement à les connaître toutes..... Il n'en est plus de même lorsqu'il s'agit de l'action de ces substances sur l'économie animale : ici, presque tout, pour chaque substance, change et diffère ; l'on ne peut plus arriver à des généralités qui soient le tableau exact de ce qu'on observe dans tous les cas ; mais pourtant on peut encore abandonner la marche longue et pénible de l'analyse, et, se dispensant de suivre pas à pas l'expérience dans ses recherches, profiter aussitôt des résultats de celle-ci.... Une histoire générale ne se compose plus de ce que l'on observe, mais de ce que l'on peut observer dans les divers cas : elle réunit les circonstances communes et particulières, tous les phénomènes, tous les accidens possibles. Sorte de récapitulation, mais non produit informe de la synthèse, elle présente encore de précieux avantages si les choses n'y sont pas confondues, si elle est tracée avec discernement. Elle rassemble des données éparses, elle tient l'attention éveillée sur un certain ordre de phénomènes. Le caractère particulier de ceux-ci, indiquant le mode d'action de la substance qui les a développés, elle conduit à chercher cette substance dans une classe, dans un ordre particulier, et souvent, en supposant connue l'action spéciale des substances, à présumer, sinon à spécifier la substance elle-même. Nous ajoutons, quant à ce dernier objet, que si elle est insuffisante dans le plus grand nombre des cas, il en est de même des histoires particulières, et que dès-lors ces dernières sont en général dans la pratique d'une inutilité complète. C'est pour cela que les supprimant dans cet ouvrage, nous nous sommes bornés à quelques indications particulières véritablement utiles. Ainsi l'empoisonnement par les préparations mercurielles et saturnines, par les cantharides, par le seigle ergoté, etc., offre des caractères particuliers, en général, tellement bien dessinés, qu'il nous a paru indispensable de les indiquer d'une manière spéciale. Pour les autres, c'eut été évidemment continuer à surcharger en pure perte la mémoire.

En se rappelant ce qui précède, on distinguera aisément dans l'histoire générale que nous allons tracer, 1°. les résultats primitifs, c'est-à-dire ceux qui seuls sont propres et caractéristiques, des résultats secondaires ou consécutifs, c'est-à-dire de ceux que l'on ne doit regarder que comme des phénomènes accidentels, quelque soit d'ailleurs leur gravité; 2°. parmi les accidens primitifs ou consécutifs, ceux qui sont directs, de ceux qui ne sont que sympathiques.

EMPOISONNEMENT

PAR LES IRRITANS.

1°.

Empoisonnement par action locale et sympathique, ou absorption sur d'autres organes que la moëlle épinière ou l'encéphale.

SYMPTÔMES. Premier Cas. *Le poison a été introduit dans le canal digestif, l'absorption n'a pas lieu* : Saveur acide, caustique, salée, urineuse, métallique, styptique, fraîche, piquante, amère, âcre, austère, chaude, brûlante ; ptyalisme fréquent, agacement des dents, haleine fétide ; ardeur, sécheresse dans la bouche, à la langue, dans le pharynx, l'œsophage, l'estomac et les intestins ; constriction, douleur, phlogose de ces parties, quelquefois avec escarre (dans certains cas, tout se borne de ce côté à une saveur particulière et une simple salivation) ; douleurs plus ou moins vives , quelquefois affreuses , atroces dans toute l'étendue du conduit digestif , principalement dans l'estomac et le long de l'œsophage ; déglutition pénible , éructations , rapports , hoquets , nausées fréquentes ; vomissemens douloureux , répétés , opiniâtres de matières différentes et de diverse couleur , quelquefois mêlées de sang , violens au point de faire craindre la suffocation ; borborigmes , chaleur des entrailles ; déjections alvines abondantes , sanguinolentes , noirâtres , et quelquefois d'une horrible fétidité , quelquefois sans effort , le plus souvent excessivement pénibles ; symptômes caractéristiques des phlegmasies gastro-intestinales muqueuses et séreuses ; quelquefois absence des vomissemens et des évacuations alvines , constipation opiniâtre , et alors symptômes plus intenses ; cardialgie , douleurs atroces des hypochondres , région de l'estomac douloureuse à la pression la plus légère (la sensibilité de l'estomac est telle qu'il ne peut supporter les boissons les plus douces) ; météorisme , sensibilité , douleur générale de l'abdomen ; fièvre ardente , soif inextinguible , quelquefois horreur des liquides ; chaleur intense , sentiment à l'intérieur d'un feu brûlant ; frissons de temps à autre : sentiment général d'un froid glacial à l'extérieur du corps , et surtout aux membres ; surface du corps, et surtout extrémités froides. — Pouls petit , serré , dur , fréquent, irrégulier, parfois intermittent ; souvent imperceptible ; anxiété, angoisses, palpitations ; douleurs dans la poitrine, voix altérée, aphonie, toux fatigante ; respiration accélérée, quelquefois momentanément suspendue , gênée, difficile, pénible ; oppression précordiale, lipothymies, syncopes. — Rétraction des testicules, ardeur à la vessie , urine rare , rouge, et quelquefois sanguinolente ; dysurie, strangurie, ischurie, priapisme actif. — Violente céphalalgie, convulsions dans les muscles de la face et des lèvres, rire sardonique, vertiges, délire, crampes dans tous les membres , agitation ; convulsions et contorsions horribles, tétanos ; figure portant l'empreinte de la douleur la plus vive et de l'affection morale la plus profonde ; dans certains cas, douleurs sourdes et très-légères, peu ou presque point d'agitation, calme, indice d'un haut degré de désorganisation. — Décomposition rapide des traits du visage, hoquets fréquens, petitesse et faiblesse excessive du pouls ; cessation presque subite des douleurs ; apparence d'amélioration, mais illusoire ; et n'annonçant dans le fond que la gangrène des parties affectées ; quelquefois taches de pourpre à la peau ; éruption miliaire ou boutonneuse ; déprava- tion des facultés intellectuelles ; perte de la vue , paupières entourées d'un cercle livide ; grand état d'abattement et d'insensibilité , dépendant de l'intensité de l'inflammation et analogue à celui des malades dans les phlegmasies dites *fièvres adynamiques ;* extrémités froides , sueur froide , gluante , ramassée en grosses gouttes ; convulsions , mort.

Deuxième Cas. *Le poison a été introduit dans les voies respiratoires, l'absorption n'a pas eu lieu :* On observe alors les symptômes des irritations de ces parties, joints à ceux qui naissent du trou- ble introduit dans les fonctions circulatoires, etc.

Troisième Cas. *Le poison a été appliqué sur la peau ou sur une muqueuse, ou sur le tissu cellu- laire ; l'absorption n'a pas lieu :* On observe dans cette circonstance tous les phénomènes d'une irritation locale , joints à ceux d'une ac- tion sympathique sur le système nerveux.

Quatrième Cas. *Le poison a été introduit dans les voies digestives , ou introduit par l'acte de la respiration dans les voies aériennes , ou appliqué à l'extérieur, et l'absorption a eu lieu, mais sur*

*d'autres organes que la moëlle épinière et l'encé-
phale* : Dans ce dernier cas, on observe outre les
phénomènes propres à chacun des trois cas précédens, les phénomènes particuliers directs ou
sympathiques qui tiennent à la lésion des organes sur lesquels le poison a été porté...... Ainsi
on observe des symptômes qui annoncent tantôt
une affection de l'estomac et du canal intestinal, tantôt une affection du cœur ou des poumons , etc. Ainsi les préparations saturnines
introduites dans l'économie par voie d'absorption (que d'ailleurs l'absorption se fasse par la
peau , ou la muqueuse gastro-intestinale , ou
les voies respiratoires) , vont agir particulièrement sur la membrane musculeuse du tube digestif , ou plutôt sur son système nerveux ,
et déterminer une affection caractérisée
surtout par le retrait de l'abdomen et l'application de sa paroi antérieure contre la colonne
vertébrale, suite de la contraction des intestins,
par des éructations sucrées , la constipation ou
l'excrétion de matières fécales, jaunes , dures,
arrondies et semblables à des crottins, le défaut
de fièvre , des douleurs ressenties par accès et
que la pression soulage ordinairement loin de
les augmenter (*colique de plomb*).... Ainsi les
préparations mercurielles, ou bien le mercure

très-divisé (suivant qu'on le suppose dans l'onguent mercuriel ou à l'état de vapeurs , et il peut passer à ce dernier état, même à la température ordinaire) introduits aussi dans l'éco-nomie par voie d'absorption , vont déterminer un état caractérisé par le ptyalisme, une odeur infecte de la salive et de l'haleine, l'ulcération des diverses parties de la bouche, le tremble-ment des membres, etc..... Ainsi les cantharides vont agir particulièrement sur les organes géni-taux et urinaires et déterminer de l'ardeur dans la vessie , un priapisme opiniâtre et doulou-reux , etc.

LÉSIONS DE TISSU..... Elles varient suivant la nature du poison, le temps pendant lequel il a agi , etc......

Dans le premier cas : traces d'une inflamma-tion plus ou moins intense des diverses parties de la bouche , de l'œsophage , mais surtout de l'estomac, du duodénum, et quelquefois de toute l'étendue du tube digestif; dans certains cas avec escarres de couleurs particulières , ou une sorte d'enduit provenant spécialement de l'alté-ration de la muqueuse. Cette membrane est d'un rouge cerise, brun ou noir : elle offre çà et là

des taches noires formées par l'injection des
vaisseaux ou par l'extravasation du sang dans le
tissu cellulaire sous-muqueux, et d'autres fois
des taches gangreneuses, de véritables escarres,
dans les points qui leur répondent; elle se détache aisément de la musculeuse de manière
que cette membrane et la sereuse restent parfaitement isolées (1). Ces dernières, c'est-à-dire
les membranes musculeuse et sereuse, partici-
pent souvent à l'inflammation de la muqueuse.
Le péritoine est quelquefois recouvert de
couches albumineuses, qui réunissent et font
adhérer tous les viscères abdominaux. Constriction , rétrécissement , racornissement ;
d'autres fois ramollissement, distension de l'estomac et du canal intestinal , dilatation, état
variqueux de leurs vaisseaux. Excoriation ,
ulcération, gangrène, sphacèle, perforation des
parties affectées, avec épanchement dans l'abdomen. Il est des cas où l'on trouve le rectum
très-enflammé, tandis que la masse des intestins
grêles est presque dans l'état naturel.

Dans le deuxième et le troisième cas : In-

---

(1) Ce signe peut avoir de l'importance, mais il n'est point une
preuve infaillible de l'empoisonnement , puisqu'on l'observe fréquemment dans les phlegmasies gastro-intestinales ordinaires.

flammation , etc. , des surfaces muqueuses ou
cutanées qui ont éprouvé le contact de l'agent
délétère.

Dans le quatrième cas : Mêmes altérations
que dans les trois autres cas, et de plus altération particulière des organes sur lesquels l'absorption a eu lieu. Assez souvent poumons
enflammés, de couleur rouge ou violette, plus
durs, moins crépitans que dans l'état ordinaire,
contenant une certaine quantité de sang ou de
sérosité sanguinolente ; quelquefois recouverts
de taches jaunes ou noires. Dans certains
cas : cœur enflammé, ulcéré, escarrifié ; taches
brunes-noires sur sa membrane interne. Quelquefois membrane interne de la vessie urinaire,
injectée, enflammée, etc. Assez souvent rectum
enflammé, foie jaune et gangrené. Quelquefois peau recouverte de taches noires et comme
gangreneuses, etc. Quelquefois aucunes traces
d'altération.

2°.

Empoisonnement par absorption et action directe sur la moëlle épinière.

SYMPTÔMES. (Indépendamment de ceux qui se rattachent à l'action locale, lesquels, quand il en existe, sont analogues à ceux des poisons irritans qui ne sont pas absorbés ; indépendamment aussi de ceux qui tiennent à l'absorption sur d'autres organes que la moëlle épinière)... Etat d'inquiétude et d'agitation, mouvemens brusques et rapides ; mouvemens convulsifs dans les muscles des paupières et de la mâchoire en particulier ; traits altérés, grimaces ; yeux hagards, rouges, immobiles, saillans hors de leur orbite ; voix altérée, cris, état d'irritabilité plus ou moins vive ; libre exercice des sens et des facultés intellectuelles. — Tremblement général, mouvemens convulsifs légers dans tous les muscles du corps ; respiration accélérée, haletante ; pouls petit, fréquent ; méission d'urine. — Tremblement des extrémités, et en particulier des extrémités inférieures ; marche chancelante, station impossible, mouvemens convulsifs violens,

horribles ; agitation , bonds , sauts , contorsions
effrayantes ; lèvres , gencives , langue , livides ,
gonflées ; la dernière souvent déchirée par la
violence des convulsions ; crachottement, bouche
remplie d'une écume épaisse, de couleur variable;
trismus , immobilité du thorax , respiration suspendue , opisthotonos , asphyxie , roideur tétanique de tous les muscles , et principalement de
ceux des extrémités...... Etat de relâchement;
alors mouvemens respiratoires précipités , retour de l'exercice des sens et de l'intelligence.
Si l'individu ne succombe pas à la violence
des premiers accès , et il y succombe ordinairement : Nouveaux accès avec symptômes de moins
en moins violens ; état d'abattement , relâchement général ; respiration laborieuse , profonde;
pouls petit , inégal , intermittent ; sueur froide
sur tout le corps , mort.

Lésions de Tissu. Indépendamment de celles
qui peuvent tenir à l'action locale ou à l'absorption sur d'autres organes que la moëlle épinière,
ou aux sympathies : Cavités droites du cœur ,
système veineux, poumons gorgés d'un sang noir
et en général fluide ; bouche et voies aériennes
remplies de muscosités épaisses ; moëlle épinière
en général sans altération ; quelquefois inflammation de ses membranes et de sa propre subs-

tance ; ramollissement de celle-ci, épanchement de sérosité dans la cavité de l'arachnoïde rachidienne.

<div style="text-align:center">~~~~~~~~~~~~~~</div>

3°.

Empoisonnement par absorption et action directe sur l'encéphale.

SYMPTÔMES. Indépendamment de ceux qui se rattachent à l'action locale, lesquels, quand il en existe, sont analogues à ceux que produisent les poisons irritans dont l'absorption n'a pas lieu; indépendamment aussi de ceux qui tiennent à l'absorption sur d'autres organes que l'encéphale : Visage rouge, animé; bouffées de chaleur se portant à la tête; carébarie, céphalalgie violente; tintement d'oreilles, troubles de la vision, clignottement des paupières, injection rouge de la conjonctive, pupilles contractées; yeux ardens, hagards, furieux; larmoiement, secrétion abondante de la salive et du mucus nasal; éternuement, épistaxis; agitation, délire, cris aigus, sorte d'aliénation mentale; propos et rire insensés; mouvemens brusques et rapides; trismus; mouvemens convulsifs dans tous les muscles, dans ceux de la face, ceux des extrémités en particulier, et surtout des extrémités inférieures. Vertiges, tremblement, démarche vacillante et incertaine, station impossible ; paralysie des extrémités, spécialement des extrémités inférieures avec des mouvemens convulsifs de temps en temps. Hoquets, nausées, vomissemens, évacuations alvines. Pouls fort, dur, serré, fréquent ; respiration accélérée, étouffement ; fièvre ardente, sueur générale. Sensibilité plus ou moins développée, mal-aise, état général de douleur et de souffrance. — Perversion des facultés intellectuelles, surdité ; regard sombre, triste ; physionomie exprimant la souffrance ; voix embarrassée, altérée ; aphonie ; pupilles dilatées, immobiles ; injection livide de la conjonctive, yeux proéminens et couverts d'un nuage épais, perte de la vue ; tuméfaction livide ou pâleur de la face, des lèvres et des paupières en particulier ; relâchement de la mâchoire inférieure ; bouche ouverte, écumeuse ; langue tuméfiée, livide, sortant de sa cavité ; faiblesse, somnolence, abattement, défaillance, stupeur ; perte totale des sens. Respiration embarrassée, profonde, stertoreuse, rare, faible ; pouls petit, irrégulier, à peine sensible ; coma, soubresauts des tendons, sensibilité obtuse, extrémités froides ;

sueur froide , évacuation spontanée des excré-
mens et des urines , dépendant du relâchement
général des parties ; résolution complète des
membres thoraciques et abdominaux, immobilité, insensibilité générale , mort.

L'affection que détermine le seigle ergoté
est caractérisée , suivant qu'une petite ou une
grande quantité ont été introduites dans l'économie , 1°. par une sensation incommode, une
sorte de titillation , de fourmillement ressentis
dans les pieds ; puis des accidens nerveux, violens , surtout dans les extrémités supérieures, et
avec sensation d'un feu qui brûle les pieds et les
mains...... 2°. ou bien par une vive douleur, une
chaleur intolérable ressentie dans les orteils ,
puis l'engourdissement , le froid et la gangrène
définitive d'une portion des extrémités inférieures (orteils, pieds, jambes), etc. 1°. *Ergotisme conculsif.* — 2°. *Ergotisme gangreneux.* (1)
Celle que produisent les moules introduites
dans l'estomac se reconnaît à la violence de
l'étouffement, l'imminence de la suffocation,
la tuméfaction des paupières , le gonflement gé-

---

(1) Les émétiques et les purgatifs à haute dose, ont , dans
certains cas, produit des effets analogues.

néral de la face , la tuméfaction de l'abdomen , et particulièrement à une démangeaison générale , et l'éruption par tout le corps de plaques blanches , saillantes , volumineuses , analogues à celles d'une éruption urticaire , etc. , etc.

Lésions de Tissu. Indépendamment de celles qui peuvent tenir à l'action locale ou à l'absorption sur d'autres organes que l'encéphale ou aux sympathies : Système vénéneux , et particulièrement vaisseaux cérébraux et pulmonaires , gorgés d'un sang noir et ordinairement fluide. Bouche et voies aériennes pleines d'un liquide mousseux et blanchâtre ; injection , inflammation , ramollissement du cerveau; inflammation de ses enveloppes ; quelquefois taches gangreneuses sur ses membranes ; d'autres fois épanchement séreux abondant dans les ventricules. — Souvent aucune trace d'inflammation.

EMPOISONNEMENT

PAR LES SÉDATIFS.

SYMPTÔMES. *Peu de temps après leur in-troduction dans l'économie*, quelqu'en ait été le mode : Pesanteur de tête, étourdissement, envie de dormir, légère d'abord, puis insurmontable ; sentiment de compression à la région des tempes, douleurs sourdes de ces parties, vertiges, bourdonnemens d'oreilles, troubles de la vue, sorte d'ivresse, engourdissement, stupeur, mouvemens irréguliers des muscles de la face ; figure, et en particulier yeux rouges ou livides, gonflés, languissans, immobiles ; regard fixe ; quelquefois visage pâle et plombé ; dilatation , immobilité des pupilles ; paupières abaissées ; physionomie hébêtée, stupide ; sensibilité moindre dans tous les organes des sens, mâchoire inférieure pendante et immobile ; déglutition difficile ou impossible ; quelquefois salivation ; voix altérée, aphonie, dans certains cas avec paralysie de la langue ; engourdissement, paralysie des membres, et particulièrement des membres abdominaux, alternant avec des secousses convulsives. Battemens du cœur tumultueux, rapides, puis grands et lents; pouls large, plein, accéléré; respiration un peu accélérée ou dans l'état naturel; température du corps plus élevée, accompagnée dans certains cas de plaintes et de gémissemens, d'autres fois de resserrement de poitrine, de secousses vers le cœur. (Si la dose du poison est faible, il y a réaction, et au lieu de ces symptômes, on observe dès l'abord de l'agitation, la contraction des pupilles, etc. ; quelquefois douleur épigastrique, souvent nausées, vomissemens et déjections alvines, mais peu opiniâtres, quelquefois suivis d'une jaunisse universelle.), etc. *Au bout de plus ou moins de temps :* délire furieux ou gai, quelquefois douleur, cris plaintifs ; tremblement, mouvemens convulsifs dans toutes les parties du corps, en général légers, quelquefois rapides, cependant forts, surtout vers la fin, et alors avec douleur aiguë; quelquefois roideur, comme tétanique des membres et de tout le corps. Abolition des facultés intellectuelles, perte totale des sens, paralysie complète des membres, coma, état comme apoplectique ; respiration lente, rare, suspirieuse, haute, laborieuse, sonore comme dans l'état apoplectique (stertoreuse); pouls petit, obscur, lent, inégal, irrégulier, intermittent ; état d'érection passif. Face pâle et comme cadavéreuse ; parfois distorsion de la bouche ; refroidissement du corps, et spécialement des extrémités ; symptômes nerveux de plus en plus intenses ; évacuations involontaires, sueur froide, mort.

Dans le cas particulier d'empoisonnement par l'acide prussique, l'haleine exhale l'odeur des amandes amères, etc.

LÉSIONS DE TISSU. Le système veineux cérébral est, la plupart du temps, gorgé de sang ; le tissu pulmonaire, gorgé de sang et de fluides écumeux, plus dense, moins crépitant, du moins dans quelques points, offre presque constamment des taches livides ou noires ; le tissu du cœur est flasque ; les muscles ramollis peu ou point irritables ; le sang noir et presque toujours fluide, parfois épais et huileux. Quelquefois écoulement d'un fluide sanguinolent par la bouche et les fosses nasales ; souvent infiltration dans le tissu cellulaire sous-cutané, sortes d'eschymoses, plyctênes remplies d'une sérosité limpide ; taches noires ou violettes, ou comme gangreneuses à la peau ; cadavre météorisé, livide à l'extérieur ; état d'érection passive. En général, aucune trace d'inflammation dans le canal digestif, lors même que le poison a été introduit par cette voie. Souvent aucun genre d'altération. En cas de réaction prolongée, une véritable inflammation pouvant en être la suite, on trouve à l'ouverture du cadavre les lésions de tissus propres aux phlegmasies. — Putréfaction rapide.

Dans le cas particulier d'empoisonnement par l'acide prussique, la peau offre des taches bleues; tout le cadavre (quand la dose du poison a été forte), et spécialement l'encéphale, la moëlle épinière et le cœur exhalent l'odeur des amandes amères : s'il a été pris à l'intérieur, on retrouve cette odeur dans la cavité gastro-intestinale et dans le sang, la bile est bleue.

REMARQUES.

1°. En consultant l'histoire générale de l'empoisonnement que nous venons de tracer, on a pu remarquer que les organes de la digestion, ou plutôt la muqueuse qui en fait la base, sont liés, par les rapports sympathiques les plus immédiats, avec presque tous les organes, tous les appareils et tous les systèmes de l'économie. On a pu voir aussi la différence qui existe sous ce rapport entre le cerveau et la moëlle épinière; presque tous se réduisant pour cette dernière aux influences qu'elle exerce sur le système musculaire (muscles de la locomotion et de la respiration, tissu musculaire du cœur, membrane musculeuse du tube digestif, etc.), tandis que l'encéphale, en communication directe avec toutes les parties de l'économie vivante, et spécialement avec la muqueuse gastro-intestinale, exerce une influence bien plus étendue et comme universelle : c'est la même différence que dans les irritations encéphalique et rachidienne ordinaires.

2°. L'empoisonnement n'est qu'une maladie produite par une cause violente : les accidens n'en diffèrent point essentiellement de ceux des maladies ordinaires.

L'action nuisible, l'influence délétère des corps naturels sur l'économie vivante ne dépend point d'une cause indispensable dans ses effets, ou d'une propriété absolue. La propriété vénéneuse est une qualité purement relative comme la vertu médicamenteuse dont elle n'est que l'exagération : elle est relative à l'espèce, à l'individu, à l'habitude, à l'état actuel de l'économie, etc., de telle sorte, que ce qui serait poison pour une espèce d'animaux ne l'est pas toujours pour une autre ; que ce qui serait poison pour un individu ne l'est pas pour un autre individu de la même espèce ; que ce qui ne l'est pas dans l'état physiologique le devient dans l'état contraire, tandis que ce qui l'était cesse de l'être. Ainsi une substance qui a été funeste à l'homme pourrait être donnée aux animaux sans leur nuire, *et vice versa*, etc. Ainsi dans le tétanos on donne l'opium sans assoupissement, etc. Toutes ces différences tiennent au plus ou moins de développement et de susceptibilité du système nerveux dans les différentes espèces, et aux conditions diverses où il peut se trouver chez le même individu.

3°. Les poisons qui déterminent la mort par irritation locale et sympathique, agissent plus rapidement lorsqu'ils sont introduits dans l'estomac que lorsqu'ils sont appliqués sur le tissu cellulaire : on observe le contraire pour ceux qui n'agissent qu'après avoir été absorbés, ou du moins dont la principale action n'a lieu qu'alors. C'est qu'en effet, l'irritabilité varie suivant les parties, et le plus ou moins de rapidité de l'absorption suivant les tissus ; or, en ce qui concerne les poisons qui agissent par absorption, celle-ci n'est pas seulement moins rapide dans l'estomac, mais la substance, avant son absorption, a pu encore être altérée par l'action de cet

organe, en sorte que, dans ce cas, l'empoisonnement est nécessairement moins prompt et ses
suites moins à redouter.

Les poisons qui, dans l'état de concentration, agissent par action locale et sympathique,
agissent par absorption quand ils sont étendus;
alors leur action n'est pas seulement plus prompte,
elle diffère encore dans ses résultats. L'émétique
employé suivant la méthode de Rasori, ou à la
manière ordinaire, peut servir à faire comprendre ceux-ci.

Dans le cas d'ingestion dans l'estomac, les
poisons qui déterminent la mort par irritation
locale et sympathique sont beaucoup moins funestes, si l'on a fait préalablement la section des
nerfs qui se distribuent à cet organe, c'est-à-
dire, du pneumo-gastrique et du grand sympatique. La section des mêmes nerfs ne retarde
point la mort que produisent les poisons qui
agissent par absorption; différence qui met également en évidence et la nature de l'action et le
mode de transmission de celle-ci.

Parmi les poisons irritans qui agissent par
absorption, les strychnées, dans le plus grand
nombre des cas, ne manifestent leur influence
par aucune action locale, du moins sensible,
mais seulement par les accidens de l'absorption.

Cette circonstance paraît tenir uniquement à la rapidité avec laquelle est absorbée leur partie active (la strychnine) (1). Leur activité paraît aussi tenir à cette absorption rapide autant qu'à leur nature même ; remarque applicable du reste à toute autre substance. Les substances irritantes qui exercent une action purement locale , mais très-rapide et très-intense, peuvent aussi produire la mort sans laisser de traces après elles. La mort est alors l'effet de la vive irritation transmise au système nerveux.

Les accidens *nerveux* déterminés par les poisons irritans qui agissent comme corrosifs sont le produit immédiat de l'irritation directe ou sympatique du système nerveux. La cause de la mort a son siége et sa source dans les parties affectées par le poison , mais elle consiste uniquement dans la lésion du système nerveux..... Quand l'irritation est vive , d'une certaine durée et d'une certaine étendue , les symptômes nerveux sont intenses, la mort prompte , les altérations organiques peu profondes , souvent nulles ; tel est le cas d'empoisonnement par les substances irritantes, peu énergiques, mais à fortes doses, et

---

(1) La strychnine et les substances dont le mode d'action est analogue , n'agissent plus sur les animaux dont on a détruit la moëlle épinière , ce qui met hors de doute la spécialité d'action.

par les poisons énergiques à petites doses ou réparties sur une grande surface. Les poisons peu énergiques et à faible dose, ou les poisons énergiques mais étendus jusqu'à certain point, désorganisent lentement les tissus; les poisons énergiques et à forte dose le font à l'instant même du premier contact. Dans un cas l'irritation locale est faible, mais de longue durée; dans l'autre elle est rapide, mais très-vive, et portée jusqu'à la désorganisation; de part et d'autre la sensibilité des parties est détruite en même temps que leur texture; l'irritation sympathique, la douleur et les autres symptômes nerveux sont nuls ou ne durent qu'un moment, les altérations de tissus sont étendues et profondes, l'individu est calme, mais il est dans un calme trompeur; la mort est plus lente, mais elle a lieu également; elle arrive plutôt ou plus tard, suivant que l'action du poison a été plus ou moins prompte, et que la susceptibilité de l'individu est plus ou moins grande; elle a lieu quand d'autres parties affectées consécutivement par contiguïté, par sympathie ou par suite d'absorption, ont transmis au système nerveux le trouble et le désordre...... Ainsi l'on explique 1°. comment le foie de soufre à la dose d'un gros, produit des ulcérations, mais la mort seulement au bout de vingt-quatre heures; tandis qu'à la dose de six gros il peut déterminer la mort au bout de quelques minutes, mais pour lésions de tissus, une simple rougeur de la muqueuse des voies digestives; 2°. comment une forte dose d'acide nitrique concentrée détermine la cautérisation, l'ulcération, la perforation de l'estomac, mais des symptômes nerveux moins marqués, et une mort moins prompte qu'une dose plus faible du même acide; ou comment le même acide étendu jusqu'à certain point, produit peu ou point non plus d'accidens nerveux, mais des lésions de tissu également profondes, et seulement une mort moins prompte.

Le priapisme (actif) est un symptôme plus ordinaire, plus particulier, mais non assuré, ni exclusif de l'empoisonnement par les cantharides; d'autres poisons de la même section peuvent le développer également.

La constriction à l'arrière bouche, l'horreur des liquides, etc., ne sont point des symptômes propres à la rage, les poisons irritans de la première section peuvent aussi la développer. En général, les accidens propres aux poisons irritans de la deuxième section peuvent tous être développés par ceux de la première, mais alors ils ne sont que sympathiques. La morsure du lézard et de la vipère est également à redouter

porte ni sur le cœur ni sur les poumons, c'est-
à-dire sur des organes dont les fonctions sont *actuellement* indispensables à l'exercice de la vie.
D'ailleurs la gravité des accidens de l'empoisonnement, la rapidité de leur développement serait
plus grande dans le cas d'introduction dans l'estomac, que dans celui d'introduction dans le rectum, et surtout que dans une cavité séreuse ou
que dans le tissu cellulaire, puisque les nerfs y
sont plus développés et plus nombreux; or, c'est
tout le contraire. Enfin, l'absorption et le
transport sur les parties centrales du système
nerveux, en vertu de la spécialité d'action, sont
des faits, puisque le poison disparaît toujours
en totalité ou en partie, quel qu'ait été le lieu
de son application, et que les symptômes ne diffèrent point alors essentiellement de ceux de l'empoisonnement par application immédiate sur les
mêmes parties du même système.

On ne peut raisonnablement admettre que
l'opium, stimulant pour les nerfs et le cœur,
soit un débilitant pour les muscles; que stupéfiant lorsqu'il produit les accidens primitifs, il
devienne stimulant pour déterminer les symptômes consécutifs; que stimulant à une dose,
il soit stupéfiant à une autre, etc., etc. La force
effective particulière dont jouit une substance

quelconque , est indépendante du genre d'organes affectés , du temps , de la dose et de toute
autre circonstance étrangère à sa nature. Des
circonstances particulières peuvent entraver ou
neutraliser son action ; mais dès que celle-ci
s'exerce , elle a nécessairement , dans tous les
cas, des effets immédiats semblables; peut-être,
comme on l'a déjà dit (*voy. act. des sub. vén.*,
page 3), en apparence différens, mais au fond
toujours les mêmes..... 1°. Trouble , réaction à
l'instant de la première influence , plus marquée
si la dose est plus forte sans être excessive ;
2°. compression de la pulpe cérébrale par le sang
accumulé dans ses vaisseaux; voilà les causes de la
fausse excitation par laquelle les accidens débu-
tent quelquefois , et des symptômes de l'autre
genre d'excitation également fausse, qui précède
la mort dans l'empoisonnement par l'opium.
La stupéfaction succède bientôt à la première ,
(l'individu peut succomber dans la réaction qu'il
oppose à la première influence du poison; alors
la scène se termine dans l'agitation , etc. , la stupéfaction et les accidens qui la suivent ne s'observent pas); elle persiste toujours même après
que la seconde s'est manifestée , et pendant que
les convulsions ont lieu. L'opium agirait-il donc
dans le même temps comme excitant et comme

stupéfiant? On pourrait le croire à raison de la présence de la narcotine dans cette substance ; mais
si les phénomènes d'excitations observés dans
l'empoisonnement par l'opium devaient lui être
uniquement attribués , on n'en observerait aucun quand l'opium a été dépouillé de ce principe , ou quand l'empoisonnement est produit
par la morphine pure , et c'est cependant ce qui
a lieu ; par ex. : dans l'empoisonnement par l'a-
cétate de morphine..... Le poison suspend l'influence du centre nerveux , de là la stupéfaction
(celle-ci ne tient pas alors à l'accumulation du
sang vers la tête , puisque l'autopsie faite à cette
époque de l'empoisonnement a démontré que la
congestion n'existe pas encore) ; la respiration
et la circulation sont en partie entravées, de là
la stagnation du sang dans les cavités droites du
cœur ; de là son accumulation dans tout le système veineux cérébral. De la gêne, de la compression de la pulpe cérébrale dérivent les convulsions et les autres symptômes de l'excitation
apparente qui se manifeste à l'instant où la vie
va s'éteindre. L'insensibilité, l'immobilité défi-
nitives sont produites, et par la substance sédative qui continue d'agir et par l'accumulation
progressive du sang sur le cerveau, et enfin l'oppression complète de l'organe. Pour l'excita-

tion primitive qui s'observe momentanément, elle ne se remarque pas seulement dans l'empoisonnement par les substances sédatives qui agissent particulièrement sur le cerveau. La digitale pourprée, qui agit sur le cœur d'une manière évidemment sédative, rend souvent plus rapides les mouvemens de l'organe au premier moment de son introduction dans l'économie : est-elle donc à la fois pour le cœur un excitant et un débilitant ? L'acide hydro-cyanique, qui agit comme sédatif plus spécialement sur la moëlle épinière, et par suite sur les organes de la respiration, commence souvent par activer cette fonction. Ainsi, pour rappeler un résultat déjà indiqué ailleurs, le froid qui agit comme sédatif, produit par la réaction à laquelle il donne lieu, une excitation plus ou moins vive, plus ou moins durable.

On a voulu depuis peu établir que l'opium modifie l'état du système cérébro-spinal, calme l'irritation et la douleur, produit le sommeil et le narcotisme, en excitant les nerfs ganglionaires, par suite le système capillaire, et en concentrant la vie de leur côté ; mais cette opinion, étayée de quelques raisons spécieuses, n'est point en général admise.

Les poisons qui sont facilement absorbés,

et dont le mode d'action principal consiste dans une lésion directe du système nerveux , développent toujours à peu près les mêmes symptômes, quelque soit le lieu de leur application ou le mode de leur introduction dans l'économie : tous les poisons sédatifs sont dans ce cas , ce qui les distingue encore de la majeure partie des poisons de la première classe.

La flexibilité des membres , la fluidité du sang, la prompte putréfaction, etc., ne sont des caractères ni propres, ni constans de l'action des poisons sédatifs.

L'état écumeux de la bouche n'est pas plus que la lividité ou la fluidité du sang , un symptôme exclusif de l'action des poisons sédatifs : toutes les substances irritantes qui agissent par absorption sur la moëlle épinière ou le cerveau peuvent les produire également..... Ces phénomènes ne tiennent dans les divers cas d'empoisonnement, comme dans celui de submersion, et en général dans tous ceux d'asphyxie , comme les *glaires* qui remplissent la bouche de l'enfant qui vient de naître, etc., qu'à l'état de la respiration; l'un au défaut de *dissolution* par l'air et à la non expectoration ou expulsion par les forces expiratrices des mucosités bronchiques mêlées à la salive, qui est souvent plus abondammment secrétée, et dont la déglutition ne se fait plus ; les autres, au défaut d'oxigénation du sang. Quelques substances seulement (ex. : l'acide hydro-sulfurique) paraissent produire les derniers , non-seulement en suspendant l'action des organes respiratoires , mais encore en vertu d'une action spéciale sur le sang.

Les altérations que l'on remarque en plus ou en moins dans la température du corps ne sont point un résultat immédiat de l'action des substances sur les organes , mais elles se rattachent directement et uniquement au trouble des fonctions nerveuses et circulatoires.... Quelquefois, dans les empoisonnemens et particulièrement ceux par les sédatifs, la putréfaction commence à se développer avant la mort même.

5°. Non-seulement tous les symptômes indiqués pour chaque genre d'empoisonnemens, ne se trouvent pas réunis chez le même individu , (ou dans un même cas d'empoisonnement) ; mais, outre que l'ordre de leur développement n'est pas constant , ils peuvent, dans certains cas, manquer tous ou presque tous. L'acide arsénieux en particulier a été, dans certains cas, trouvé dans l'estomac d'individus qui n'avaient offert d'autres symptômes que de légères syncopes , et chez lesquels le tube gastro-intestinal n'offrait aucune altération de tissu.......... Les symptômes de l'empoisonnement se réunis-sent en plus ou moins grand nombre, et offrent plus ou moins d'intensité, de rapidité, suivant que les poisons plus ou moins actifs ont agi plus ou moins profondément, ont été par absorption introduits dans l'économie en plus ou moins grande proportion, etc. C'est d'a-près ces considérations que certains médecins légistes ont distingué dans l'empoisonnement divers degrés : 1°. mort dans les vingt-quatre heures ; 2°. mort du cinquième au neuvième jour; 3°. secours non infructueux, guérison pos-sible, mais long-temps encore après celle-ci, symptômes nerveux, affections cutanées, chute des cheveux, ptyalinne, altération de la voix, halcine fétide ; douleur, paralysie des membres ; quelquefois constipation active, opiniâtre ; vo-missemens, mort dans le marasme. (Dans le cas particulier d'empoisonnement par l'opium, si les accidens primitifs sont assez peu violens pour que les malades échappent, ils meurent presque toujours d'une constipation (passive) opiniâtre, suite de la paralysie du rectum.) A ces trois degrés, on pourrait en ajouter un qua-trième, celui où le poison étant peu actif ou promptement neutralisé, les symptômes sont peu graves, et la guérison sans accidens consécutifs.

Quand, à raison soit d'une trop petite dose, soit d'une activité trop faible ou pour toute autre raison, l'empoisonnement n'est pas porté au dernier degré de violence, de manière que la mort n'en est pas le résultat, les accidens, prenant une marche rétrograde, se reproduisent dans un ordre inverse de celui qu'ils avaient offert lors de leur progression d'accroissement, et l'on observe la même série de symptômes, sauf ceux qui se rattachent immédiatement à l'action des substances, et non à la condition pathologique dans laquelle elles avaient constitué les organes... Dans l'empoisonnement par l'acide hydro-cyanique, la contractibilité reparaît avant la sensibilité. C'est le contraire de ce que l'on observe dans les paralysies ordinaires.

6°. La roideur cadavérique est l'effet de la contractibilité des tissus, propriété qui ne s'anéantit qu'avec l'organisation : elle n'est point un signe certain de mort; la seule putréfaction annonce celle-ci sans équivoque.

Parmi les lésions de tissus indiquées comme effets directs de l'action des poisons sédatifs, ou des poisons irritans qui agissent par absorption, la plupart peuvent n'être que des effets sympathiques plus ou moins éloignés, et s'observer dans les cas d'empoisonnemens par une substance dont l'action immédiate est bornée au lieu même de son application, ex. : épanchemens séreux dans le cerveau, injection des vaisseaux cérébraux, taches et engorgement des poumons, infiltrations sanguines, etc. Elles peuvent être des résultats purement cadavériques, ex. : l'engorgement et la couleur brunâtre de certaines parties du poumon. Des dispositions naturelles peuvent en imposer......

Dans l'examen des lésions de tissus, on doit éviter de confondre la couleur rouge ou violette, qui appartient à l'inflammation de la muqueuse gastro-intestinale, avec celle qu'aurait pu lui communiquer une boisson particulière, telle que l'infusion de coquelicot, etc.; ou la rougeur des viscères thoraciques, avec celle qui dépend de l'état du sang, dans les cas de morts subites, et dans tous ceux où il conserve sa fluidité.

Les poisons continuent d'agir sur les tissus pendant quelques temps après la mort : deux heures après celle-ci, on observe encore des phénomènes physiologiques ; leur action chimique s'exerce jusqu'à ce que leur activité soit épuisée. Dès-lors on sent qu'il faut tenir compte, à l'instant où l'on procède à l'examen du cadavre, du temps qui s'est écoulé depuis la mort. S'ils avaient été introduits dans l'estomac ou le rectum seulement deux ou trois heures après la mort, ils auraient pu produire des altérations de tissus et même des symptômes inflammatoires; ils auraient pu être absorbés, mais alors leur absorption ne serait que particlle : les traces d'inflammation seraient bornées au voisinage de la partie qui aurait éprouvé le contact, et ce point serait séparé des autres par une ligne de démarcation bien tranchée.

Si l'on ne procède à l'examen du cadavre que plusieurs jours après la mort, il faut user de la plus grande circonspection, pour ne pas confondre les résultats de la putréfaction avec les lésions de tissu produites par un poison.

Plusieurs affections spontanées peuvent simuler l'empoisonnement, et le cadavre offrir après la mort des lésions de tissu analogues à celles même que déterminent les poisons *corrosifs*, ex. : les irritations gastro-intestinales des divers genres.

On a vu des exemples d'individus chez lesquels les évacuations alvines offraient une odeur très-prononcée d'amandes amères, quoiqu'ils ne fissent usage d'aucune préparation contenant de l'acide prussique, fait important en médecine légale , puisqu'il établit la possibilité du développement spontané d'un agent vénéneux dans l'économie.

7°. Les corps combustibles simples , non métalliques , et les métaux, qui constituent la base des poisons les plus violens , ne sont point vénéneux par eux-mêmes, quelque soit d'ailleurs leur état de division : l'action délétère qu'ils exercent tient uniquement aux combinaisons qu'ils ont contractées avec l'oxigène , l'oxigène et un autre corps lui-même oxigéné , le soufre , le chlore, etc. ; rien ne prouve que le mercure, très-divisé ou à l'état de vapeur, fasse exception à cette règle générale. — Quelque soit l'état de division du cuivre et de l'arsenic, ils n'exercent point d'action vénéneuse. Si le dernier ne s'oxidait pas en même temps qu'il se volatilise, tout porte à croire qu'on pourrait le respirer sans danger. Comment, en suivant l'analogie, douter de l'innocuité du mercure tant qu'il est à l'état métallique? Son oxidation à l'état de vapeur ou de mélange avec les corps gras , etc., est d'autant plus probable qu'un plus grand état de division la rend plus facile. De même les émanations saturnines doivent être considérées comme formées, non par le plomb métallique, mais par ce métal uni à l'oxigène.... Aussi , dans les cas d'empoisonnemens par éma-

nations saturnines, c'est-à-dire, ceux où le poison pénètre par la muqueuse pulmonaire, les
symptômes ne diffèrent-ils pas de ceux de l'empoisonnement par les préparations vénéneuses
oxigénées, qui ont pour base le même métal, et
qui sont introduites dans l'économie par voie
d'absorption cutanée ou gastro-intestinale (1).

(1) L'opinion que nous émettons ici comme un doute, relativement à l'état du mercure en vapeurs ou dans l'onguent mercuriel,
nous pourrions l'appuyer par des faits et la donner comme une
certitude ; 1°. en faisant bouillir une certaine quantité d'eau sur le
mercure, et la laissant digérer sur ce métal pendant une quinzaine
de jours, il s'y forme un oxide qui s'y trouve suspendu et qui la
rend trouble ; 2°. agité dans une fiole pleine d'air, le mercure, à
l'état métallique, donne une grande quantité d'*oxide noir*, qui rend
terne les parois de la fiole et son *atmosphère* obscur ; 3°. l'onguent
mercuriel, chauffé jusqu'au point de l'ébullition et laissé refroidi,
présente, dans toute sa masse, un grand nombre de globules métalliques ; mais, si l'on fait une pommade semblable avec l'axonge
et le deutoxide ou oxide rouge de mercure, le mélange soumis à
l'action du feu passe bientôt du rouge au noir, et si on le chauffe
jusqu'au point de l'ébullition pour le laisser refroidir ensuite, comme
l'onguent mercuriel ordinaire, ou obtient absolument le même résultat, c'est-à-dire une masse pleine de globules volumineux et brillant
de tout l'éclat métallique. La couleur que prend ce mélange et la
réduction définitive du mercure dans ce cas, ne laissent absolument
aucun doute sur l'état où se trouve le métal dans l'onguent mercuriel;
le passage du rouge au noir est évidemment un premier degré de
désoxigénation.

Dans l'état d'alliage, celui des deux métaux qui a le moins d'affinité pour l'oxigène ne peut être oxidé avant celui qui en a davantage ; ainsi, tant que le cuivre ou le plomb sont unis à

L'expérience de la fiole n'est pas moins concluante, quant à l'état où se trouve le mercure en émanations. La distillation du mercure ne prouve rien : si le mercure passe alors à l'état métallique, c'est que la vapeur mercurielle, jointe à la chaleur, chasse l'air de l'appareil, remplit l'espace, et que d'ailleurs les atomes de mercure, en se séparant de la masse encore liquide, conservent une température qui ne permet pas leur combinaison avec l'oxigène. L'amalgame qui se forme, en exposant une lame métallique à la vapeur mercurielle, produite spontanément, ne prouve rien non plus, puisque, par un moyen analogue, on réduit le mercure, lors même que ses oxides sont combinés avec les acides ou à l'état de sels....... Quant à ce que l'on dit que les oxides de mercure ne sont pas volatils, je réponds qu'aucune substance n'est absolument fixe, et que nous ignorons beaucoup encore en ce qui concerne le plus ou moins de tendance des corps à se volatiliser. Il n'y a point de principe volatil dans l'opium, et cependant la respiration de l'air d'un lieu qui renferme une grande quantité de pavots, produit le narcotisme. D'ailleurs, le plomb que l'on admet comme existant à l'état métallique dans la condition d'émanations ou de vapeurs, est-il volatil ?

Si l'on prétend que de l'expérience faite avec le deutoxide de mercure et l'axonge, il ne résulte pas que le mercure soit à l'état d'oxide dans l'onguent mercuriel, du moins établit-elle que celle qui a été alléguée, pour prouver le contraire, doit être regardée comme non-avenue et de nulle valeur. Je ne sais quels motifs ont engagé dans ces derniers temps à voir, dans le retour du mercure à l'état

l'étain, ils ne peuvent s'oxider avant lui, et contracter par là de qualités malfaisantes (1).

8°. Les empoisonnemens par l'acide arsénieux, l'acide nitrique, le vert-de-gris, l'acétate de plomb, sont les plus communs, et les plus importans à connaître.

Les préparations vénéneuses semblent ne plus pouvoir devenir l'objet de recherches médico-légales, quand elles ont été portées dans l'économie par voie d'absorption ; cependant il n'est pas impossible d'en démontrer la présence, soit dans les voies lymphatiques, soit dans le sang, soit dans les urines, etc.; mais les poisons minéraux sont les seuls que l'on puisse, pour ces recherches, soumettre à l'action des réactifs. La plupart du temps les substances organisées ont été altérées par les forces digestives au point de ne plus être reconnaissables, et, jusqu'à ce jour, on en est réduit, pour ces substances,

---

natif, lorsqu'on soumet l'onguent napolitain à l'action du feu, autre chose qu'une désoxigénation ou qu'une réduction ; probablement ce n'est pas l'impossibilité du résultat, puisqu'en mêlant les oxides de cuivre avec les corps gras, et chauffant convenablement, on obtient le cuivre à l'état métallique.

(1) Ce phénomène se remarque lors même que le métal le plus oxigénable est recouvert de toute part par une couche du métal qui l'est moins.

soit à l'observation des symptômes, soit à quelques essais sur les résultats qu'elles peuvent fournir, en soumettant de nouveau à leur action
l'économie vivante, ainsi qu'on le verra plus
tard pour la belladone, etc. Cependant, pour
prononcer avec certitude sur le fait de l'empoisonnement, il faut avoir reconnu la substance
à ses propriétés physiques, ou à l'aide des moyens
chimiques : ni les symptômes, ni les lésions de
tissu ne peuvent suffire : les preuves matérielles
seules sont irrécusables; encore faut-il, après
avoir reconnu la présence du poison, constater
qu'il n'a pas été introduit après la mort; mais
alors aussi ces preuves suffisent *pour le médecin,*
dans les cas même où aucun des symptômes de
l'empoisonnement n'ont été observés, et où l'on
n'a trouvé aucune lésion de tissu.

La présence démontrée du poison dans
l'économie, quand il n'y a pas été introduit
après la mort, établit le fait de l'empoisonnement, mais non la culpabilité : il n'appartient
qu'au magistrat de prononcer sur celle-ci; lui
seul est appelé à peser la valeur et l'ensemble
des circonstances qui peuvent prouver la tenta-
tive criminelle d'empoisonnement. Le médecin, par les secours de son art, ne réussit pas
toujours à démontrer la présence de la subs-

tance vénéneuse ; mais parmi les preuves morales, il en est qui établissent la conviction
d'une manière non moins rigoureuse que les
preuves matérielles, et elles peuvent suffire.

Les poisons minéraux étaient, il y a peu de
temps encore, les seuls contre lesquels on pen-
sait que la thérapeutique possédât de véritables
antidotes ; aujourd'hui on est plus avancé sur ce
point : les sucs ou les dissolutions de beaucoup de
poisons végétaux dans l'estomac, peuvent être
maintenant neutralisés avec le même succès que
celles des poisons minéraux.

CONDUITE A TENIR,

DANS LE CAS D'EMPOISONNEMENT,

Pour arriver à connaître la substance qui en a déterminé les accidens.

Le problême se compose de trois questions particulières : 1°. la substance est-elle irritante ou sédative ? 2°. est-elle de nature minérale, végétale ou animale ? 3°. quelle en est l'espèce ou du moins le genre ?

1°.

MODE D'ACTION.

CLASSE.

Se reconnaissent aux symptômes.

En ayant égard aux considérations émises plus haut, et à l'histoire générale que nous avons tracée, etc., on peut presque toujours décider, non-seulement que la substance est irritante ou sédative, mais encore, dans le premier cas, que l'irritation est directe ou sympathique, locale ou résultat de l'absorption; enfin que, dans le cas d'absorption, celle-ci a lieu sur tel ou tel système d'organes, etc.

2°.

Le problême pourrait donc déjà être réduit, dans le plus grand nombre des cas, à l'une des questions suivantes : *une substance délétère, par irritation sympathique ou directe, ou par influence sédative, étant donnée, déterminer si elle est de nature minérale, végétale ou animale ?*

Pour décider si le poison est de nature minérale, végétale ou animale, il faut nécessairement en posséder ou pouvoir s'en procurer une partie, soit qu'il en existe des restes, soit qu'il faille les chercher dans les matières vomies, etc. ou, si le malade succombe, dans les matières que contient le conduit gastro-intestinal, ou dans les propres tissus de celui-ci. La considération des symptômes et des lésions de tissu ne fournit plus ici qu'une lumière incertaine et toujours insuffisante. Il faut consulter les propriétés générales des corps, c'est-à-dire l'état, la forme, la couleur, l'odeur, la saveur, la texture, la manière dont la substance se comporte sous l'influence de certains agens (l'eau, le calorique, etc.)... Ces propriétés, comme on voit, sont de deux sortes : physiques et chimiques. On a égard aux unes ou aux autres, suivant les cas.

1°.
Par les propriétés physiques générales ou communes.

PREMIER CAS : *la substance se présente à l'état, sous la forme et avec les autres qualités physiques propres aux corps de même nature* : On reconnaît les végétaux, ou leurs diverses parties, à une certaine solidité, à une texture en général fibreuse ; les huiles, les gommes résines, les sucs, les extraits, à une odeur, en général, très-prononcée ; à leur saveur, en général, âcre ou amère ; à leur coloration, ordinairement jaunâtre ; à leur consistance oléagineuse, molle ou friable : les poisons minéraux étant, au contraire, pour la majeure partie, incolores ; presque toujours inodores ; d'une saveur en général acide, caustique, salée ou styptique, et se présentant, s'ils sont solides, sous forme pulvérulente ou cristalline, etc.

Ces caractères, lorsqu'ils se rencontrent, suffisent presque toujours pour résoudre la partie du problême qui nous occupe.

2°.
Les propriétés chimiques générales ou communes.

SECOND CAS : *la substance n'est point à l'état, sous la forme et avec les qualités physiques propres aux substances de même nature* : Les qualités extérieures ou sensibles, venant à manquer ou étant mal tranchées, les propriétés chimiques désormais peuvent seules éclairer nos recherches.

1°. ACTION DE L'EAU, ÉVAPORATION. *La substance*

est liquide, ou à l'état solide mais soluble. Si elle se présente à l'état liquide et que déjà elle ne forme pas, au fond du vase qui la contient, un dépôt pulvérulent ou cristallin, on en filtre une portion ; si elle est solide, mais soluble, on en dissout une portion ; dans les deux cas on filtre, on essaie par les réactifs comme nous le dirons bientôt ; si l'on n'obtient rien, on évapore par degré (à moitié, puis jusqu'à consistance syrupeuse) dans un appareil propre à recueillir les produits ; on essaie de nouveau le liquide, et on observe avec soin les résultats de l'évaporation. En supposant la substance très-volatile, elle passe à la distillation, et on la trouve dans le produit de celle-ci ; si elle appartient à l'ordre des minéraux, on peut l'y reconnaître à l'aide des réactifs, comme nous l'indiquerons plus bas : l'ammoniaque, le sous-carbonate d'ammoniaque, l'acide nitrique, l'acide hydro-chlorique, et en partie l'acide arsénieux et le sublimé corrosif, etc., sont dans ce cas. En supposant, au contraire, que la substance soit fixe ou difficilement volatile, et que les réactifs n'en aient indiqué la présence, ni dans le liquide, ni dans les produits de sa distillation, on soumet de nouveau à l'action du feu pour continuer à évaporer : la substance finit par se réduire en une sorte de *pulpe* ou de *magma*, quand elle est de nature végétale ou animale, ou tout à la fois végétale et animale, et par prendre la forme pulvérulente ou cristalline, quand elle est de nature minérale.

2°. ACTION DU FEU OU CALCINATION. *La substance s'est présentée à l'état solide et n'est pas soluble,* ou bien elle a été entièrement desséchée par évaporation, comme on vient de le dire : Si on continue le feu, ou si l'on projette la substance dans un creuset, ou sur une plaque de fer chauffée jusqu'au rouge brun, les substances végétales ou animales noircissent, se boursoufflent, s'enflamment, brûlent incomplètement et dégagent, les premières, beaucoup de gaz ou une fumée d'une odeur empyreumatique désagréable ou analogue à celle du caramel ou du vinaigre ; les secondes, une fumée d'une odeur fétide, insupportable, analogue à celle de la corne qui brûle ; toutes (végétales ou animales, quelques-unes du premier règne exceptées) laissent un résidu charbonneux, plus ou moins volumineux. Les substances minérales se volatilisent, en répandant une fumée piquante, d'une odeur particulière, toujours différente de celle que donnent les substances végétales ou animales, ou bien elles se boursoufflent, ou bien elles n'éprouvent aucune altération (et la majeure partie sont dans ce dernier cas); elles ne laissent point de résidu charbonneux.

REMARQUES. 1°. Nous avons admis que la substance d'une nature donnée était sans mélange de matière différente : S'il y avait *mélange de matières végétales et animales*, les résultats de l'évaporation seraient les mêmes; ceux de la décomposition par le feu ou la calcination, seraient analogues à ceux que donnent les substances animales sans mélange.

Dans un cas de cette nature, peut-être on ne peut décider si la substance est purement animale, ou en même temps végétale ou animale ; mais aussi il n'y a aucun intérêt à lever l'équivoque : il suffit d'avoir reconnu que la substance n'est pas de nature minérale, puisque, dans ce cas seulement, les caractères extérieurs ne permettant pas de distinguer l'espèce ou du moins le genre, on peut avoir recours aux réactifs pour les déterminer et prononcer sur le fait de l'empoisonnement.

S'il y a mélange d'une substance minérale avec des matières végétales ou animales, le résultat de l'évaporation peut ne pas différer de celui que donnent les substances végétales ou animales seules (la chose a lieu quand la substance minérale a été décomposée et qu'elle se trouve combinée avec les matières végétales ou animales), mais le résultat de la calcination n'est plus le même ; elles donnent bien l'odeur des substances animales ou végétales , mais on obtient un résidu en partie charbonneux et en partie métallique, soit que le métal se trouve encore oxidé , soit que le carbone dégagé par la chaleur en ait opéré la réduction : le résultat est double ou mixte.

2°. Ce que nous avons dit du premier genre de mélange est tout-à-fait applicable à quelques substances végétales en partie *azotées* (végéto-animales) qui, donnant aussi par le feu les mêmes résultats que les substances animales , ne permettent pas non plus de prononcer sur la nature purement animale de celle que l'on éprouve...... Ce que nous avons dit, du second genre de mélange , est applicable à quelques substances minérales en partie *carbonées*, etc. (végéto-minérales), telles que les acétates de cuivre ou de plomb , l'émétique, etc., que nous avons compris parmi les minéraux. Mêlées à des matières étrangères qui les ont décomposées et avec lesquelles elles sont entrées en combinaison, elles donnent, à l'évaporation, les mêmes résultats que les substances végétales ; par la calcination , elles répandent une fumée analogue à celle des substances végétales, et laissent, comme celles-ci, un résidu charbonneux; mais on trouve, dans ce résidu, les métaux qui entraient dans leur composition : ils y sont comme plus haut encore oxidés ou réduits à l'état métallique, suivant leur plus ou moins d'affinité pour l'oxigène.

3°. Les acides oxalique et tartarique, l'émétine, la strychnine, etc., que nous avons compris dans la chimie minérale, quoique contenant du carbone et malgré leur origine, donnent, par l'action du feu, l'odeur des substances végétales, et, comme elles, un résidu purement charbonneux ; mais, c'est par cela seulement qu'ils s'en rapprochent : les résultats de l'évaporation, ceux que l'on obtient par l'action des réactifs, etc., tout concoure à les en distinguer et à les faire reconnaître.

4°. Si l'empoisonnement n'est déjà plus récent, les résultats de la décomposition spontanée peuvent venir confirmer ceux qui précèdent, et prêter un nouveau secours..... Ils sont, pour les substances végétales et animales, analogues à ceux de la décomposition par le feu : humides et abandonnées à elles-mêmes à la température ordinaire, toutes ces substances, excepté quelques produits très-hydrogénés, s'altèrent, se moisissent quelquefois, se décomposent, laissent dégager de nouveaux produits d'une odeur désagréable pour les végétaux et d'une fétidité insupportable pour les substances animales, etc.

Les minéraux ne sont point susceptibles de ce mouvement de décomposition (fermentation putride) : si quelques-uns des acides et des sels en partie carbonés (végétaux), que nous avons rapporté à la chimie minérale, peuvent l'éprouver, ce n'est jamais qu'imparfaitement et seulement encore au bout de plusieurs mois.

3°.

Tous les résultats obtenus jusqu'ici ont dû être notés avec soin.

GENRE ET ESPÈCE.

Se reconnaissent par 1°. Les propriétés physiques particulières.

La nature de la substance est déterminée; on sait qu'elle est minérale, végétale ou animale, ou mixte, soit par elle-même ou parce qu'elle est mêlée à des substances étrangères; il ne s'agit plus que de déterminer l'espèce, ou du moins le genre; ex. : que c'est une préparation de cuivre, sinon l'acétate de cuivre, etc.

SUBSTANCES PURES, C'EST-A-DIRE SANS MÉLANGE NI COMBINAISON.

PREMIER CAS : *La substance s'est présentée à l'état, sous la forme et avec les qualités propres aux substances de même nature...* Les caractères distinctifs d'une substance se tirent de circonstances particulières dans le nombre et l'arrangement de ses parties ; de nuances différentes, de modifications particulières dans sa couleur, son odeur, sa saveur, etc.

La partie du problême qui nous occupe peut être, en général, résolue par le seul examen des propriétés dont il est ici question ; mais elle suppose la connaissance de la botanique, de la zoologie et de la minéralogie, au moins quant aux substances qui peuvent devenir l'objet de recherches médico-légales.

Nous nous bornerons ici à exposer les principales propriétés physiques des poisons minéraux les plus usités, en renvoyant, pour les autres, aux excellens traités de MM. Thénard, Orfila, etc.

1°. SUBSTANCES LIQUIDES.

A. *Acide nitrique* : Liquide, blanc ou mieux incolore, odorant, très-sapide, caustique, teint la peau en jaune, etc.

2°. SUBSTANCES SOLIDES.

A. *Acide arsénieux* : L'acide arsénieux se présente ordinairement sous forme de masses blanches, opaques à l'extérieur, jaunes, transparentes,

et comme vitrifiées à l'intérieur; inodore, saveur
àcre et corrosive, etc. Réduit en poudre fine, il a
quelque ressemblance avec le sucre pulvérisé, etc.;
mais il est plus lourd.

B. *Vert-de-gris* (formé de deut-acétate, d'hydrate de deut-oxide de cuivre et de cuivre à l'état
métallique) : On le trouve ordinairement sous
masses de couleur vert-bleuâtre, composées d'une
multitude de petits cristaux soyeux et argentins;
sans odeur, d'une saveur forte, styptique, etc.

C. *Émétique* : cristallise en tétraèdres réguliers, en pyramides triangulaires, ou en octaè-
dres allongés; on le trouve ordinairement en
poudre ; couleur blanche, saveur métallique et
âpre, etc.

D. *Acétate de plomb :* cristallise en paralléli-
pipèdes aplatis, ou en aiguilles informes : on le
trouve sous cette forme ou à l'état pulvérulent;
blanc, inodore, saveur sucrée, légèrement
styptique, etc.

E. *Litharge* (protoxide de plomb, fondu,
laissé cristalliser par refroidissement, et légèrement carbonaté et hydraté) : existe sous forme
de petites écailles rougeâtres ou jaunâtres, brillantes et vitrifiées, etc.

F. *Extrait de Saturne* (sous-acétate de plomb
en dissolution concentrée par évaporation): trans-

parent, tirant plus ou moins sur le jaune, d'une saveur sucrée très-astringente, etc.

G. *Sublimé corrosif* (deuto-chlorure de mercure) : blanc, compact, demi-transparent ou brillant ; saveur âcre, caustique, styptique, métallique très-forte et très-désagréable. Se présente ordinairement : 1°. sous forme de prismes tétraédriques réguliers, comprimés et déliés, si on l'a obtenu par sublimation ; 2°. en faisceaux aiguillés très-distincts, s'il l'a été par l'évaporation de sa dissolution aqueuse, etc., etc.

3°. SUBSTANCES GAZEUSES.

A. *Acide nitreux.*

B. *Acide carbonique, hydro-sulfurique, etc.*

C. *Ammoniaque.*

DEUXIÈME CAS : *La substance est présentée à un état, sous une forme, etc., étrangère aux corps de même nature, ou bien avec les qualités générales de ceux-ci, mais non avec des caractères extérieurs, des propriétés physiques particulières assez tranchées :* Si la substance est végétale ou animale, on ne doit point, hors quelques cas déjà indiqués, et dont nous parlerons bientôt, pousser plus loin les recherches; dans l'état actuel de la science, il n'existe aucun moyen d'arriver à connaître le genre ou l'espèce..... Mais, si la substance est minérale, l'obscurité qui couvre encore la question peut disparaître : l'histoire naturelle abandonne le médecin ; mais, dans ces cas, qui semblent offrir tant de difficultés, la chimie vient à son secours, et lui offre de nouvelles ressources dans les réactifs qu'elle met à sa disposition.

Au lieu des poisons des trois règnes, le problème ne comprend plus que ceux d'un seul. Nous pourrions même admettre qu'il ne les comprend pas tous ; mais nous supposons que l'on n'a pu tirer aucune donnée de l'observation des symptômes, ni, en cas de mort, de l'examen des lésions de tissus : on sait seulement que le poison est, en totalité ou en partie, de nature minérale..... L'état de la question se trouve exprimé dans ce dernier problême :

Un poison minéral étant donné, et son espèce n'ayant point été reconnue aux caractères extérieurs, la déterminer à l'aide de moyens chimiques (réactifs).

Il faut se rappeler ici les résultats donnés par la substance lorsqu'à l'instant des essais, pour en déterminer la nature, on l'a soumise à l'action de l'eau et de la chaleur... Ces résultats ont indiqué, non-seulement la nature, mais encore l'état de pureté ou de mélange, la solubilité ou l'insolubilité, etc. : ces données sont ici de première nécessité.

PREMIER CAS : *La substance est liquide, ou solide mais soluble :* Si elle est liquide, on en prend une nouvelle portion et on la filtre; si elle est solide, mais soluble, on en dissout une portion dans l'eau distillée et on filtre.....

Cette substance est nécessairement un acide, un alkali (1) ou un sel, ou un composé susceptible de se convertir en sel par son action sur l'eau (ex.: sulfures, chlorures, etc.) Avant tout, il s'agit de déterminer auquel de ces trois genres de corps elle appartient.

Acides : d'une saveur aigre et caustique, ils rougissent la teinture de tournesol ; les alkalis les saturent et les neutralisent. L'ammoniaque ne les précipite point (ce qui les distingue de certaines autres substances minérales qui, comme eux, rougissent le tournesol; ex. : l'émétique, le sublimé corrosif, l'acétate de plomb, etc.). L'acide sulfurique, non plus que l'hydro-chlo-

---

(1) Si le protoxide de plomb hydraté (litharge) est soluble, il ne l'est que faiblement : l'eau reste insipide; il est coloré, etc. Le deutoxide de mercure communique à l'eau une saveur métallique, mais il n'y est lui-même que très-incomplètement soluble, d'ailleurs reconnaissable à sa couleur, etc.

rate de platine, ne les altèrent point (ce qui les distingue de certaines substances qui, comme eux, rougissent le tournesol, sans précipiter par l'ammoniaque ; ex. : l'arséniate acide de potasse, le nitrate acide d'argent, l'hydro-chlorate d'ammoniaque, lesquels précipitent plus ou moins abondamment en jaune par l'hydro-chlorate de platine), etc. Par l'évaporation, ils se concentrent en général, ou passent à l'état solide. A une température très-élevée, ils se volatilisent ou se décomposent, etc.....

ACIDES phosphorique et hypo-phosphorique (phosphatique).
—— sulfurique.
—— sulfureux.
—— nitrique.
—— nitreux.
—— arsénique.
—— arsénieux. (Il change à peine la couleur du tournesol.)
—— hydro-sulfurique.
—— hydro-chlorique.
—— hydro-pthorique.
—— hydro-cyanique.
—— oxalique.
—— tartarique.
—— citrique.

ESPÈCE.

On a reconnu que la substance est un acide il ne reste plus qu'à en déterminer l'espèce.

L'acide hydro-cyanique, reconnaissable seulement à son odeur, précipite *en bleu foncé* par le proto-sulfate de fer, en ajoutant quelques gouttes d'une dissolution de potasse. Pur, si l'on en verse quelques gouttes sur du papier, la portion qui se vaporise presqu'instantanément, produit assez de froid pour faire cristalliser l'autre. Il s'enflamme à l'air par l'approche d'un corps en combustion.

(L'odeur d'amandes amères, donnée par cet acide, se retrouve dans des matières où il n'existe pas, et ne se fait pas toujours sentir dans celles qui le contiennent effectivement.

On peut encore, plus de quarante-huit heures après la mort, en démontrer la présence dans les viscères où il a été primitivement ingéré. On l'a retrouvé dans le lait, les crachats, les urines, etc., uni au fer, et reconnaissable à la teinte de ces matières qu'il colore en bleu, a son odeur particulière, etc.)

Parmi les autres acides, dont la liste précède, les uns précipitent l'eau de chaux, les autres ne le font pas ; par là ils se trouvent donc partagés en deux sections particulières.

Ire. SECTION.

Les Acides phosphorique, et hypo–phosphorique. Précipitent l'eau de chaux.
——— sulfureux.
——— arsénique.

——— arsénieux.
——— hydro–phthorique.
——— oxalique.
——— tartarique.
——— citrique.

(Ce dernier ne précipite point l'eau de chaux à la température ordinaire, il faut le faire bouillir.)

L'acide sulfureux se reconnaît à sa seule odeur; elle est la même que celle du soufre qui brûle.

L'acide hydro-phthorique dissout la silice et corrode le verre.

L'acide hypo-phosphorique s'enflamme au bout de quelques minutes d'ébullition.

Par la calcination, les acides phosphorique, arsenique et arsenieux n'auraient point donné de résidu charbonneux; les acides oxalique, tartarique et citrique l'auraient fait.

La question dès-lors est réduite à trois substances au plus..... 1°. les acides arsenique et arsenieux sont décomposés et précipités *en jaune doré* (sulfure d'arsenic que l'ammoniaque dissout rapidement), le premier peu à peu, le second à l'instant même par l'acide hydro-sulfurique, ou les hydro-sulfates solubles, en ajoutant alors quelques gouttes d'acide nitrique ou autre. L'acide phosphorique ne donne point ces résultats

Les acides arsenique et arsenieux sont impossibles à confondre. Le premier est déliquescent et très-caustique, l'autre presqu'insoluble , etc. : le premier rougit fortement la teinture de tournesol, le second la rougit très-faiblement : mis dans une dissolution de sulfate de cuivre ammoniacale, l'acide arsenieux devient d'un beau vert ; par cette même dissolution, l'acide arsenique passe au bleu clair : exposé au feu, l'acide arsenieux ne fait que se volatiliser, l'acide arsenique se décompose en oxigène et acide arsenieux, etc.

2°. L'acide oxalique précipite la dissolution de sulfate de chaux. Il forme avec cette base un sel qui ne se dissout point dans un excès d'acide , mais que l'acide nitrique redissout promptement. Il est précipité en blanc-bleuâtre par le sulfate de cuivre. L'acide tartarique ne précipite point la dissolution de sulfate de chaux, et forme, avec cette base, un sel qui se redissout dans un excès d'acide. Il n'est point précipité par le sulfate de cuivre... Si l'on chauffe l'acide oxalique dans une cornue ou dans une fiole, une petite partie se décompose ; il résulte, de cette décomposition, un résidu charbonneux très-peu considérable (ce qui tient à la circonstance d'une grande proportion d'oxigène), et des gaz dans lesquels la portion non décomposée se volatilise : on la trouve sous forme

cristalline dans le col de la fiole ou de la cornue.
Dans les mêmes circonstances, l'acide tartarique
ne se volatilise point, mais il est entièrement
décomposé, et laisse un résidu charbonneux volumineux... L'acide tartarique précipite l'hydro-
chlorate de potasse ; l'acide oxalique ne le fait
pas non plus que l'acide citrique.

Ne précipitent
point l'eau de
chaux.

2me. SECTION.

Les ACIDES sulfurique.
——   nitrique et nitreux.
——   hydro-sulfurique.
——   hydro-chlorique.
——   hydro-cyanique.

L'acide hydro-sulfurique se reconnaît aisément à son odeur et à sa saveur d'œufs pourris ;
l'acide hydro-cyanique a une odeur analogue à
celle des amandes amères.

Les acides nitrique et nitreux sont, même à
froid, pourvu qu'ils ne soient pas trop étendus,
rapidement décomposés par le cuivre et avec
production de vapeurs jaunes-orangées.

L'acide nitreux se distinguerait de l'acide nitrique, s'il était nécessaire, à sa couleur, à celle
des vapeurs qu'il répand dès qu'un obstacle ne
le retient plus à l'état liquide ; ou bien encore
en traitant les sels qu'ils ont formé avec le cuivre
par l'acide sulfurique ; le nitrite serait décom-

posé avec effervescence et production de vapeurs rouges ; le nitrate , sans effervescence et
avec production de vapeurs blanches.

Restent les acides sulfurique et hydro-chlorique..... L'un précipite abondamment *en blanc*
l'eau de baryte ou la dissolution d'un sel baryti-
que la moins concentrée possible (l'acide nitrique
ne redissout point le précipité , etc.) : l'autre ,
quand elle est étendue , ne produit aucun précipité ; il répand dans l'air des vapeurs blanches , etc.

Alkalis : d'une saveur en général caustique et
urineuse, ils verdissent le sirop de violette ; font
passer au rouge ou à l'orangé, la teinture de cur-
cuma ; au vert-jaunâtre, celle de roses ; au violet,
celle de bois de Brésil , etc. ; ramènent au bleu
la couleur de tournesol, rougie par les acides ;
sont neutralisés par ceux-ci, c'est-à-dire per-
dent leur propriété en se combinant avec eux ;
(cette combinaison a lieu sans effervescence s'ils
sont purs , avec effervescence s'ils sont carbo-
natés). Ils ne donnent point de précipités si l'on
y verse de l'eau de chaux ou de baryte , dernière circonstance qui les distingue de certaines
autres substances minérales qui, comme eux ,
verdissent le sirop de violette , savoir : les sous-

carbonates (1), les arsenites et sous-arseniates
de potasse et de soude, l'acide arsenieux, la potasse du commerce, l'acétate de plomb, etc...(2)
Par l'évaporation de leur dissolution, ceux qui
sont à base métallique se concentrent et passent
à l'état solide..... Tous sont fixes, excepté l'ammoniaque, qui se volatilise même à la température ordinaire..... A la calcination, les alkalis
végétaux auraient donné un résidu charbonneux, etc.

Chaux.

Baryte.

Potasse.

Soude.

Alkalis végétaux.
{
Emétine,
Strychnine et
Brucine ;
Picrotoxine ;
Delphine et Vératrine ;
Morphine , etc.
}

ESPÈCE.

Ammoniaque.

On a reconnu que la substance est un alkali ;
reste à distinguer l'espèce.

------

(1) Les précipités formés par les sous-carbonates de baryte ou
de chaux se dissolvent entièrement par l'addition de quelques gouttes
d'acide nitrique pur.

(2) L'hydro-sulfite de potasse , qui verdit le sirop de violette ,
n'est point précipité par le baryte ni la chaux ; mais à son odeur
seule on ne peut le méconnaître.

L'ammoniaque se reconnaît à sa seule odeur.

La baryte et la chaux précipitent, par l'acide phosphorique et par l'acide carbonique ; la potasse et la soude ne le font pas.

1°. L'acide sulfurique précipite la baryte et non la chaux.

2°. L'hydro-chlorate de platine (sel acide) en dissolution concentrée, précipite (en *jaune serin*) la potasse et non la soude. Ces deux bases forment également avec l'excès d'acide de l'hydro-chlorate, un sel double ; mais ce sel, dans un cas, est insoluble ou très-peu soluble, et au contraire très-soluble dans l'autre..... L'ammoniaque, le sous-carbonate et l'hydro-chlorate d'ammoniaque, précipitent en *jaune serin* par l'hydro-chlorate de platine ; mais d'autres caractères distinguent suffisamment ces substances.

Le sulfate d'alumine, sel acide , précipite en blanc la potasse et les sels à base de potasse, comme l'hydro-chlorate de platine en jaune , en formant de l'alun, sel double, très-peu soluble ; mais la soude, avec ce réactif, donne aussi un précipité , et un précipité de même couleur. Il en est de même encore de l'ammoniaque.

— Parmi les alkalis végétaux , la brucine , la strychnine et la morphine, rougissent , par l'addition d'une ou deux gouttes d'acide nitrique concentré, les autres ne le font pas. 1°. Chauffées dans un petit tube de verre, la brucine fond à une température un peu supérieure à celle de l'eau bouillante, puis se concrète comme de la cire lorsqu'on la laisse refroidir. La strychnine ne peut être fondue sans se décomposer. La morphine fond aisément, ressemble au soufre fondu et peut cristalliser par refroidissement. 2°. La strychnine est beaucoup moins soluble dans l'alcool que la brucine, aussi se précipite-elle bien plus promptement quand elles y sont en même temps dissoutes, c'est un moyen de les séparer; elle est au contraire plus soluble dans l'eau que la brucine ; la morphine y est insoluble, très-soluble au contraire dans l'alcool. 3°. La morphine est insipide (à raison de son insolubilité dans l'eau, car sa dissolution alcoolique est très-amère); la strychnine et la brucine sont d'une amertume excessive. 4°. Après avoir été traitée par l'acide nitrique, la brucine donne, avec le proto-hydro-chlorate d'étain, une couleur *violacée*, tandis que la strychnine et la morphine donnent une couleur *brunâtre*. 5°. L'hydro-chlorate de per-oxide de fer (et en général tous les sels de même base) colorent la morphine en bleu : en ajoutant de l'alcool, cette couleur disparaît presqu'entièrement. La morphine d'ailleurs se distinguerait de la brucine et de la strychnine à la seule considération des symptômes de l'empoisonnement qu'elle détermine.

Parmi les alkalis, en partie carbonnés, qui ne rougissent point par l'acide nitrique, la picrotoxine, d'une excessive amertume, se dissout dans quarante fois son poids d'eau distillée bouillante ; les autres en exigent plusieurs centaines de fois leur poids..... Restent l'émétine, la delphine et la vératrine : La première n'est qu'amère, les deux dernières sont d'une saveur âcre ; de plus, en les dissolvant dans l'acide hydro-chlorique , puis, traitant par l'infusion de noix de galle les hydro-chlorates obtenus, l'hydro-chlorate d'émétine seul précipite en flocons d'un blanc sale , etc.

On distingue la delphine de la vératrine, à ce que la première seule précipite de son hydro-chlorate en gelée par les alkalis. D'ailleurs la vératrine est fortement sternutatoire , etc.

<div style="text-align:center">~~~~~~~~~~</div>

Sels : Les substances minérales , liquides ou solubles qui n'ont point été reconnues pour des acides ou des alkalis, sont nécessairement des sels.

La saveur de ces corps est quelquefois fraîche et piquante, ou douce et comme sucrée , mais plus souvent austère, métallique, styptique.,

GENRE.
~~~~

Par l'évaporation de leur dissolution, quelques-uns se volatilisent, mais le plus grand nombre passent à l'état solide et prennent la forme cristalline. Par la calcination, ils se subliment ou sont décomposés, ou n'éprouvent aucune altération.

ESPÈCE.

On sait que la substance est un sel, il s'agit de déterminer l'espèce.

On distingue dans cette vaste classe de corps, ceux qui sont à base alkaline, et ceux qui sont à base différente..... Les premiers ne précipitent point par les hydro-sulfates solubles (c'est-à-dire ceux de potasse, de soude, d'ammoniaque), les autres le font..... D'après cela, on les partage en deux séries différentes.

PREMIÈRE SÉRIE.

Sels qui ne précipitent pas par les hydro-sulfates solubles.

Sous-carbonates, </br>
Arsenites et } de potasse ou de soude. </br>
Sous-arseniates

Sous-carbonate. . . d'ammoniaque.

Hydro-sulfite. . . . de potasse (sulfure de potasse).

Nitrate et </br>
Hydro-chlorate. . . } de baryte.

Nitrate et
Arseniate. . . . . . } de potasse.

Hydro-chlorate. . . d'ammoniaque.

Parmi les sels de cette série, les uns verdissent le sirop de violette, les autres ne le font pas..... De là deux sections.

Iʳᵉ. SECTION.

Sous-carbonates,
Arsenites et sous-arseniates } de potasse ou de soude.

Sels qui verdissent le sirop de violette.

Sous-carbonate. . . d'ammoniaque.
Hydro-sulfite. . . . de potasse.

1°. Ces deux derniers se reconnaissent, l'un à son odeur piquante, l'autre à celle d'œufs pourris qu'il dégage à l'état liquide.

Les arsenites et sous-arseniates traités par l'acide hydro - sulfurique et quelques gouttes d'acide nitrique ou hydro-chlorique, précipitent *en jaune* comme les acides arsenique et arsenieux ; les sous-carbonates ne le font pas... Reste donc seulement à décider (ce qui, au reste, n'est pas de rigueur) si le sel, soumis à l'expérience, est à base de potasse ou de soude. Il est à base de potasse s'il précipite l'hydro-chlorate de platine. (Les dissolutions concentrées de platine précipitent *en jaune* tous les sels à base de potasse, ex. : nitrate, etc., en dissolutions également concentrées. Les choses se passent ici comme il a été dit à l'article *alkalis*.)

2me. S E C T I O N.

<table>
<tr><td rowspan="2" style="vertical-align:top">Sels qui ne verdissent pas le sirop de violette.</td><td>Nitrate et
Hydro-chlorate. . . . .</td><td>} de baryte.</td></tr>
</table>

Nitrate et
Hydro-chlorate. . . . . } de baryte.

Nitrate et
Arseniate . . . . } de potasse.

Hydro-chlorate. . . . . d'ammoniac.

Le nitrate et l'hydro-chlorate de baryte précipitent par le sous-carbonate d'ammoniaque, etc.; les autres ne le font pas.

1°. Pour ceux qui ont précipité par le sous-carbonate d'ammoniaque, il ne s'agit plus que de décider quelle est la nature de l'acide, ce que l'on fait aisément à l'aide de l'acide sulfurique, etc.

2°. Pour les autres, l'arseniate précipite en *rouge brique* par le nitrate d'argent, et se distingue ainsi du nitrate de potasse.

L'hydro-chlorate d'ammoniaque dégage, même à la température ordinaire, l'odeur de cet alkali si on le mêle avec de la chaux vive en poudre ou de la potasse.....

SECONDE SÉRIE.

Sels qui précipitent par les hydro - sulfates solubles.

Tartrate de potasse et d'antimoine. . . . (Emétique.)

Nitrate ,
Acétate , et   de plomb.
Sous-acétate. . .

Sulfate. . . . . . . de zinc.

Proto- et deut-
Hydro-chlorates   d'étain.

Proto- et deut-
Hydro-chlorates   d'antimoine.

et Nitrate. . . . . de bismuth.

Proto-   Nitrate. . . . . .
       Sulfate. . . . . .   de fer.
       Hydro-chlorate. .

Deuto-   Sulfate. . . . . .
       Nitrate. . . . . .
       Hydro-chlorate. .   de cuivre.
       Acétate. . . . . .
       et Vert-de-gris. .

Proto et deuto-sulfate acide
Proto et deuto-nitrate acide
Deuto-hydro-chlorate.. . .   de mercure.
Cyanure. . . . .   (Sublimé corrosif.)

Nitrate. . . .   .   d'argent.
Hydro-chlorate. . . . .   d'or.

Parmi les sels de cette série, les uns précipitent *en blanc* par la potasse. (On emploie la potasse à l'alcool, excepté pour l'émétique qui ne précipite que par la potasse à la chaux, et par la chaux que celle-ci retient. On dissout dans l'eau distillée et on filtre. Le précipité est formé d'oxide d'antimoine que redissout un excès d'alkali.) Les autres donnent des précipités *colorés* ou ne précipitent pas à la température ordinaire, de là deux sections.

Ire. SECTION.

Sels qui précipitent en blanc par la potasse. . . . . . .
{
Émétique et
Sels solubles de plomb.
Sulfate de zinc.
Hydro-chlorates d'étain.
Hydro-chlorates d'antimoine,
et Nitrate de bismuth.
}

1°. L'émétique et les sels solubles de plomb sont troublés ou précipités (en *blanc*) par l'acide hydro-chlorique. Par là, l'émétique et les sels de plomb sont isolés des autres sels compris dans la même section.... Le premier est distingué des seconds en ce que, par les hydro-sulfates solubles et l'acide hydro-sulfurique, l'émétique précipite *en jaune* ou *orangé-rougeâtre* (kermès), et les sels de plomb *en noir* (sulfure de plomb). Si l'on veut, pour les sels à base de plomb, reconnaître la nature de l'acide, c'est-à-dire distinguer l'acétate du nitrate, il ne s'agit que de traiter ces sels à l'état solide par l'acide sulfurique : Cet acide décompose, même à froid, les acétates et les nitrates ; les premiers avec effervescence, les seconds sans effervescence ; il se substitue aux acides, dégage ceux-ci à l'état qui leur est propre, c'est-à-dire sous forme de vapeurs ou de gaz, faciles à reconnaître à leurs propriétés respectives.

2°. Le sulfate de zinc et les hydro-chlorates d'étain ne sont point altérés par l'eau distillée ; l'hydro-chlorate d'antimoine, le nitrate de bismuth, et toutes les autres dissolutions à base de bismuth ou d'antimoine, sont, au contraire, précipités par elle (*en blanc,* sous-sel de même base), à moins que les dissolutions ne soient très-acides et très-étendues.

Il ne s'agit plus que de décider entre deux sels :

Les hydro-sulfates solubles et l'acide hydro-sulfurique, précipitent, d'une part, les hydro-

chlorates d'antimoine *en orangé, ou jaune-orangé*
ou orangé-rougeâtre (kermès) , et le nitrate de
bismuth en noir (sulfure de bismuth); d'autre
part , le sulfate de zinc *en blanc-jaunâtre ou en*
brun foncé, et les hydro-chlorates d'étain *en noir,*
ou en chocolat, ou en jaune (hydro-sulfate
d'étain).

Nota. Les résultats n'étant point ici assez tranchés , voyez
plus bas ceux de la calcination , et de l'acide nitrique.

2me. SECTION.

Sels qui, par la potasse, donnent des précipités colorés , ou ne précipitent point à la température ordinaire.

Précipitent

Sels à base de protoxide de fer.... En *vert*. (Protoxide à l'état d'hydrate.)

Sels solubles de cuivre...... En *bleu céleste* ou bleu *tirant sur le vert*.

Proto-sulfate et
Proto-nitrate de mercure...... } En *gris noirâtre*. (Deut-oxide à l'état d'hydrate.)

Deuto-sulfate }
Deuto-nitrate } acides de mercure } En *jaune rougeâtre, rouge* ou *jaune serin*, suivant la quantité d'alkali. (Deut-oxide de mercure.)
Et sublimé corrosif en dissolution concentrée. }

Nitrate d'argent........... En *olive* ou *brun foncé*.

Hydro-chlorate d'or..... A froid d'aucune manière ; mais il précipite en jaune par l'ammoniaque , en noir par le proto-sulfate de fer.

Cyanure de mercure...{ Il n'est troublé ni par la potasse , ni par l'ammoniaque.

On peut distinguer entre eux les sels à base de
cuivre à l'aide de l'acide sulfurique concentré ,

comme ceux à base de plomb ; il est sans action sur le sulfate ; mais avec le nitrate, l'hydro-chlorate et l'acétate, les résultats sont les mêmes, c'est-à-dire qu'il y a, 1°. avec le nitrate, production de vapeurs blanches sans effervescence ; 2°. avec l'hydro-chlorate, dégagement avec effervescence d'un gaz très-piquant qui forme dans l'air des vapeurs blanches ; 3°. avec l'acétate, production de vapeurs acétiques reconnaissables à leur odeur de vinaigre fort.

DEUXIÈME CAS. (voy. 1er. cas, page 95). *La substance est solide et insoluble* ;... elle se trouve alors comprise dans la série suivante :

Deut-oxide. . . . . . . d'étain.
Deut-oxide. . . . . . d'antimoine.
Prot-oxide. . . . . . de zinc.
Sous-nitrate . . . . . de bismuth.
Sous-carbonate. . . . de baryte.
Sous-carbonate . . . de plomb.
Proto-chlorure. . . . de mercure.
Deut-oxide et   }
Sous-carbonate   } . . de cuivre.
Proto et deut-oxide.. de plomb (*litharge, minium.*)
Prot-oxide (noir)   }
Deut-oxide (rouge) } de mercure.
Sous deuto-sulfate   }
Et sous deuto-nitrate } de mercure.

Sulfure. . . . . d'arsenic jaune ou rouge (*Orpiment, réalgar*).

Hydro-sulfate.. . . . . d'antimoine (*kermès*).

Hydro-sulfate sulfuré . . . . d'antimoine (*soufre doré*).

Sulfure (rouge) . . . . de mercure (*cinabre vermillon*).

Parmi les substances de cette série, les unes sont blanches, les autres colorées : d'après ce caractère, on les partage en deux sections particulières.....

Ire. SECTION.
Substances blanches.

Proto et deut-oxide. . . d'étain.

Proto et deut-oxide . . d'antimoine.

Prot-oxide . . . . de zinc.

Sous-nitrate. . . . . . . de bismuth (*blanc de fard.*)

Sous-carbonate . . . . . de baryte.

Sous-carbonate . . . . . de plomb (*blanc de céruse*).

Proto-chlorure . . . . . de mercure.

L'acide nitrique ne dissout point les prot-oxides d'étain, et d'antimoine qu'il convertit en deut-oxides, en produisant du gaz nitreux; ni les deut-oxides d'étain et d'antimoine, sur lesquels il est sans action.

Il dissout au contraire :

Les carbonates. . de baryte et de plomb, (avec effervescence par dégagement de l'acide carbonique.)

Le sous-nitrate. . de bismuth,

L'oxide. . . . . de zinc, } sans effervescence.

Le proto-chlorure de mercure,

(Ce dernier seulement à l'aide de la chaleur, du moins d'une manière marquée.)

La question se trouve donc réduite à deux substances au plus :

1°. En dissolvant les oxides d'étain et d'antimoine par l'acide hydro-chlorique, et ajoutant de l'eau distillée à chacun des hydro-chlorates que l'on obtient, les premiers ne précipitent pas, les seconds donnent un précipité *blanc*, très-abondant (*sous-hydro-chlorate d'antimoine*).

2°. Si la dissolution a eu lieu avec effervescence, elle contient un nitrate de baryte ou de plomb : en ajoutant de l'acide hydro-chlorique dans le dernier cas, elle précipite en *blanc ;* dans l'autre elle reste transparente.

Si la dissolution a eu lieu sans effervescence et à la température ordinaire, elle contient un nitrate de zinc ou de bismuth : dans ce dernier cas elle précipite en *blanc*, par l'eau distillée ; dans l'autre elle n'est pas altérée.

Si la dissolution a eu lieu sans effervescence, mais seulement à l'aide de la chaleur, c'est le proto-chlorure de mercure, reconnaissable d'ailleurs, à ce que seul, de toutes les substances de cette section, il est volatile à une chaleur modérée (au-dessous de la chaleur rouge et dans des vases en verre)', etc.

2me. SECTION.

Substances colorées.

Deut-oxide , et
Sous-deuto-carbonate . . . . . } de cuivre.

Proto et
Deut - oxide. . . . . } de plomb (*litharge et minium*).

Prot-oxide , } (*Oxide noir.*)
Deut-oxide , } de mercure. { (*Oxide rouge.*)
Sous-deuto-sulfate } (*turbith minéral.*) Il est jaune.

Oxide noir d'arsenic. (Mélange d'arsenic métallique, et d'acide
arsenieux.)

Sulfure jaune } d'arsenic. { (*Orpiment.*) (1)
Sulfure rouge } { (*Réalgar.*)

Sous-proto { Hydro-sulfate } d'antimoine. { (*Kermès.*)
{ Hydro-sulfate sulfuré } { (*Soufre doré
d'antimoine.*)

Sulfure de mercure. . . . . (*Cinabre.*)

La couleur seule pourrait suffire, dans le plus
grand nombre des cas, pour faire reconnaître et
distinguer entre elles ces substances , si chacune

---

(1) Nous plaçons, avec les auteurs, l'orpiment parmi les
substances insolubles, cependant l'eau distillée le dissout à l'aide
d'une légère chaleur ; et traité ensuite par l'oxide de cuivre ammoniacal, ou l'hydro-sulfate de potasse avec addition d'acide nitrique, etc., cette eau précipite abondamment de la même manière
que l'acide arsenieux par les mêmes réactifs.

se présentait avec la couleur qui lui est propre.

1°. L'acide nitrique convertit le deut-oxide et le carbonate de cuivre en un nitrate de même base, reconnaissable à sa couleur verte, en les dissolvant à la température ordinaire, l'un sans effervescence, l'autre avec effervescence.

A cette dernière circonstance il est aisé de les distinguer. Si le deut-oxide se présentait, non à l'état d'hydrate, mais desséché ou anhydre, on le distinguerait du carbonate à sa seule couleur : elle est *brune noirâtre* (à moins qu'il n'ait été traité par l'eau bouillante, cas dans lequel il a la même couleur qu'à l'état anhydre); celle du carbonate est *verte*.

2°. L'acide nitrique dissout la litharge, même à la température ordinaire, et forme avec elle un proto-nitrate : la dissolution est *complète*. Il ne dissout au contraire le minium qu'*incomplètement* et le convertit d'ailleurs, partie en proto-nitrate soluble, partie en tritoxide insoluble, de couleur puce (*voy. manière de traiter les sels solubles de plomb, pag.* 110). Le prot-oxide est très-soluble à froid dans la potasse ou la soude, le deut-oxide y est insoluble.

3°. L'acide nitrique dissout, même à la température ordinaire, le prot-oxide et le deut-oxide de mercure : de là un proto et un deuto-nitrate.

de mercure. La première dissolution précipite *en blanc* par l'acide hydro-chlorique (*proto-chlorure mercuriel*), en *gris noirâtre* par la potasse (*prot-oxide de mercure*); la seconde ne précipite point par l'acide hydro-chlorique, et précipite *en jaune* par la potasse (*deut-oxide de mercure*). Ces deux dissolutions précipitent *en noir* par les hydro-sulfates solubles, etc.

Il dissout, à la température ordinaire, le sous-deuto-sulfate de mercure. La dissolution contient un deuto-nitrate de mercure et se comporte, avec l'acide hydro-chlorique et la potasse, comme celle qui résulte de la combinaison de l'acide nitrique avec le deut-oxide de mercure. Le sous-deuto-sulfate, agité avec une dissolution de potasse à l'alcool, se change en sulfate de potasse soluble, aisément reconnaissable par la baryte, et en deut-oxide de mercure insoluble reconnaissable à sa couleur : le deut-oxide de mercure, traité de la même manière, ne peut donner les mêmes résultats.

Les deux oxides et le sous-deuto-sulfate de mercure, frottés sur une lame de cuivre bien décapée, la rendent blanche, brillante, argentine.

4°. L'acide nitrique agit sur l'oxide noir d'arsenic, comme sur l'arsenic métallique (*voyez plus loin*). Il décompose lentement, à la température ordinaire, les sulfures d'arsenic, et les transforme en acides sulfureux et arsenieux (*voyez plus haut les caractères de ceux-ci, p.* 98).

5°. Il décompose, à la température ordinaire, les deux hydro-sulfates d'antimoine avec effervescence et grand dégagement de vapeurs nitreuses.

Tout le métal est converti en deut-oxide d'antimoine (*voyez plus haut les propriétés de celui-ci, pag.* 114).

6°. Seul, il est sans action sur le sulfure de mercure; mais par un mélange de deux parties d'acide nitrique et une d'acide hydro-chlorique, ce sulfure est dissout, même à la température ordinaire, avec dégagement de gaz nitreux, et converti en deuto-sulfate et en deuto-hydro-chlorate de mercure, où l'on peut aisément, à l'aide de la potasse, démontrer la présence du deut-oxide de mercure, etc.....

TROISIÈME CAS : *La substance est gazeuze :* ce peut être l'acide nitreux, etc., c'est le plus communément l'azote, l'acide carbonique, l'acide hydro-sulfurique, etc. Le gaz nitreux a dû être reconnu à sa couleur, et l'acide hydro-sulfurique à son odeur.... L'azote et l'acide carbonique éteignent les corps en combustion; mais le second seul précipite l'eau de chaux , rougit la teinture de tournesol , etc.

Ainsi, nous sommes arrivés à réduire , à un seul, les termes du problême : mais, en général, on ne peut encore regarder le problême lui-même comme résolu ; les résultats obtenus jusqu'ici ne sont que des indications, et il reste à soumettre la substance sur laquelle l'attention est appelée , à une série d'expériences telles , qu'il ne puisse plus exister aucun doute..... Toutefois, dès que l'on a obtenu un résultat, tel qu'il ne peut l'être dans aucun autre cas, il n'y a plus d'équivoque et l'on peut, à la rigueur, négliger tout le reste.

EXAMEN PARTICULIER DE LA SUBSTANCE SUR LAQUELLE L'ATTENTION EST APPELÉE.

On y procède à l'aide des *réactifs* et de la *calcination.* •

Nous nous bornerons à l'examen des poisons les plus usités.

1°. PAR LES RÉACTIFS. *Acide nitrique :* il colore en jaune, brûle et détruit , même à la température ordinaire, les corps organisés. En le faisant bouillir avec du charbon , du soufre, la plupart des métaux, etc. , il dégage d'abondantes vapeurs orangées (*pour les autres propriétés , voyez ci-dessus , pag.* 100).

Acide sulfurique : En contact, à la température ordinaire, avec des substances animales ou végétales (ex. : paille, bois, etc.), il se forme de l'eau, le charbon est mis à nu, et par là les substances sont colorées en noir. Avec ces mêmes substances, à 100°. et au-dessus, il dégage de l'acide sulfureux, etc. Si on le fait bouillir avec du mercure, acide sulfureux , sulfate de mercure (*pour les autres propriétés, voyez plus haut, pag.* 101).

Acide arsenieux : Sa dissolution à l'eau distillée bouillante, refroidie en retient seulement 30 parties sur 1000 d'eau.....

(En filtrant, puis distillant cette dissolution , on retrouve beaucoup d'acide arsenieux dans le produit de la distillation. Nul doute que cette vapeur ne fût extrêmement dangereuse à respirer. On voit de plus, que si l'on veut évaporer la dissolution pour en calciner le résidu, il faut, avant de soumettre à l'action du feu, ajouter un corps qui fixe l'acide arsenieux)... Inodore, d'une saveur âcre , elle est presque sans action sur le tournesol. Comme celle des alkalis, elle verdit le sirop de violette, et rétablit la couleur du tournesol, rougie par les acides... Elle précipite

en vert la dissolution de sulfate de cuivre ammoniacal (*arsenite de cuivre*), lequel desséché et mis
sur des charbons ardens, se décompose et répand une odeur d'ail. Comme celle d'arseniate
de potasse, même très-étendue, elle est fortement verdie par le chromate de potasse ; ce dernier est, dans ce cas, un réactif très-sensible....
L'acide arsenieux se volatilise au-dessous de la
chaleur rouge cerise. Aussi jeté sur des charbons ardens, ou sur une plaque de fer chauffée
au rouge, il se répand dans l'air en vapeurs
blanches d'une odeur alliacée. Une lame de cuivre
exposée à cette vapeur, s'y recouvre d'une
couche d'un très-beau *blanc* (acide arsenieux);
on enlève aisément cette couche avec le doigt,
et le cuivre reprend sa couleur, etc.

(La muqueuse gastro-intestinal offre quelquefois des granutations albumineuses et grais-
seuses, blanchâtres, brillantes, non adhérentes,
au moins dans certains endroits, que l'on
pourrait, en s'en tenant à la simple vue, prendre
pour l'acide arsenieux, mais que l'on en distingue
aisément aux caractères suivans : 1°. Elles s'écra-
sent facilement entre les doigts; écrasées, elles
sont onctueuses au toucher, comme le savon.
2°. Mises sur des charbons ardens, elles répandent une vapeur blanche, mais nullement d'une

odeur alliacée : d'ailleurs elles se fondent, noircissent et laissent une matière charbonneuse. 3°. Insolubles dans l'alcool, leur dissolution aqueuse, légèrement laiteuse, n'est nullement altérée par l'acide hydro-sulfurique.)

Vert-de-gris : En le traitant 1°. par l'eau distillée bouillante, 2°. par l'acide sulfurique affaibli ou par l'acide acétique, à la température ordinaire, 3°. par l'acide nitrique faible, on obtient séparément les trois corps dont il est formé (*voyez pag.* 92)..... La dissolution aqueuse ne contient que l'acétate : elle est bleue lorsqu'elle est pure. Une lame de fer bien décapée s'y recouvre, au bout de quelques heures, d'une couche de cuivre métallique (la dissolution verdit d'abord, et passe ensuite au *jaune rougeâtre*).

Un petit cylindre de phosphore s'y recouvre de la même couche dans l'espace de quelques minutes.

L'ammoniaque, réactif très-sensible contre toutes les préparations qui ont pour base l'oxide de cuivre, y détermine d'abord un précipité *bleu* plus ou moins foncé (deut-oxide de cuivre à l'état d'hydrate); mais si l'on ajoute un excès d'alkali, le précipité est redissout, et la dissolution prend une couleur d'un *beau bleu céleste.*

due à l'acétate de cuivre ammoniacal qu'elle contient alors. L'hydro-cyanate de potasse et de fer (prussiate de potasse), réactif aussi très-sensible, la précipite *en brun-marron* (si les dissolutions sont très-étendues, on observe d'abord une couleur rouge-cramoisie, et le précipité ne se ramasse qu'au bout de 20 à 25 minutes). Tous les sels, à base de deut-oxide de cuivre, se comportent de même avec ce réactif. (*Pour le reste, voyez ci-dessus, pag.* 109 *et* 112).

Acétate et sous-acétate de plomb : Mis sur des charbons incandescens, ils se boursoufflent, se décomposent, répandent une fumée qui a l'odeur du vinaigre, et laissent de l'oxide de plomb d'un jaune tirant plus ou moins sur le rouge ; si la combustion est vive, le plomb est même réduit à l'état métallique.

Versé sur de l'acétate de plomb pulvérulent, l'acide nitrique en dégage l'acide acétique sous forme de vapeurs qui répandent l'odeur de vinaigre ; il se forme un proto-nitrate de plomb.

Leur dissolution dans l'eau distillée est, après avoir été filtrée, limpide, transparente, incolore, etc. Les tissus qui en ont éprouvé le contact, offrent quelquefois un enduit membraneux épais, d'une couleur cendrée, etc...... Elle verdit le sirop de violette.

L'acide sulfurique et les sulfates solubles la précipitent abondamment *en blanc* (sulfate de plomb), lors même qu'elle est excessivement étendue. L'acide carbonique et le sous-carbonate de soude, etc., la décomposent sur-le-champ, et la précipitent *en blanc* (sous-carbonate de plomb). En décantant après que le précipité est ramassé, et traitant ce précipité par un peu d'acide nitrique, il est, à l'instant même, redissout avec effervescence et converti en nitrate de plomb : celui-ci précipite, ainsi que l'acétate avec l'acide hydro-sulfurique, etc., *en noir*, et par l'acide hydro-chlorique, *en blanc* (*voyez plus haut, p.* 110).

Ces trois réactifs sont employés : l'acide nitrique pour opérer la dissolution, l'acide hydro-sulfurique pour distinguer le sel à base de plomb de l'émétique, qui précipite aussi en blanc par le sous-carbonate de soude ; l'acide hydro-chlorique pour le distinguer du nitrate de bismuth, qui précipite en blanc par le sous-carbonate de soude, et en noir par l'acide hydro-sulfurique. Mais le sous-carbonate de soude n'est point le réactif propre des préparations saturnines (nitrate, acétate). Il est, pour elles, un réactif moins sensible que l'acide hydro-sulfurique et les hydro-sulfates. En effet, j'ai étendu considérablement de l'acétate de plomb dissout dans l'eau distillée, et le sous-carbonate de soude était absolument sans action, que l'acide hydro-sulfurique et les hydro-sulfates donnaient encore, au mélange, une teinte noire très-prononcée. D'ailleurs, le sous-carbonate, employé seul, ne prouverait absolument rien : il ne peut dispenser de l'emploi des autres réactifs. Si l'on y recourt lorsque la proportion de l'acétate dans le liquide est extrêmement petite, ou ce qui est la même chose, lorsque la dissolution est très-étendue, ce ne peut être que pour opérer la transmutation indiquée (le nitrate de plomb est, en effet, beaucoup plus que l'acétate, sensible à l'action de l'acide hydro-sulfurique et des hydro-sulfates), et pour obtenir une dissolution concentrée; mais, dans un cas semblable, ne vaut-il pas beaucoup mieux concentrer, en évaporant jusqu'à certain point, et traiter de suite par les réactifs appropriés (acide hydro-sulfurique , etc.); ou, en évaporant à une douce chaleur jusqu'à siccité , traiter par l'acide nitrique, puis par les réactifs ci-dessus.

Le zinc se recouvre tout-à-coup, dans la dissolution d'acétate de plomb, d'une couche noire, sur laquelle on ne tarde pas à apercevoir des lames de plomb brillantes et nombreuses, etc.

Tartrate de potasse et d'antimoine (émétique) : Sa dissolution, incolore, transparente, inodore, d'une saveur âcre, métallique, rougit le tournesol, précipite en blanc par l'ammoniaque, etc., etc.....

Sublimé corrosif (deuto-chlorure de mercure à l'état liquide, deut-hydro-chlorate) : Les tissus sur lesquels il a été appliqué offrent, dans certaines circonstances, une couleur *grise-blanchâtre*. Sa dissolution est incolore, transparente, inodore ; d'une saveur styptique, métallique, désagréable ; elle rougit le tournesol. Comme celle de tous les sels où se trouve le deut-oxide de mercure, elle précipite abondamment *en blanc* par l'ammoniaque (ce précipité lavé et desséché sur le filtre, à la température ordinaire, reste d'un beau blanc : c'est un hydro-chlorate d'ammoniaque et de mercure ; chauffé, il se décompose, jaunit, passe au rouge en donnant de l'ammoniaque, de l'azote, du proto - chlorure de mercure et du mercure métallique ; ces deux derniers attachés aux parois du vase, etc.)

Une lame de cuivre bien décapée (1) qu'on y

---

(1) On décape une lame de cuivre en la plongeant pendant

plonge, s'y recouvre d'un enduit terne : une poudre grisâtre se dépose au fond du vase, la liqueur devient verte (l'enduit et la poudre sont un mélange de proto-chlorure mercuriel, d'un amalgame de mercure et de cuivre, et d'un peu de mercure ; si l'on chauffe dans un tube , le chlorure et le mercure se volatilisent, se condensent sur les parois du tube, et le cuivre reste au fond). En enlevant avec le doigt l'enduit de la lame, elle devient presque noire ; mais si, alors, on frotte avec un morceau de papier, elle devient blanche et brillante, argentine ; exposée enfin à la chaleur, elle reprend la couleur propre au cuivre. Une goutte de la dissolution étant mise sur la lame, y produit une tache brune, qui, par le frottement avec le doigt ou un morceau de papier, devient blanche, brillante, argentine : en ne frottant pas, mais laissant dessécher sans agitation, il se produit une couleur d'un beau vert (hydro-chlorate de cuivre).

Si l'on y plonge une lame de zinc, celle-ci perd aussitôt son brillant, le liquide se trouble, il s'y dépose une poudre d'un *blanc gris foncé* (mercure métallique, proto-chlorure mercuriel,

------

quelques instans dans l'acide sulfurique ou nitrique , ou ce qui vaut mieux encore , en la frottant avec du grès ou une lime fine.

amalgame de zinc et de mercure, etc.); le liquide s'éclaircit et reste blanc, etc. En distillant
la dissolution de sublimé, une portion de celui-
ci passe avec l'eau qui se vaporise, et se retrouve
dans cette dernière (dès-lors, même précaution
que pour l'acide arsénieux. *Voyez celui-ci, p.* 121).
Mis en poudre sur des charbons ardens, le sublimé corrosif se volatilise sur-le-champ, en répandant une fumée blanche, épaisse, d'une
odeur piquante, mais non alliacée, qui irrite le
nez, prend à la gorge, et excite la toux. Une
lame de cuivre bien décapée, exposée à cette
fumée, paraît terne, et prend, par un léger frottement, la couleur blanche et brillante qui ca-
ractérise le mercure. Le papier de tournesol,
exposé à cette même vapeur, est rougi, etc.

Si la dissolution était tellement étendue qu'on
l'eût inutilement traitée par les réactifs, on
pourrait en prendre six onces, introduire dans
une fiole, ajouter deux ou trois gros d'éther
sulfurique, boucher le flacon et agiter lentement pendant dix à douze minutes. En cessant
d'agiter, l'éther, tenant en dissolution la majeure partie du sublimé, viendrait former, à la
surface de l'eau, une couche qu'il serait aisé de
séparer : exposé à l'air, l'éther se vaporiserait, et
le sublimé, resté à l'état solide, pourrait alors,

dissous dans une petite quantité d'eau distillée, être soumis à l'action des réactifs : on parvient ainsi à découvrir jusqu'à un grain. On peut aussi concentrer, en usant des précautions qui seront indiquées plus tard.

Proto-chlorure de mercure : Volatile, etc., l'acide nitrique le convertit en deut-hydro-chlorate, en dégageant abondamment du gaz nitreux : on peut s'assurer de cette transformation en traitant par la potasse et le nitrate d'argent ; la première précipite la dissolution *en jaune* (deut-oxide de mercure), le second *en blanc* (chlorure d'argent). Par l'affusion d'eau de chaux ou de tout autre alkali, il prend une couleur noirâtre : ce changement de couleur a lieu, même à la température ordinaire, à moins que le chlorure ne soit combiné avec des substances végétales ou animales, cas où pour l'obtenir il faut faire bouillir. Si on le pulvérise et qu'on le fasse bouillir avec une dissolution de potasse à l'alcool, le mélange devient noir sur-le-champ ; on obtient un hydro-chlorate de potasse soluble, un prot-oxide de mercure insoluble : ici, comme plus haut, c'est au développement de cet oxide qu'est due la couleur noire. Les hydro-sulfates le transforment en sulfure de mercure et le noircissent. Réduit en poudre, et frotté sur une lame de cuivre, il la rend blanche, brillante, argentine, etc.

2°. PAR LA CALCINATION. (*voyez le* 1°. *plus haut, p.* 120). On ne peut y soumettre que les composés vénéneux à base métallique. Elle a pour objet et pour résultat, de séparer le métal de tout autre corps, ou, suivant l'expression chimique, de le réduire. Le métal se trouve le plus ordinairement uni à l'oxigène (tantôt à l'état d'acide, ex. : l'acide arsenieux ; tantôt à celui d'oxide, ex. : les oxides d'antimoine, de cuivre, de plomb, etc.); mais il peut l'être à d'autres corps, et notamment au chlore.

Dans quelques substances de nature minérale, le métal peut être réduit par la seule action de la chaleur; ex. : le mercure dans les oxides et le sous-deuto-sulfate de mercure. On chauffe dans un petit tube de verre, et l'on obtient du mercure métallique (qui vient adhérer aux parois), de l'oxigène, et de plus, pour le deuto-sulfate, de l'acide sulfureux.

Dans quelqu'autres de nature mixte, il peut être réduit, à l'aide de la chaleur, par quelqu'autres principes du composé lui-même; 1°. tantôt entièrement, ex. : l'antimoine dans le tartrate de potasse et d'antimoine, par le charbon et l'hydro-

gène de l'acide tartarique (*voyez plus haut .
page 99, la composition de cet acide pour la quantité de charbon qu'il contient*); 2°. tantôt seulement
en partie , ex. : le cuivre et le plomb dans leur
acétate par le charbon, de l'acide acétique, etc.

Pour le plus grand nombre des substances
vénéneuses, la réduction du métal n'aurait pas
lieu, ou serait incomplète sans l'addition d'un
autre corps.

On est déterminé dans le choix de ce dernier par la nature et le degré de ses affinités.

Il n'est point de composés que le charbon ou
la potasse ne puisse réduire. Le charbon réduit
les métaux unis à l'oxigène ; le charbon par
l'intermède de l'eau, ou la potasse seule, ceux
qui le sont au chlore, etc.

1°. En chauffant jusqu'au rouge , pendant
quelques minutes, les sulfures d'arsenic secs et
en poudre, avec de la potasse, dans un tube de
verre étroit , long de 25 à 28 centimètres (8 à
10 pouces), dont on a tiré l'extrémité supérieure
à la lampe après y avoir introduit le mélange,
on obtient l'arsenic à l'état métallique sur les
parois du tube, à quelques centimètres de son
fond.

2°. Les acides arsenieux et arsenique , en
poudre fine, chauffés jusqu'au rouge pendant

quelques minutes, avec leur volume d'un mélange à parties égales de potasse du commerce
et de charbon, l'arsenic est réduit.

3°. En chauffant les arsenites et les arseniates
jusqu'au rouge dans une cornue, avec la moitié
leur poids de charbon pulvérisé, l'arsenic à
l'état métallique vient s'attacher au col du vase.
Mis sur des charbons ardens, ils sont décomposés
et répandent une odeur alliacée. De même pour
l'acide arsenique.

4°. En chauffant jusqu'au rouge dans un creuset l'hydro-sulfate, ou l'hydro-sulfate sulfuré
d'antimoine (*kermès* et *soufre doré*), avec leur
volume de charbon, et, en général, toute préparation antimoniale avec son poids d'un mélange de charbon et de sous-carbonate de potasse, l'antimoine réduit à l'état métallique se
trouve en culot au fond du creuset. De plus, il
se forme de l'acide sulfureux, de l'acide carbonique, de l'eau, etc.... Le charbon seul suffirait
pour réduire les oxides d'antimoine, etc.

5°. En chauffant jusqu'au rouge dans un
creuset, avec suffisante quantité de charbon, les
oxides de cuivre, de plomb, ou leurs carbonates,
ou leurs acétates; le métal est réduit au bout de
20 à 25 minutes. Si l'on met dans l'eau le produit de la calcination, le métal et l'excès de

charbon sont aisément séparés : le charbon , en vertu de sa moindre pesanteur spécifique, s'élève à la surface de l'eau , le métal reste au fond.

6°. En chauffant les sulfures de mercure avec la potasse, la soude, etc., ou avec le fer (une partie de sulfure sec et en poudre, deux parties de l'autre corps), le mercure, aisément réduit, vient, à l'état métallique, adhérer aux parois de l'instrument. On obtient, de plus, un sulfure alkalin ou un oxide alkalin sulfuré, ou un sulfure de fer, etc.

7°. Le proto ou le deuto-chlorures de mercure réduits en pâte avec du charbon et un peu d'eau dans un mortier, et exposé à l'action de la chaleur en vase clos, le mercure est réduit à l'état métallique par l'hydrogène de l'eau, etc. (il y a de plus production d'acides hydro-chlorique et carbonique)..... Le proto ou le deuto-chlorures mêlés à parties égales et à l'état pulvérulent avec de la potasse à l'alcool, de la potasse à la chaux, ou du sous-carbonate de potasse, et chauffés graduellement dans un petit tube de verre, on obtient, au bout de 5 à 6 minutes, 1°. le mercure métallique adhérant aux parois internes du tube; 2°. de l'oxigène pur qui se dégage; 3°. un chlorure de potassium qui reste au fond.

Le cyanure de mercure chauffé seul dans un

petit tube de verre, se décompose et fournit entr'autres produits, du mercure métallique qui s'attache en grande partie aux parois du tube, du cyanogène et du charbon.

8°. Le chlorure d'argent calciné, avec de la potasse, donne de l'argent métallique.

Propriétés des métaux, base des substances vénéneuses les plus usitées.

1°. *Arsenic :* Solide, grès d'acier, brillant, lorsqu'il n'a pas été exposé à l'air; d'une texture grainue et quelquefois écailleuse; dureté peu considérable, fragilité très-grande : soumis à l'action du calorique en vase clos, il se sublime, et cristallise en tétraèdres, sans se fondre ni éprouver la moindre altération ; exposé pendant quelque temps au contact de l'air, il devient terne et noircit; chauffé avec le contact de l'air, il répand des vapeurs blanches, d'une odeur analogue à celle de l'ail ou du phosphore (acide arsenieux); mis dans une dissolution de sulfate de cuivre ammoniacal, il précipite bientôt *en vert,* surtout si on l'agite (arsenite de deut-oxide de cuivre). A l'aide de ce dernier caractère on peut distinguer des atômes d'arsenic mêlés à du charbon animal, substance qui ressemble beaucoup à ce métal pour le brillant et la couleur.

2°. *Antimoine :* Solide , blanc bleuâtre , il ne se ternit que très-peu à l'air, lamelleux, très-cassant et facile à pulvériser, etc., etc.

3°. *Cuivre :* D'une belle couleur, rouge-jaunâtre ; difficilement ductile et malléable ; fixe ; seulement fusible à une température très-élevée ; devient terne à l'air humide, s'oxide et passe à l'état de carbonate ; s'oxide à chaud ou à froid, puis se dissout dans les principaux acides. Mais pas plus que le lait, l'eau, les corps gras ou les huiles, les acides ne peuvent le dissoudre sans qu'il soit oxidé : observation applicable du reste à tous les autres métaux. Les dissolutions qu'il forme avec les acides sont, en général, bleues ou vertes. Celle par l'acide nitrique, a lieu à la température ordinaire. D'abord verte, elle devient bleue quand elle est refroidie.... L'ammoniaque dissout le cuivre non oxidé, mais d'une manière peu sensible.

4°. *Plomb :* Solide, blanc-bleuâtre ; très-malléable, il peut être rayé avec l'ongle et plié en tous sens ; très-fusible ; exposé à l'air il devient terne, s'oxide et passe à l'état de carbonate ; l'eau aérée l'oxide avec la plus grande facilité, etc.

5°. *Mercure :* Liquide, blanc tirant légèrement sur le bleu ; volatile.

Pour l'action des réactifs sur ces différens métaux, on verrait plus loin, page 172, s'il était nécessaire, c'est-à-dire si l'on ne reconnaissait point ces métaux à leurs propriétés physiques.

SUBSTANCES AVEC MÉLANGE
OU COMBINAISON.

Dans la solution du problême actuel (*une substance minérale étant donnée et son espèce n'ayant point été reconnue aux caractères extérieurs, la déterminer à l'aide des moyens chimiques*), nous avons supposé que la substance était pure (*voy. p.* 90), mais elle peut se trouver mêlée ou combinée, soit avec des substances de même nature, soit avec des substances de nature différente, ce que les essais ont appris précédemment; de là deux cas différens.

PREMIER CAS : *La substance est mêlée ou combinée avec des substances de même nature, c'est-à-dire des substances minérales :*

—Ces mélanges ou composés, en les supposant liquides ou solubles, sont acides, alkalins ou formés par des sels.

En général on ne peut en reconnaître les élémens qu'au moyen des réactifs.

1°. **Mélanges. A.** *D'acide sulfurique et de vi-naigre :* En mettant, dans le mélange, du carbonate de chaux jusqu'à ce qu'il n'y ait plus effervescence, on obtient un acétate soluble et un sulfate insoluble ou du moins peu soluble, et dès-lors les deux acides sont séparés ; il serait facile de les obtenir isolés à l'aide de l'acide oxalique, etc.....

B. *D'acide nitrique et de vinaigre :* On sature par la potasse très-pure, on évapore jusqu'à siccité, on traite par l'alcool très-concentré : celui-ci dissout aisément l'acétate de potasse ; il n'a point une action aussi marquée sur le nitrate de potasse.

C. *D'acide hydro chlorique et de vinaigre :* Le premier peut être séparé du second en traitant par le nitrate d'argent, etc.

D. *D'acide sulfurique, nitrique, hydro-chlorique :* En traitant ce mélange par un excès de nitrate de baryte, puis par un excès de nitrate d'argent ; on en précipite successivement tout l'acide sulfurique (à l'état de sulfate de baryte), et tout l'acide hydro-chlorique (à l'état de chlorure d'argent) ; l'acide nitrique resté seul se reconnaît aisément.

E. *Acide hydro-chloro-nitrique, Eau régale :* elle se comporte avec le nitrate d'argent comme l'acide hydro-chlorique, et avec le zinc, le fer, le cuivre, etc., comme l'acide nitrique ; elle dissout avec rapidité l'or divisé.

2°. *Mélange de potasse, de soude, de baryte et de chaux :* On évapore complètement, on traite par l'alcool concentré et bouillant ; la potasse et la soude seules sont dissoutes, et la question se trouve réduite à deux substances. On distingue aisément ces substances entre elles, d'une part à l'aide de l'hydro-chlorate de platine ; de l'autre, à l'aide de l'acide sulfurique.

3°. A. *Eau de javelle* (eau tenant en dissolution le tiers de son poids de sous-carbonate de potasse, dans laquelle on a fait arriver du chlore, et contenant, par conséquent, de l'hydro-chlorate et du chlorate de potasse, etc.). Jaunâtre, d'une odeur de chlore et d'acide hydro chlorique, ce qui indique que ces deux principes y sont en excès, elle détruit les couleurs bleues végétales ; précipite *en blanc* par le nitrate d'argent (chlorure d'argent soluble dans l'ammoniaque liquide, d'où l'acide nitrique le précipite de nouveau), et en *jaune-serin* par l'hydro-chlorate de platine (hydro-chlorate de platine et de potasse), etc.

B. *Potasse à la chaux ou pierre à cautère, potasse du commerce :* Formée de potasse pure ou de sous-carbonate de potasse, de sulfate et d'hydro-chlorate de potasse , de silice et d'oxide de fer, etc., elle verdit le sirop de violette comme la potasse, etc. ; donne, par le nitrate d'argent, un précipité formé d'oxide et de chlorure d'argent (on sépare le premier au moyen de l'acide nitrique), et, par le nitrate de baryte, un précipité blanc de sulfate et de sous-carbonate de baryte ; le premier insoluble, le second soluble dans l'acide nitrique.

C. *Sels provenant de la combinaison de la substance vénéneuse avec le réactif employé pour la neutraliser :* Ce cas rentre dans celui où la substance vénéneuse est un sel sans mélange (*voyez ci-dessus, page* 105).

4°. *Mélanges d'un sel et d'un acide.* A. *De sublimé corrosif et d'acide arsenieux à l'état liquide :* Précipite *en vert très-abondant,* par l'acétate de cuivre ammoniacal ; une lame de cuivre bien décapée y prend, au bout d'un quart d'heure, une couleur argentée, etc.

—Pour les composés ou les mélanges de substances solides et insolubles, on se guiderait d'après les résultats indiqués précédemment (*page* 113, 2°. *cas*).

DEUXIÈME CAS : *La substance est mêlée ou combinée avec des substances de nature différente,
c'est-à-dire végétales ou animales.*

Ces substances sont un liquide dans lequel le
poison a été dissout et qui n'a point été avalé en
entier ; ou les matières qui se trouvaient dans
l'estomac, et que le malade a rejetées par le vomissement ; ou en cas de mort, celles que contient
le conduit gastro-intestinal ; ou les propres tissus
et surtout la muqueuse de ce conduit.

On dirige plus particulièrement ses recherches
tantôt sur les matières solides, tantôt sur les liquides, tantôt sur les matières vomies, tantôt
sur celles que contient le tube gastro-intestinal ;
suivant que la substance présumée est soluble ou
insoluble, de nature ou non à provoquer le vomissement avec plus ou moins de facilité, à être
ou non décomposée par les substances alimentaires, et transformée par elles en une substance
insoluble : ainsi l'émétique se trouve plutôt dans
les matières vomies, et dans la partie liquide de
celles-ci, parce qu'il fait promptement vomir,
qu'il est soluble et sans action sur la plupart des
substances alimentaires, etc.

On dirige ses recherches sur la muqueuse gastro-intestinale, quand on a trouvé ni restes du
poison, ni traces de poison dans les matières

vomics ou dans celles que contiennent l'estomac et les intestins. On l'enlève en raclant et l'on se borne aux portions de cette membrane qui paraissent altérées, ou bien on enlève les parois dans toute leur épaisseur, suivant l'étendue de l'altération (inflammation, gangrène, escarre, perforation).

La marche à suivre varie suivant que le composé qui résulte de l'union des substances entre elles est *liquide ou soluble*, ou bien *solide et insoluble*, ce qu'ont appris les premiers essais.

1°. *Composés liquides ou solubles* : Qu'ils aient été trouvés hors des voies digestives, qu'ils en aient été rejetés par le vomissement, ou qu'on les y ait rencontrés après la mort, l'état des choses est toujours le même. Mais ce qu'il importe de se rappeler, c'est que la substance vénéneuse peut être ou facilement volatile, ou difficilement volatile sinon absolument fixe; qu'elle a toujours contracté, en vertu de plus ou moins d'affinité, une union plus ou moins forte avec les matières étrangères dont elle a éprouvé le contact, et que cette union, jointe à l'état des proportions, peut introduire la plus grande différence dans les résultats.

Si la substance vénéneuse peut être séparée entièrement des matières étrangères par évapo-

ration, et obtenue soit dans le produit de celle-
ci à l'état liquide (l'acide hydro-chlorique, l'ammoniaque et son sous-carbonate, etc., sont dans
ce cas), soit dans son résidu à l'état pulvérulent
ou cristallin, ou qu'elle ait été trouvée sous l'une
ou l'autre de ces deux dernières formes au fond
du liquide, toutes choses encore que l'on sait
déjà, on se conduit comme dans le cas où elle
est pure et sans mélange. Sinon, en supposant
le composé à l'état liquide, on filtre ; en le supposant à l'état solide, on le divise, on le dissout
dans l'eau distillée, en employant le secours du
feu, s'il est nécessaire, et l'on filtre ; en le supposant en partie liquide et en partie solide, on
sépare la partie liquide en décantant, ou en pas-
sant au travers d'un linge fin, on traite la partie
solide par l'eau distillée bouillante, on filtre les
liquides, on les soumet à l'action des réactifs, et
si l'on obtient des précipités de mêmes couleurs
que ceux fournis par les substances pures, on
tire les mêmes conséquences... Mais plusieurs circonstances, telles que le défaut de concentration
des liquides, ou la petite proportion de la substance qui y est dissoute, ou l'état de coloration
du mélange, ou une union trop intime entre la
substance et les matières étrangères, peuvent
faire que la couleur des précipités diffère, ou que

l'on n'obtienne aucun précipité , et alors on se conduit différemment suivant les cas :

— A. Si, n'obtenant point de précipité, l'on soupçonne dans le mélange la présence du su-blimé corrosif, ou du cyanure de mercure, on traite par l'éther sulfurique, comme on l'a dit précédemment (page 129).

B. Si l'on soupçonne la présence de l'émétique, et que cette substance soit dans une assez forte proportion, on verse, dans une partie du mé-lange, deux ou trois fois son volume d'alcool à 36°. En agitant, laissant déposer et décantant, on obtient pour précipité *l'émétique* seul ou mêlé à des matières étrangères, suivant qu'il est seul ou non insoluble dans l'alcool. Si on l'a obtenu pur, on le dissout dans une petite quantité d'eau distillée, et l'on traite par les réactifs ap-propriés.

C. Si l'on soupçonne dans le mélange la pré-sence de la potasse, de l'acétate de potasse, etc., on évapore jusqu'à consistance syrupeuse ; on agite pendant quelques minutes avec une petite quantité d'alcool à 36°., et on chauffe légère-ment : la dissolution alcoolique précipite abon-damment par l'hydro-chlorate de platine, etc.

D. Pour reconnaître la morphine dans les substances étrangères où on en soupçonne l'existence (substance contenue dans le tube gastro-intestinal, et tissu gastro-intestinal lui-même) : 1°. faire bouillir, chacune de leur côté, ces substances et le tissu dans l'eau légèrement acide ; 2°. enlever cet acide en traitant par la magnésie ; 3°. évaporer ; 4°. traiter le résidu deux à trois fois par de l'alcool rectifié, en chauffant jusqu'à l'ébullition ; 5°. réunir les dissolutions alcooliques, les filtrer, et les évaporer au bain-marie ; 6°. redissoudre dans une nouvelle quantité d'alcool moindre que la première ; 7°. verser dans cette nouvelle dissolution de la teinture de noix de galle jusqu'à ce qu'il ne s'y forme plus de précipité (tannin et matière animale) ; 8°. filtrer la liqueur qui ne contient plus que la morphine unie à une certaine proportion de tannin ; 9°. y verser une solution de gélatine pour précipiter le tannin ; 10°. filtrer de nouveau et laver avec de l'alcool ; 11°. en évaporant on obtient la morphine.

E. La matière où on soupçonne la présence de l'acétate de morphine, est liquide ou solide.

Si elle est solide, on commence par la faire bouillir pendant environ dix minutes, dans une quantité convenable d'eau distillée : alors, dans les deux cas, après avoir filtré, 1°. on évapore à une douce chaleur dans une capsule de porcelaine:

2°. on traite le résidu par l'alcool à 36°., qui dissout avec l'acétate de morphine, et quelques autres sels, les substances animales et notamment l'osmazôme ; 3°. on évapore à son tour la dissolution alcoolique ; 4°. on redissout le nouveau résidu dans une petite quantité d'eau, laquelle ne se charge point des substances grasses. (On pourrait séparer les autres substances animales et les matières colorantes, au moyen du sous-acétate de plomb ; celui-ci les précipiterait sans précipiter en même temps l'acétate de morphine).

En laissant évaporer spontanément cette dernière dissolution, l'acétate de morphine, s'il y existe, cristallise en prismes divergens, de couleur jaunâtre. On le reconnaît 1°. à sa saveur amère ; 2°. à la précipitation de sa dissolution aqueuse en flocons blancs par l'ammoniaque ; 3°. au dégagement de l'acide acétique, quand on verse dessus de l'acide sulfurique concentré ; 4°. à la couleur d'abord rouge - orangé, puis rougeâtre, qu'il prend par le contact de l'acide nitrique.

Si les matières où l'on présume la présence de l'acétate de morphine étaient alkalines, il faudrait d'abord ajouter à l'eau ou à l'alcool, dont on se sert pour les traiter, une petite quantité d'acide acétique pour rétablir l'acétate de morphine qui aurait pu être décomposé.

F. L'acide prussique, introduit dans les voies digestives, peut y être retrouvé dix-huit, quarante-huit heures et même plus long-temps après l'empoisonnement. Si on l'y soupçonne, pour l'y démontrer, on procède de la manière suivante :

1°. Distiller les fluides contenus dans les voies digestives ; 2°. alkaliser légèrement par la potasse pure, le liquide provenant de la distillation; 3°. y verser quelques gouttes d'une solution de sulfate de cuivre, et ensuite assez d'acide hydro-chlorique pour redissoudre l'excès d'oxide de cuivre précipité par l'alkali.... A l'instant la liqueur prend un aspect laiteux plus ou moins prononcé, si elle contient de l'acide hydro-cyanique.

Si au lieu de la traiter par le sulfate de cuivre, etc., on y ajoute du per-sulfate acide de fer, elle ne tarde pas, en général, à se colorer *en bleu*, quand elle contient l'acide présumé : ce résultat peut pourtant se faire attendre plusieurs heures.

G. En traitant par l'eau bouillante, l'estomac et les intestins des animaux qui ont succombé à l'action de la jusquiame, de la belladone et du strammonium ; la solution aqueuse ayant été évaporée jusqu'à consistance d'extrait, et celui-ci délayé dans une petite quantité d'eau, si on l'applique sur l'œil (par exemple celui d'un chat), à l'aide d'un petit pinceau, en écartant avec les doigts les paupières, *aussitôt la pupille se dilate d'une manière sensible.* (1)

Si l'on ne possède aucune donnée sur la nature de la substance que le mélange peut contenir, que le liquide ne précipite point, et que le défaut du précipité paraisse tenir à ce que la dissolution est trop étendue, on évapore jusqu'à un certain point, en disposant un appareil propre à recueillir les produits.

Dans le cas où l'on obtient des précipités, mais que la teinte de ceux-ci différant de ce qu'elle est dans l'état de pureté, on n'en peut tirer aucune conséquence, si la chose paraît tenir à l'état de coloration du mélange, on traite par le chlore de la manière suivante : On verse dans le mélange du chlore liquide et concentré, ce qu'il en faut pour donner

____

(1) C'est un moyen de reconnaître la présence de ces poisons ; mais, qui oserait prononcer sur le fait de l'empoisonnement d'après ce seul résultat, et suffirait-il pour déterminer la conscience quand il s'agit de la vie des hommes.

à ce mélange une couleur d'un jaune clair; le chlore attaque et détruit les matières colorantes, végétales ou animales; il les précipite en flocons jaunâtres, ou rougeâtres, ou jaunes-rougeâtres, ou rouge-bruns; on laisse déposer, on filtre; on évapore de manière à concentrer, et chasser l'excès de chlore; on filtre de nouveau, si de nouveaux flocons se sont formés pendant l'évaporation; les liquides se trouvent ainsi décolorés, et si le chlore n'a pas en même temps précipité la substance vénéneuse, on peut alors les traiter par les réactifs, comme s'ils eussent été d'abord purs et incolores : ainsi l'on traite avec succès par le chlore; a. *le bleu de composition* où l'acide sulfurique est uni à l'indigo, et tous les mélanges colorés où se trouve l'acide arsenieux ; b. ceux où se trouvent la potasse, la soude et leur sous-carbonate ; c. ceux où existent l'acétate de cuivre ou autres sels de même base... Mais il s'en faut de beaucoup que ce procédé soit toujours utile, exempt d'inconvéniens et applicable à tous les cas.... Le chlore détruit, dans l'état *d'isolement*, toutes les couleurs végétales ou animales, mais les liquides, après son action, conservent une teinte jaunâtre plus ou moins prononcée........ Dans le mélange des matières colorantes végétales ou animales, avec les dissolutions minérales, les premières peuvent se trouver à un état tel, que le chlore ne puisse plus les détruire complètement : le liquide n'est alors qu'imparfaitement *décoloré*....Le nitrate de potasse mêlé au vin ou au café, etc., ne donne point de précipités satisfaisans, quoique le liquide ait été décoloré par le chlore.... Le prot-hydro-chlorate d'étain, dissous dans le vin, forme un mélange qui ne peut être décoloré que par une quantité de chlore, telle que le liquide trop étendu, trop affaibli, n'est plus sensible à l'action des réactifs : outre que le prot-hydro-chlorate est converti en deut-hydro-chlorate. On serait plus heureux si le sel dissous dans le vin était le deut-hydro-chlorate lui-même ; mais les sels à base d'étain étant presque toujours décomposés par les substances végétales ou animales, et transformés en des substances insolubles, on ne les trouve presque jamais dans les liquides... Le chlore peut transformer la substance que l'on cherche, en une autre ; on vient de le voir pour le prot-hydro-chlorate d'étain ; mais de plus il peut la décomposer et la précipiter de manière à rendre ensuite inutile l'emploi des réactifs sur le liquide ; ex. : le nitrate d'argent dont il précipite la base à l'état de chlorure, etc., les sels d'antimoine, qu'il précipite à l'état de sous-sels, etc...... En traitant par le

chlore , les mélanges liquides colorés , on se
prive des réactifs sur lesquels le chlore peut
agir , par exemple de l'acétate ou du nitrate de
plomb , du nitrate d'argent , qu'il décompose , etc. , etc. (1)....... Les mélanges liquides
colorés et même ceux pour lesquels on emploie
le chlore avec succès , c'est-à-dire ceux où se
trouvent l'acide arsenieux ou des sels à base de
cuivre ou de plomb , donnent souvent des précipités d'une nuance aussi tranchée , aussi caractéristique que dans l'état de pureté. Quoique les
liquides ne soient pas colorés , la teinte des précipités diffère souvent de ce qu'elle est dans
l'état de pureté ou de non mélange ; preuve que
cette différence dépend autant des combinaisons
particulières entre les élémens du mélange , que
de la présence d'une matière colorante quelconque, qu'il s'agit de détruire au moyen du chlore.
Quoique les liquides aient été *décolorés* par le
chlore , la teinte des précipités peut différer
également, etc. , etc. On voit que les exceptions
sont nombreuses, et que le procédé , loin d'être
d'une application générale , est extrêmement

---

(1) Le chlore précipite les sels solubles de plomb (du moins
l'acétate et même le nitrate) comme l'acide hydro-chlorique , et
seulement moins abondamment.

borné. Au reste, pour la décoloration des mélanges par le chlore, il vaut beaucoup mieux
l'y dégager à l'état gazeux, que de l'y verser à
l'état liquide. Par là on ne les étend point de
manière à se trouver plus tard forcé de concentrer par évaporation.

Après l'emploi du chlore, il ne reste à tenter
aucun autre moyen tiré des réactifs. Les dissolutions ne donnant point les précipités indiqués,
ou ne précipitant point du tout, etc.; il ne reste
plus qu'à achever d'évaporer à une douce chaleur dans une capsule de porcelaine, avec la précaution de commencer par ajouter de la potasse
pure, pour fixer les principes volatiles; ex. :
l'acide arsenieux, le sublimé corrosif, etc., qui
passent à la distillation, du moins en partie; ou
mieux (afin de ne pas compliquer la question de
la présence d'un nouveau corps, et parce que
ce serait d'ailleurs inutile dans certains cas, par
exemple pour l'ammoniaque, etc., ou parce qu'enfin le résultat même de l'évaporation peut être
tel, qu'il dispense de tout autre moyen) avec la
précaution de disposer un appareil propre à recueillir le produit (cornue à laquelle on adapte
un récipient). Il ne reste plus qu'à évaporer
ainsi, à réunir au produit de l'évaporation les
précipités provenant soit de l'action des premiers

réactifs , soit de celle du chlore (la substance vénéneuse , ou le métal qui en fait la base pouvant , comme on l'a vu plus haut, se trouver même dans les précipités produits par le chlore), et à se conduire comme si le composé suspect se fût présenté à l'état solide et insoluble.

2°. *Composés solides et insolubles.* (voy. le 1°., p. 142). Ils proviennent 1°. de la précipitation qui s'est faite à l'instant du mélange de la dissolution minérale avec des matières végétales ou animales, elles-mêmes dissoutes, dans ou hors de l'estomac, ex. : a. les acides nitrique, sulfurique, hydro - chlorique, etc. , avec l'albumine , le lait, etc.(précipité d'acide et de matière animale coagulée, etc.); b. l'émétique et les décoctions extractives des bois , des racines, des écorces (pr. d'oxide d'antimoine et d'une portion de matière végétale); c. l'acétate de cuivre avec le thé, le lait, l'albumine (pr. d'oxide de cuivre et de matière animale, etc.); d. l'acétate de plomb avec le thé, le vin , le lait , l'albumine , le bouillon, en un mot avec la plupart des liquides végétaux ou animaux (pr. de prot-oxide de plomb et de matière animale, et, de plus , quelquefois sulfate et sous-carbonate de plomb); e. le sublimé corrosif et toutes les substances végétales ou animales (pr. de proto-chlorure et de matière végétale ou animale en partie décomposée , le proto-chlorure adhérent fortement à cette matière) (1); 2°. de la combinaison d'une substance minérale avec des substances végétales ou animales, à l'état solide, ex. : les poisons indiqués ci-dessus, l'acide arsenieux etc. , avec les substances solides que contient l'estomac, telles que la chair musculaire, ou avec les propres tissus du conduit gastro-intestinal et spécialement sa membrane muqueuse. 3°. Ils peuvent être des compositions emplastiques, etc.

Ces composés ayant été divisés et traités sans résultat par l'eau distillée bouillante (huit à dix fois leur poids), on est sûr dès-lors, que dans ce cas , comme dans celui où les dissolutions ont été inutilement traitées par les réactifs, la substance minérale , si elle s'y trouve encore en totalité ou en partie , ne peut plus être décélée et reconnue sans l'emploi de nouveaux moyens. Ces moyens ont pour objet, de séparer la substance vénéneuse des matières étrangères , et de la faire repasser à l'état d'une combinaison so-

---

(1) Dans ce dernier cas il se produit en même temps de l'eau , de l'acide hydro-chlorique et quelquefois du mercure se précipite à l'état métallique. Le sublimé n'est jamais alors précipité en totalité , la dissolution en retient toujours une certaine quantité.

luble, et par conséquent traitable par les réactifs, ou d'obtenir seul, et parfaitement isolé,
le corps qui en fait la base. L'on emploie, dans
cette vue, la potasse ou le fer, l'acide nitrique,
l'alcool, etc., et surtout le feu, c'est-à-dire certains réactifs, ou la calcination.

On est déterminé dans le choix des réactifs par la nature reconnue ou présumée de
la substance vénéneuse : l'alcool est employé
comme dissolvant tantôt des substances étrangères et tantôt de la substance vénéneuse elle-
même. Ces agens et la calcination offrent, au
médecin, une dernière ressource, lorsqu'il n'a
pu prononcer sur le fait de l'empoisonnement,
ni à l'aide des propriétés physiques, ni à l'aide
des réactifs ordinaires ; ils forment comme
sa réserve, dans la série des moyens dont il peut
disposer, et quelque soit la petite quantité ou
l'état de combinaison, ils prêtent rarement un
secours inutile; on peut, en s'en servant comme
il faut, arriver à découvrir jusqu'à $\frac{1}{78}$ de grain.

1°. RÉACTIFS. *Potasse :* On emploie la potasse,
lorsque la substance vénéneuse est un acide : ex. :
composés formés par l'acide nitrique et toutes
les substances animales, etc. Ces composés
conservent toujours une saveur qui les distingue
assez, etc. Ceux où se trouve l'acide nitrique,

ont une teinte jaune; ceux formés par l'acide sulfurique, une teinte ordinairement noire, etc.; mais ces données ne peuvent suffire.

On introduit la masse dans une fiole avec une dissolution de potasse pure (potasse à l'alcool), et l'on fait bouillir pendant trois quarts d'heure. La liqueur passe au rouge, puis au rouge brun : on traite par le chlore ; on filtre, l'on évapore dans une capsule de porcelaine et l'on obtient ainsi une masse composée de matières animales, de nitrate, etc., de potasse, et de l'excès d'alkalis employé. Si l'on se bornait alors à traiter cette masse par l'eau distillée bouillante et à filtrer, l'excès d'alkalis et la matière animale elle-même traverseraient le filtre en même temps que le nitrate, etc.; on n'aurait obtenu aucun résultat : on chauffe donc avec de l'alcool concentré. Celui-ci , après quelques minutes d'ébullition , dissout l'excès de potasse et la matière animale; reste le sel à base de potasse, par exemple , le nitrate facilement reconnaissable à ses propriétés : on pourrait en retirer l'acide nitrique isolé, en traitant par l'acide sulfurique à l'aide de la chaleur, etc.

Fer. Le fer sert dans les mêmes cas que la potasse : 1°. je divise les substances, je les introduis dans une fiole avec un excès de limaille de fer ;

2°. j'ajoute un peu d'eau distillée ; 3°. je soumets à l'action de la chaleur ; je ménage celle-ci, et la porte peu à peu au point de l'ébullition, en agitant de temps en temps ; 4°. je fais bouillir seulement pendant quelques minutes, j'étends d'eau et filtre ; 5°. j'essaie une portion du liquide par les réactifs : le nitrate de baryte décèle la présence de l'acide sulfurique ; le nitrate d'argent, celle de l'acide hydro-chlorique dans les sels à base de fer que j'ai obtenus. (Le sulfate ou l'hydro-chlorate seraient ainsi reconnus aisément au moyen des réactifs ; de plus, le sulfate, après avoir été traité par le nitrate de baryte, lavé, séché et calciné jusqu'au rouge avec du charbon, serait transformé en sulfure, et dégagerait l'odeur des œufs pourris) ; 6°. si je n'ai point obtenu de résultats de l'emploi des réactifs, j'évapore le reste du liquide : ce dernier, qui présentait d'abord une teinte de rouille, devient d'un rouge brun foncé ; je chauffe jusqu'à siccité, en ménageant encore la chaleur ; 7°. arrivé à ce point je pousse le feu, et bientôt si le sel ferrugineux est un nitrate, il est décomposé : une odeur de gaz nitreux se dégage, et la fiole se remplit de belles vapeurs rutilentes, indice certain de la présence d'un acide formé par l'azote. Ces vapeurs dispensent de l'emploi de toute espèce de réactifs ; tous les doutes sont absolument levés.

(158)

Ce procédé est applicable aux composés formés par la combinaison de l'acide nitrique avec
les substances végétales, comme à ceux qui résultent de son union avec les substances animales. On ne l'emploie pas pour les composés
où se trouvent les acides sulfurique ou hydro-
chlorique, avec moins de succès que pour ceux
où se trouve l'acide nitrique. Il est supérieur à
celui qui précède : 1°. en ce que l'excès de fer
employé n'a point l'inconvénient, comme dans
l'autre, l'excès de potasse, de se dissoudre, de
contracter une union quelconque avec les autres
parties du mélange, et d'en être toujours séparé
avec plus ou moins de difficulté; 2°. en ce que
les matières végétales ou animales n'étant point
non plus dissoutes par l'un comme elles le sont
par l'autre, et cessant de l'être par l'acide dont
le fer s'est bientôt emparé, la petite quantité de
ces matières qui se trouvent attaquées et qui tra-
verse le filtre, n'introduit aucun changement
dans les résultats donnés par les réactifs, moins
encore dans ceux que fournit l'action du feu, et
permet de négliger l'emploi d'un dissolvant,
dont l'action sur les substances pour lesquelles
on l'emploie n'est peut-être pas aussi efficace
qu'on le suppose; 3°. en ce que la dissolution du
fer, reconnaissable à la vue seule, est déjà une

preuve de l'existence d'un acide ; 4°. en ce que le nitrate de potasse (et probablement les autres sels de même base), n'est point tout-à-fait insoluble dans l'alcool même à 45° : ce dont on peut s'assurer en versant de l'hydro-chlorate de platine d'abord dans de l'alcool pur, puis dans de l'alcool que l'on a fait bouillir sur du nitrate de potasse, et mieux encore en évaporant le dernier... Dans l'état de combinaison avec des substances végétales ou animales, et notamment l'albumine, la quantité de nitrate de potasse dissoute est extrêmement considérable. J'ai dissous du nitrate de potasse dans l'eau distillée ; j'ai fait une dissolution d'albumine également dans l'eau distillée ; j'ai mêlé ces dissolutions, je les ai évaporées ; j'ai traité le résidu par l'alcool à 45°. ; j'ai évaporé la dissolution alcoolique, et celle-ci a donné un résidu où la présence du nitrate de potasse était indiquée par le précipité, avec l'hydro-chlorate de platine, la saveur et la déflagration sur des charbons ardens. Dans le premier procédé la potasse bouillante ayant dissous complètement les matières étrangères, et peut-être contracté elle-même une certaine union avec le nitrate de potasse, celui-ci se trouve dissous en proportion tellement considérable, qu'à moins d'opérer sur de très-grandes quantités, il est difficile de réussir. Ajoutons qu'en supposant le nitrate de potasse obtenu, toutes les difficultés ne sont pas levées : les précipités que l'on obtient proviennent, peut-être, d'un reste de potasse non séparée; ils peuvent être fournis par un autre sel à base de potasse : le nitrate de potasse, parmi les sels, n'est pas le seul qui produise la déflagration, la scintillation, sur les charbons ardens; les vapeurs qu'il répand lorsqu'on verse dessus de l'acide sulfurique, peuvent n'être point assez abondantes, assez caractérisées, etc.

Mais si des deux procédés ci-dessus, le second doit être préféré pour les acides nitrique, sulfurique et hydro-chlorique, il n'en est pas de même pour l'acide arsenieux : c'est la potasse que l'on doit employer pour les composés dans lesquels on soupçonne ce dernier acide, et qui ont été inutilement traités par l'eau distillée bouillante. L'arsenite de potasse, même dans son état de combinaison avec les substances végétales ou animales, n'est soluble dans l'alcool que d'une manière presque insensible...... On peut aussi reconnaître une très-petite quantité d'acide arsenieux en traitant par le feu la substance présumée, au moyen du nitrate de potasse, et dissolvant dans une certaine quantité d'eau, pour traiter ensuite cette dissolution par le nitrate d'argent : il se forme un précipité rouge-brique d'arseniate d'argent. Mais nous croyons, du reste, que ce procédé, aussi bien que celui que nous proposons, ne mérite point alors toute l'importance qu'on pourrait, d'après les auteurs, être porté à leur accorder, puisque les composés où se trouve l'acide arsenieux peuvent être soumis à la calcination, que l'on a recours à ce dernier moyen, lors même qu'on n'a pas inutilement employé les autres, et que l'on réussit quoique les quantités soient extrêmement petites.

Acides nitrique et hydro-chlorique : On tente l'emploi de l'acide nitrique, etc., pour tous les composés qui ne sont pas ou que l'on ne suppose pas acides eux-mêmes, c'est-à-dire qui ne renferment pas ou qu'on ne suppose pas renfermer un acide.... On peut y rencontrer la baryte, la chaux, la potasse, etc. Les substances qui doivent s'y trouver le plus ordinairement sont : le proto-chlorure de mercure, le prot-oxide d'antimoine, le deut-oxide de cuivre, le prot-oxide de plomb et surtout ces deux derniers.

Avec l'acide nitrique, comme avec la potasse et le fer, on obtient, pour résultats, des combinaisons solubles et traitables par les réactifs :

1°. Je divise la masse, je verse dessus de l'acide

nitrique concentré, ce qu'il en faut seulement pour que toutes les parties en éprouvent le contact. Je facilite l'action de l'acide en chauffant doucement et en remuant plusieurs fois le mélange avec expression. L'acide agit différemment sur les substances vénéneuses, suivant la nature de celles-ci : on peut, à la rigueur, opérer à la température ordinaire. Le proto-chlorure de mercure seul exige que l'on emploie le secours de la chaleur. Il est converti en deut-hydro-chlorate (*voy. pag.* 130). Le prot-oxide d'antimoine passe à l'état de deut-oxide ; les oxides de cuivre, de plomb, etc., à l'état de nitrate (*voy. p.* 117). (On pourrait évaporer et dessécher à une douce chaleur ; on obtiendrait une masse formée par un oxide ou un nitrate et la matière végétale ou animale ; en chauffant pendant quelque temps avec de l'alcool concentré, on dissolverait la matière étrangère, et la substance vénéneuse obtenue isolée, et à l'état de pureté, serait traitée comme on l'a exposé plus haut (*voyez substances minérales pures ou sans mélange, page* 109 et 114) ; mais ce procédé a, non-seulement pour le deuto-chlorure de mercure, mais encore pour les nitrates de cuivre et de plomb, tous les inconvéniens que nous avons reproché à celui qui consiste à traiter par la potasse, puis par l'alcool, les composés où se trouve l'acide nitrique...... J'ai fait bouillir de l'alcool à 45°. sur du nitrate de cuivre, et la dissolution a précipité abondamment *en bleu* par la potasse, *en noir* par l'acide hydro-sulfurique, etc. J'ai traité, de la même manière, du nitrate de plomb, et la dissolution alcoolique a précipité abondamment *en blanc* par l'acide hydro-chlorique, *en noir* par l'acide hydro-sulfurique, etc. On sait comment l'alcool dissout le deuto-chlorure mercuriel. L'expérience, rapportée à l'occasion du nitrate de potasse, prouve que, dans leur état de combinaison avec les matières végétales ou animales, les nitrates de cuivre, de plomb, etc., seraient dissous par l'alcool encore en plus grande quantité qu'ils ne le sont à l'état de pureté. De ces faits et de ceux qui précèdent, il résulte que l'alcool ne peut point, sans un très-grand désavantage, être employé comme dissolvant des matières végétales ou animales pour les séparer des nitrates, et probablement de la plupart des autres poisons minéraux). Aussi, après avoir fait ce qui a été dit, 2°. au bout de quelques minutes, j'étends d'eau distillée, je fais chauffer un instant et filtre; 3°. j'essaye par les réactifs, en me rappelant qu'une portion de la substance étrangère, ayant pu être dissoute et passée au filtre , la dissolution ne doit point être regardée comme parfaitement pure ; 4°. si je ne découvre pas la substance métallique dans la dissolution, je dessèche les parties restées sur le filtre ; je les traite par l'acide hydro-chlorique ; puis, étendant et filtrant la nouvelle dissolution, je l'essaye à son tour par les réactifs.

Si l'on traite à froid, par l'acide nitrique, le composé provenant du mélange de l'albumine avec le sublimé corrosif en dissolution dans l'eau distillée, on n'obtient aucun résultat; mais en faisant chauffer doucement et pendant peu de temps, étendant ensuite et chauffant, on obtient un liquide jaunâtre précipitable sous les couleurs indiquées par la potasse et les hydro-sulfates.

En traitant, par l'acide nitrique à la température ordinaire, le précipité de quinquina et d'émétique, après l'avoir desséché sur un filtre ; en jetant de nouveau sur le filtre ; lavant et desséchant le résidu ; en le dissolvant par l'acide hydro-chlorique ; étendant et filtrant la dissolution, on obtient un liquide d'une teinte légèrement jaune, que l'on traite avec succès par les réactifs appropriés.

En traitant, par l'acide nitrique à la température ordinaire et après avoir desséché sur un

filtre , les composés formés par l'oxide de cuivre
et les matières végétales ou animales (par ex. :
ceux qui proviennent de la précipitation du lait
par l'acétate de cuivre), on voit celles-ci, auxquelles l'hydrate donnait une teinte bleuâtre, reprendre insensiblement leur couleur naturelle ,
puis bientôt commencer à passer au jaune (ce
qui annonce que l'acide agit d'abord sur l'oxide
de cuivre , et plus tard sur la matière caséeuse).
En étendant alors et filtrant , on obtient un liquide d'une teinte bleue, que l'on traite avec
succès par la potasse , l'ammoniaque , l'hydro-
cyanate de potasse et de fer , etc.

En traitant à froid par l'acide nitrique , après
l'avoir desséché sur le filtre , le précipité donné
par le lait et l'acétate de plomb, on obtient, en
étendant et filtrant, un liquide incolore qui précipite, comme on a dit que le font les sels solubles
de plomb à l'état de pureté, par la potasse, l'a-
cide hydro-chlorique, l'acide hydro-sulfurique
et les hydro-sulfates.

Celui de vin et d'acétate de plomb desséché
comme plus haut, et traité aussi à froid par l'a-
cide nitrique, de bleu qu'il était devient rouge,
et donne un liquide de même couleur, qui,
étendu et filtré, précipite, comme on sait, par
l'acide hydro-chlorique , l'acide hydro-sulfu-

rique et les hydro-sulfates (non par la potasse).

Dans tous ces cas, si l'on faisait bouillir, les matières végétales ou animales seraient dissoutes en même temps que les substances métalliques; au lieu de la couleur ou du défaut de couleur in-diquées, les liquides présenteraient une teinte jaune, et les précipités ne seraient plus les mêmes...

Ainsi l'acide nitrique a pour les substances mé-talliques, dont il est ici question, plus d'affinité que pour les substances végétales ou animales, et c'est à cette circonstance que doivent être at-tribués les résultats précieux que nous venons d'exposer. Ainsi l'affinité ne joue pas, dans l'ana-lyse des composés vénéneux insolubles, un rôle moins important que dans leur formation (*pour celle-ci, voy. plus bas, p.* 175) : c'est de cette force surtout que dépendent, comme tant d'autres, tous les phénomènes qu'ils nous ont offerts.

Si malgré les précautions indiquées, les préci-pités diffèrent, on ne peut plus alors que réunir les produits, évaporer avec ménagement, des-sécher et recourir à la calcination.

2°. ACTION DU FEU OU CALCINATION (*voy. le* 1°. *p.* 156) : A l'aide de ce dernier moyen, on ob-tient la substance délétère, séparée des substances végétales ou animales auxquelles elle était unie, et qui la rendaient insoluble et insensible aux réactifs, ex. : la baryte et la chaux; ou bien comme on a déjà dit, on obtient isolé de tous autres corps, le métal qui en fait la base. Ici le métal est réduit par le carbone ou l'hydrogène des matières végétales ou animales avec lesquelles la substance minérale est mêlée ou combinée, et en même temps dans quelques circonstances par l'hydrogène ou le carbone de la substance elle-même, ex. : 1°. l'antimoine, le cuivre, le plomb, par le carbone et l'hydrogène des matières végétales ou animales, mêlées ou combinées avec leurs oxides; le mercure par l'hydrogène des substances végétales ou animales mêlées ou combinées avec le proto-chlorure de mercure, provenant de la décomposition du deuto-chlorure par ces mêmes substances; 2°. l'antimoine, par le carbone et l'hydrogène de l'acide tartarique, et en même temps par celui des substances végétales ou animales avec lesquelles l'émétique est mêlé ou combiné; le plomb par le carbone et l'hydrogène, tout à la fois de l'acide acétique et des matières végétales dans le résidu de l'évaporation du vin qui contient de l'acétate de plomb (ce sel y est formé par la combinaison de la litharge qu'on y a mêlée avec l'acide acétique, qu'y avait développé la fermentation : il lui communique une saveur douce et comme sucrée), etc.

Si le carbone ou l'hydrogène étaient en proportion suffisante, comme dans les composés où le poison est mêlé ou combiné avec un excès de substance végétale ou animale, la réduction du métal pourrait être complète, et il n'y aurait, en général, d'autre condition à remplir que de soumettre à l'action du feu; mais la plupart du temps la substance végétale ou animale se trouvant dans le composé en proportion trop faible, la réduction du métal ne serait opérée que d'une manière incomplète.... En ajoutant, comme pour les substances pures (*voyez plus haut leur calcination p.* 131), de la potasse et du charbon, le métal est toujours complètement réduit. Le charbon que l'on ajoute supplée à celui des substances végétales ou animales. La potasse remplace l'hydrogène pour les corps que le charbon seul ne décomposerait pas, ex. : les chlorures, etc. Elle fixe d'ailleurs les principes volatiles qui peuvent encore se rencontrer, et spécialement l'acide arsenieux, les chlorures mercuriels.

Procédé. Que la masse à calciner provienne d'une dissolution évaporée ou d'un composé solide inutilement traité par l'eau distillée bouillante, le procédé est toujours le même. 1°. On commence par ajouter à cette masse, si déjà on ne l'a fait, la moitié son volume de potasse pure (p. à l'alcool) : cette précaution est indispensable ; on dessèche doucement dans une capsule de porcelaine ; on pulvérise et on mêle à du charbon (moitié aussi en volume et pulvérisé) : on prend une petite portion du mélange, on l'introduit dans un petit tube de verre, fermé à l'une de ses extrémités, et tiré à la lampe à l'autre extrémité, de manière à ne plus présenter qu'une très-petite ouverture, ou mieux dans une petite cornue de verre à laquelle on adapte un ballon ; on chauffe jusqu'au rouge pendant quelques minutes et l'on observe les résultats : Si l'on obtient des particules d'arsenic ou des globules mercuriels adhérens aux parois de la partie supérieure du tube ou du col de la cornue, et reconnaissables à leur état, etc., il n'existe aucun doute sur la nature du poison, et toutes recherches ultérieures sont dès-lors inutiles. Si l'on n'obtient point le mercure en globules ni l'arsenic en particules sensibles, mais seulement une poudre, une matière terne grisâtre, on brise le tube ou le col de la cornue, on en nétoie les fragmens avec de l'acide nitrique parfaitement pur et à 24°. environ (il attaque le mercure, même à froid ; *voy. plus bas, p.*172), et si l'on obtient une liqueur qui précipite *en gris noirâtre* par la potasse (prot-oxide de mercure), *en blanc*, par l'acide hydro-chlorique (proto-chlorure mercuriel), etc., résultats que le proto-nitrate de mercure seul peut donner, on est en droit de prononcer affirmativement sur le fait de l'empoisonnement par une préparation mercurielle. L'arsenic, dans ces mêmes circonstances, serait transformé, à l'aide de la chaleur, en une substance ou poudre blanche (acide arsenieux et arsenique); il se dégagerait des vapeurs orangées; à froid il n'y aurait point d'action sensible (*voy. plus bas, page* 172) : d'un autre côté, en traitant une portion des fragmens par le sulfate de cuivre ammoniacal, et le reste par le feu, on obtiendrait absolument les mêmes résultats qu'avec l'arsenic métallique seul (*voyez plus haut celui-ci, page* 135). 2°. En supposant que l'on n'ait obtenu, en procédant comme on vient de voir, ni traces d'arsenic, ni traces de mercure, on prend le reste de la masse desséchée unie à la potasse et au charbon; on la met dans un creuset, on la chauffe jusqu'au rouge pendant quelque temps (une demi-heure environ), et s'il y existe une substance métallique autre que l'arsenic et le mercure, on la trouve en culot au fond du creuset, reconnaissable à sa teinte brillante, quand au moyen de l'eau distillée on l'a séparée du charbon avec lequel elle est mêlée. De plus, si le composé était formé par un chlorure, ex. : ceux de mercure, d'argent, etc., on trouve dans le creuset un chlorure de potassium; s'il l'était par la chaux ou la baryte, on y trouve ces oxides séparés des matières étrangères que le feu a détruites, etc.

Nous avons présenté la calcination comme un dernier moyen auquel on pouvait avoir recours, lorsque l'examen des propriétés physiques avait eu lieu en vain, et que les réactifs n'avaient point donné les résultats indiqués, ou n'en avaient donné que d'équivoques, ou n'en avaient point donné du tout; mais ses propres résultats ne sont pas, dans tous les cas, tellement évidens, les propriétés physiques du métal ne sont pas toujours tellement caractérisées, que l'emploi d'autres moyens soit toujours superflu : alors on a recours aux réactifs, comme en employant ceux-ci on avait eu recours à la calcination dans les cas restés douteux.

Les métaux que l'on trouve le plus ordinairement dans le produit de la calcination, sont :

> L'antimoine,
> Le cuivre, et
> Le plomb.

mais on peut y rencontrer

> Le zinc,
> L'étain,
> Le bismuth,
> L'argent,
> L'or, etc.

Si la substance métallique n'est pas reconnue à ses propriétés physiques (*voy. celles-ci, p.*135), on traite par l'acide nitrique.

1°. Cet acide n'attaque point l'or.

2°. Il convertit, même à la température ordinaire, avec effervescence et en dégageant beaucoup de gaz nitreux sous forme de vapeurs rouges, l'étain et l'antimoine en deut-oxides : ceux-ci, traités par l'acide hydro-chlorique, donnent des hydro-chlorates, dont le dernier seul précipite par l'eau distillée (*voy. plus haut, page* 111).

3°. Il convertit en nitrates, même à la température ordinaire, avec effervescence et grand dégagement de vapeurs rouges, le zinc, le bismuth, le cuivre, l'argent : à cette température le plomb (ainsi que l'arsenic et le mercure (1))

______

(1) L'acide nitrique concentré convertit le mercure à froid en proto-nitrate ; à chaud, en deuto-nitrate. Même à froid son action se manifeste encore par la production de vapeurs orangées.

ne serait attaqué que d'une manière lente et peu marquée.

Le nitrate de cuivre se reconnaît aisément à sa couleur. Parmi les quatre autres, ceux de plomb et d'argent seuls, précipitent par l'acide hydro-chlorique : ils le font *en blanc* l'un et l'autre; mais par la potasse le premier précipite *en blanc*, et le second *en olive ou brun foncé* (*voyez plus haut, page* 111).

Restent les nitrates de zinc et de bismuth : ce dernier précipite par l'eau distillée, le premier ne le fait pas (*voyez plus haut substances pures, page* 111).

Ainsi les propriétés physiques, les réactifs et la calcination se prêtent un mutuel secours, se fortifient et se confirment réciproquement.....
Quand les propriétés physiques sont bien caractérisées, et par conséquent les substances pures, il suffit, dans plus d'un cas, de consulter ces propriétés pour prononcer sur le genre et l'espèce de la substance, et en rapprochant les circonstances sur le fait de l'empoisonnement. Si les propriétés physiques sont mal caractérisées, mais cependant les substances de nature minérale encore pures ou seulement mêlées à des substances de même nature, on peut toujours, à moins de quantités extrêmement petites, obtenir de l'em-

ploi des seuls réactifs des résultats qui permettent également de décider la question. Si la substance est mêlée ou combinée avec des matières
de nature étrangère (c'est-à-dire végétales ou
animales), les résultats obtenus de l'emploi de
réactifs choisis peuvent encore, dans un certain
nombre de cas, permettre de prononcer; mais
en général ce dernier état de mélange ou de
combinaison réduisant à quelques-uns les réactifs
qui donnent les résultats indiqués, on ne peut
être à même de porter un sûr jugement, qu'après
avoir, à l'aide de certains moyens, et surtout
de la calcination quand on a le choix, isolé la
substance vénéneuse ou le corps qui en fait la
base. La substance ainsi plus ou moins complètement ou entièrement isolée des matières étrangères, peut être quelquefois reconnue à ses seules
propriétés physiques, ex. : 1°. l'oxide de cuivre
séparé et dissout par l'acide nitrique; 2°. l'arsenic, le mercure, l'argent, l'or, séparés par la
calcination ; mais, en général, elle doit être soumise à l'action des réactifs.

Quand les réactifs et la calcination employés
isolément peuvent fournir également des résultats bien tranchés, et que l'on veut se borner
à l'emploi d'un seul moyen, on préfère les premiers à la seconde, surtout si l'on ne peut opérer
que sur des quantités très-petites.

Mais si l'on peut prononcer avec certitude sur le fait de l'empoisonnement, quelquefois à l'aide des seules propriétés physiques, tantôt directement et tantôt après avoir d'abord employé certains moyens, et surtout la calcination; si on peut le faire souvent à l'aide des seules données qu'ont fourni les réactifs, on a atteint le dernier degré de certitude, lorsque ces divers moyens, en même temps employés, donnent les mêmes indications et concourent aux mêmes résultats.

La substance ayant été reconnue, on peut terminer en répétant les expériences avec la même substance prise dans le laboratoire.

DES PRÉCIPITÉS ET DES RÉACTIFS.

Les précipités se forment sous l'influence de l'attraction moléculaire et de la pesanteur ou gravitation terrestre.

Les deux modifications de l'attraction (affinité, cohésion), prises isolément, ne pourraient les produire. Toutes deux y concourent en même temps; l'une, en rapprochant les atomes de nature différente, l'autre en unissant les élémens de même nature. La première opère ou du moins commence la décomposition des substances que

l'on mêle, et la formation des substances nouvelles; la seconde détermine ces phénomènes
lorsqu'ils n'ont pas été achevés, et en prépare
un autre, celui de la *précipitation* par l'aggrégation des molécules homogènes. La cohésion
agit comme auxiliaire de l'affinité pour la décomposition des substances; elle produit au contraire à elle seule l'aggrégation.

C'est par la pesanteur qu'est produit la précipitation. Ce phénomène a lieu aussitôt que de l'as-
sociation des molécules homogènes, leur affinité
pour le *dissolvant* étant nulle ou inférieure à la cohésion, résulte une masse d'une pesanteur spécifique supérieure à celle de la portion du liquide
déplacé à l'instant de sa formation.

Il faut sans doute que le nouveau composé ne
puisse se dissoudre, mais l'insolubilité elle-même
est un effet dépendant de l'attraction : elle suppose une décomposition et une composition nouvelle, mais elle ne les détermine pas ; elle est un
résultat et non une cause ; elle est un fait et non
une loi. Une théorie fondée seulement sur l'affinité, ou seulement sur la cohésion est incomplète, mais vraie, du moins en partie : l'insolubilité ne peut être prise pour base d'aucune
théorie.

La formation des précipités dans le mélange

des dissolutions minérales avec les dissolutions des substances végétales ou animales, est soumise aux mêmes lois que celle des précipités dans le mélange des dissolutions minérales entre elles. Quand les premières contiennent des sels (dits *végétaux*), il y a entre ceux-ci et les substances salines minérales, décomposition et recomposition réciproques comme dans le mélange des sels minéraux entre eux.

Les substances sont précipitées sans être altérées, du moins à l'instant même (ex. : acides et albumine, etc.). Ce n'est qu'au bout d'un certain temps qu'il y a décomposition réciproque , encore celle-ci n'est-elle que partielle : ainsi le deut-hydro-chlorate de mercure précipité par l'albumine, etc., est transformé en proto-chlorure par une portion de matière animale ou végétale décomposée; ainsi l'acétate de cuivre, etc., précipité par l'albumine, etc., donne lieu à un produit formé d'oxide de cuivre, etc., et d'une portion de matière animale, etc. décomposée, etc. (1) Ces précipités ne se redissolvent

______

(1) Les résultats indiqués à la page 153 sont ceux des auteurs , mais ils ne sont pas exacts : les précipités 1°. d'émétique et de quinquina ; 2°. d'albumine liquide et de sublimé corrosif ou d'un sel soluble de cuivre ou de plomb ; 3°. d'hydro-chlorate d'étain et de lait, etc., sont formés du sel et de la matière végétale ou animale ,

point dans un excès de la dissolution végétale ou animale : sous ce rapport encore c'est la même manière de se comporter que les dissolutions salines minérales entre elles, par ex. : celles d'acétate de plomb et d'un sulfate soluble. Ainsi le précipité provenant du mélange de la dissolution du deuto - chlorure de mercure avec celle d'albumine, etc., ne peut se redissoudre dans un excès de cette dernière.

Lorsqu'un liquide ne donne point de précipité, cela peut venir de ce que les substances y sont trop étendues : il faut, suivant qu'on l'a dit précédemment, pag. 148, concentrer en évaporant jusqu'à certain point, avec la précaution de disposer un appareil propre à recueillir le produit, la substance vénéneuse pouvant s'y trouver en totalité ou en partie, ou d'ajouter un corps capable de fixer cette substance si on en présume la nature ; ou bien il faut essayer des réactifs plus sensibles ; ainsi on découvre, à l'aide du sulfate de cuivre ammoniacal, l'acide arsenieux dans des cas où l'acide hydro-sulfurique, etc. avait été inutilement employé.

---

sans décomposition de l'un ni de l'autre, du moins dans les premiers instans. Les réactifs et même la seule couleur de ces précipités, par exemple de celui d'acétate de plomb et d'albumine, lequel est blanc, quoique l'oxide soit coloré, indiquent bien manifestement que les métaux ne s'y trouvent point alors à l'état d'oxides libres.

La couleur des précipités peut varier avec l'état de concentration et la proportion des dissolutions mêlées, ex. : 1°. le précipité du sublimé corrosif par la potasse, varie *du blanc au jaune-rougeâtre*, suivant que la dissolution du premier est très-étendue ou saturée; 2°. le précipité du sublimé corrosif par l'hydro-sulfate d'ammoniaque, peut varier *du noir au rouge*, suivant qu'ajoutant davantage de la dernière dissolution, le soufre se trouve en plus ou moins grande proportion relativement au mercure dans le sulfure qui se forme, etc.

Quand des substances différentes, soumises à l'action des mêmes réactifs, fournissent des précipités de même couleur, si les substances sont comprises dans la même division, ces précipités sont inutiles à connaître : ils surchargent la mémoire, ils embarrassent les expériences, ils nuisent à l'analyse. Ainsi les sels solubles de cuivre, de mercure, d'argent, etc. qui se trouvent rapprochés par des caractères communs, précipitant également *en noir* par l'acide hydro-sulfurique et les hydro-sulfates, on ne peut retirer pour eux de l'emploi de ces réactifs aucun caractère nouveau, aucun signe distinctif, et par conséquent aucune utilité : on doit les négliger.

Parmi les réactifs, on doit préférer, 1°. ceux

qui fournissent des précipités ou des dissolutions d'une couleur non-seulement bien tranchée , mais encore particulière à un petit nombre de substances , et s'il se peut à une seule ; ex. : a. l'acide hydro-sulfurique et les hydro-sulfates, pour les préparations arsenicales (p. *jaune-doré*), et pour les préparations antimoniales (p. *orangé-rougeâtre*); b. l'hydro-cyanate de potasse et de fer pour les sels de deut-oxide de cuivre (p. *brun-marron ou rouge-cramoisi*, suivant l'état de concentration); c. les acides et surtout l'acide nitrique pour le cuivre (*dissolutions bleues ou vertes*)... (Mais l'hydro-cyanate de potasse et de fer précipite *en blanc* trop de substance ; l'acide hydro-sulfurique et les hydro-sulfates solubles en précipitent trop *en noir*, pour que ces réactifs puissent être, dans tous les cas , utilement employés ; les précipités qu'ils fournissent ne doivent être indiqués que lorsque les substances, ayant été séparées par d'autres caractères, ces précipités diffèrent pour deux ou plusieurs substances que l'on pourrait confondre).... 2°. ceux que constituent des substances incolores. Les acides et les alkalis sont, pour cela, en général, de bons réactifs. (Pour la raison contraire, a. l'acide chromique, le chromate de potasse, le sulfate de cuivre, le sulfate de cuivre ammo-

niacal, etc., sont, parfois, de mauvais réactifs :
la couleur bleue de ce dernier, jointe à la couleur jaune de certaines dissolutions, peut faire
croire à la présence de l'acide arsenieux là où il
n'en existe pas un atome ; b. les substances végétales ou animales peuvent rarement être employées avec avantage. Ces substances peuvent
précipiter aisément et abondamment ; elles peuvent être des réactifs très-sensibles, et se trouver
employées comme telles, mais elles n'en sont pas
moins à peu près inutiles, quant au fait même
de l'analyse : on n'en obtient jamais que des résultats plus ou moins équivoques, c'est-à-dire des
précipités presque toujours de même couleur
avec les substances les moins analogues, ex. :
l'infusion de noix de galle avec l'émétique,
l'acétate de plomb, etc. ; le lait, l'albumine
avec tous les acides, le sublimé corrosif, l'acétate de plomb, etc. Toutefois ces mêmes résultats sont précieux à connaître pour le traitement
et les recherches par la calcination : ils indiquent
à la fois et les moyens que l'homme de l'art peut
employer pour neutraliser l'action de l'agent
délétère, et le genre de matière sur lequel doit
particulièrement porter l'investigation)... 3°. ceux
qui fournissent des précipités où se trouvent sinon le poison, du moins la substance qui en fait

la base ; ex. : l'acide hydro-sulfurique pour l'acide arsenieux. (On peut recueillir, sur un filtre, le sulfure d'arsenic pour le soumettre à de nouvelles épreuves et surtout à celle de la calcination, etc. Le nitrate d'argent, au contraire, versé dans une dissolution de deuto-chlorure de mercure, donnant un précipité qui ne contient, ni le sublimé lui-même, ni l'oxide de mercure, ni le mercure, mais seulement du chlorure d'argent : c'est un résultat sans importance, il peut être négligé, etc. En effet, si l'existence, dans le composé vénéneux, de la substance qui en fait la base, est démontrée, cette donnée suffit ; sans elle, tout le reste est inutile. Sous ce rapport encore les acides et les alkalis sont les réactifs les plus précieux : toujours ils précipitent ou les poisons eux-mêmes ou la partie des poisons importante à connaître ; ainsi la chaux précipite l'acide arsenieux, et l'acide hydro-sulfurique l'arsenic métallique, etc. ; l'ammoniaque, les sels de deut-oxides de mercure, etc.) ;... 4°. ceux qui, dans l'état de mélange des substances vénéneuses, donnent les mêmes précipités que lorsque ces substances sont pures : sous ce rapport il n'en est point, en général, de meilleur que l'acide hydro-sulfurique, les hydro-sulfates et le sulfate de cuivre ammoniacal.(Toutes les dissolutions précipitées par les hydro-sulfates le sont aussi par l'acide hydro-sulfurique , quand l'acide de la dissolution est faible, ex. : les acides acétique , tartarique, etc. ; elles ne le sont plus quand l'acide est fort , ex. : les acides sulfurique , nitrique, etc. Toutes les fois que l'acide hydro-sulfurique et les hydro-sulfates peuvent être également employés, le premier doit être préféré aux seconds : ces derniers, dans le plus grand nombre des cas, n'agissent que par lui, et la base qui entre dans leur composition, tantôt neutralise l'action de l'hydracide, tantôt détermine des précipités étrangers à la substance que l'on cherche à découvrir; ainsi a. les hydro-sulfates n'agissent sur l'acide arsenieux que lorsqu'un autre acide, en s'emparant de la base, en a dégagé l'hydrogène sulfuré ; b. les hydro-sulfates forment presque toujours, dans le vin rouge , sans addition de substances métalliques vénéneuses, un précipité d'un violet sale qui peut induire en erreur);... 5°. ceux qui sont les plus sensibles, c'est-à-dire qui précipitent plus promptement , plus abondamment et sous les couleurs les mieux tranchées, les substances vénéneuses dissoutes en moindre quantité ; ou qui forment, avec ces substances , des dissolutions d'une couleur mieux caractérisée. Chaque substance , pour ainsi dire, a, sous ce rapport, son réactif particulier : la baryte est celui de l'acide sulfurique, la chaux, celui de l'acide oxalique ; les métaux facilement oxidables, ceux de l'acide nitrique, etc.

Certaines bases vénéneuses unies à un acide et dissoutes en quantités extrêmement petites, ne répondant point à l'action de leur réactif ordinaire, peuvent le faire dès que l'on est parvenu à les combiner avec un autre acide (*voyez plus haut, acétate de plomb, page* 125).

Certains acides insensibles, dans l'état d'isolement, aux réactifs, y répondent quand ils sont unis à certaines bases, ex. : l'acide hydro-sulfurique isolé, puis uni aux bases qui en font un hydro-sulfate soluble, avec les sels solubles dont l'acide est fort (sulfurique, nitrique, etc.) et la base telle, qu'il en puisse résulter un hydro-sulfate insoluble.

Lorsque les substances minérales éprouvent le contact des substances végétales ou animales, qu'elles sont mêlées avec elles, en un mot que d'une manière quelconque, il peut y avoir action réciproque, elles contractent ensemble une union plus ou moins intime ; soit qu'il y ait ou qu'il n'y ait pas décomposition des corps dans leur réaction, (ex. : 1°. acide arsenieux et matières végétales ou animales, ne sont point décomposées à

la température ordinaire ; 2°. sublimé corrosif
et matières végétales ou animales, au bout d'un
certain temps sont, au contraire, décomposés) ;
soit que les nouveaux corps, produits par l'affinité, etc., soient solubles ou non ; précipitent
ou ne précipitent pas conformément aux lois ex-
posées plus haut, (ex. : l'acide arsenieux ne précipite point, en général, avec les substances
végétales ni animales, quoique donnant dans
son mélange avec elles, par la plupart des réactifs, quand elles n'ont pas été traitées par le
chlore (*voyez plus haut, page* 149), des précipités différens de ceux qu'il donne quand il est
pur)..... Les composés *solides* ou *liquides* qui résultent de ces combinaisons méritent toute l'attention du médecin légiste.

Dans leur état de mélange avec les dissolutions
végétales ou animales, pour la formation de ce
genre de composés, les dissolutions minérales,
traitées par les réactifs, ne donnent plus, dans
le plus grand nombre des cas, quoiqu'à l'instant
du mélange il ne se soit souvent manifesté aucun
trouble, des précipités de même couleur que
lorsqu'elles sont pures(1), ou même si elles sont en

---

(1) Cette différence des précipités tient beaucoup moins (ainsi
qu'on l'a déjà dit, page 131) à la présence d'une matière colo-

très-petite proportion, elles n'en fournissent plus
du tout : ex. a. La plupart des dissolutions salines
se comportent de la première manière; b. l'acide
arsenieux en très-petite proportion et la gélatine,
traité par le sulfate de cuivre ammoniacal, ne
donne aucun précipité : (en ajoutant d'une dissolution de potasse, ce qu'il en faudrait pour séparer l'acide arsenieux de la matière étrangère,
il se formerait un arsenite de potasse et on obtiendrait alors un précipité). Au reste, lors
même que les substances sont dans l'état de pureté, il ne faut pas toujours juger de la véritable
couleur des précipités par celle qu'ils présentent
à l'instant de leur première apparition, mais il
est souvent nécessaire d'attendre qu'ils se soient
ramassés, du moins en partie.

La composition chimique des substances végétales ou animales, liquides ou solides avec lesquelles le poison, que l'on recherche, peut se
trouver mêlé, et avant tout, celle de l'eau des
lieux où l'on se trouve doit être, de toute nécessité, connue, à moins de commettre les méprises
les plus graves dans l'emploi des réactifs : Ainsi
le sérum sans addition de substances étrangères,
précipite légèrement par l'hydro-chlorate de

----

rante dans le mélange, qu'à des combinaisons particulières entre
ses élémens.

platine. Le produit de l'évaporation du vin par
le feu, dissout dans l'alcool, le vinaigre, etc.
précipite par le nitrate d'argent, etc. L'eau
de puits précipite abondamment par l'hydro-
chlorate de baryte, etc. L'acide hydro-cyanique
et l'hydro-cyanate de fer ont été trouvés dans
les urines dans certains cas où il n'y avait eu
ingestion d'aucune substance vénéneuse.

Lorsqu'on procède à la recherche d'un poison,
aucun résultat ne doit être perdu, tous doivent
être notés avec soin. Après avoir établi un premier fait, ces résultats peuvent servir à en
prouver un second; s'ils ont été inutiles pour un
objet, ils peuvent devenir précieux pour un autre,
et dispenser ainsi d'essais particuliers et d'expériences nouvelles.

Le nombre des réactifs à employer est déterminé par la nature des résultats : un seul pourrait suffire si les résultats obtenus, en traitant
une substance avec ce réactif, étaient tels qu'aucune autre substance ne pût les fournir.

Quand une substance est suffisamment distinguée de celles avec lesquelles on peut la confondre, quand sa nature et son espèce sont suffisamment indiquées par la couleur des précipités
qu'elle a donnés avec les réactifs les plus propres
à la désigner, à la caractériser, on doit se borner

à l'emploi de ceux-ci : autrement les expériences sont sans objet, et il n'existe aucune raison pour ne pas reproduire, à l'occasion d'un seul corps, tous les phénomènes de l'attraction chimique.

Il y a donc à faire un choix des moyens les plus propres à décéler l'existence des substances vénéneuses, et c'est par ce choix heureux que la toxicologie, se constituant un domaine à part, devient une véritable science.

TRAITEMENT

DE L'EMPOISONNEMENT.

Dans l'empoisonnement comme dans les maladies ordinaires, les accidens primitifs pouvant seuls révéler la nature, le mode d'action de la cause, eux seuls aussi peuvent indiquer le genre de moyens propres à en combattre les effets.

En général, le traitement de l'empoisonnement ne diffère de celui des *irritations* ou *sédations*, ou si l'on veut des hypersthénies ou hyposthénies ordinaires, que par la détermination et l'emploi des moyens capables d'arrêter dans leur action ou de neutraliser les substances qui en ont causé les accidens.

1°. Emploi de certains agens que l'expérience autorise à considérer comme de véritables anti-dotes (1), puis des évacuans, si déjà des évacuations suffisantes n'ont eu lieu lorsque la substance a été prise à l'intérieur ; ou de certains moyens propres à en supprimer le contact ou à la dé-truire, si elle a été appliquée à l'extérieur ; 2°. emploi des antiphlogistiques et des calmans ; ou des excitans, suivant la nature des cas, telle en est, en quelques mots, toute la thérapeutique...

---

(1) En mettant à nu les nerfs d'une grenouille, au moyen d'une sonde d'argent, et les humectant avec la teinture de la substance que l'on veut éprouver, et soumettant ensuite l'animal à l'action de la pile voltaïque, le docteur Murroy pense que l'on peut reconnaître l'action sédative ou excitante de cette substance, et qu'en humectant les mêmes nerfs avec une autre substance, que l'on éprouve à son tour comme correctif, et soumettant également à la pile voltaïque, on peut arriver ainsi à la découverte des véritables contre-poisons ou antidotes des diverses substances vénéneuses. Cette méthode, que l'on peut employer avec succès, et qui réussit, pour la morphine qu'elle démontre être un *sédatif*, et pour l'acide *acétique*, qu'elle prouve en être le correctif ou l'antidote, ne serait pas toujours in-faillible, puisque, en imbibant d'acide hydro-cyanique, agent dont la vertu sédative n'est pas douteuse, les nerfs sciatiques d'une grenouille, après les avoir mis à découvert, on trouve que l'excita-bilité voltaïque n'en est point affaiblie.

Par le premier ordre de moyens on prévient les résultats de l'action locale et ceux de l'absorption; par ceux du second ordre, on remédie à ces résultats quand déjà ils ont eu lieu... Si l'on administre d'abord les neutralisans, comme nous l'indiquons ici, il n'en faut pas moins recourir ensuite aux évacuans pour prévenir les effets du contact de la substance vénéneuse, joint à celui de la substance neutralisante : si au contraire on débute par les évacuans, on n'en doit pas moins recourir ensuite aux neutralisans, car on ne peut être assuré que toute la substance vénéneuse ait été évacuée. On peut aussi (et alors on remplit à la fois deux indications) gorger l'individu du liquide qui contient en suspension ou en dissolution la substance neutralisante (on donne ce liquide tiède), puis provoquer le vomissement et recommencer la même opération un nombre convenable de fois : La crainte de redissoudre les précipités par un excès du liquide neutralisant, ne doit arrêter dans aucun cas : nous insisterons sur ce point d'une manière particulière à l'article du traitement de l'empoisonnement par le sublimé corrosif. (*voy. d'ailleurs ci-dessus, p.*177.)

A l'instant d'administrer les vomitifs, il est important d'examiner s'il n'y aura point, entre eux et le poison, action chimique, puisque cette action (ex.: celle des acides et des alkalis) peut empêcher l'effet qu'on désire, et rendre la substance vomitive au moins inutile. Alors on se borne à l'emploi de l'eau tiède, aidée de la titillation de la luette, etc.

Il est inutile d'observer que l'existence d'une hernie, d'un anévrisme avancé, serait un obstacle à l'emploi des vomitifs, et qu'il faudrait alors s'en tenir à celui des purgatifs.

Dans les cas de hernie pourtant la contre indication ne serait pas formelle, car à l'aide de précautions il serait facile de prévenir toute espèce d'accidens.

Les neutralisans ainsi que les évacuans s'administrent, soit par la bouche, soit par la voie des lavemens, soit des deux manières à la fois; suivant l'activité, la solubilité connue de la substance vénéneuse et le temps qui s'est déjà écoulé.

Dans tous les cas, on doit, au moins à l'instant où l'émétique commence à agir, en hâter l'action, et faciliter l'acte du vomissement par l'eau tiède donnée à grands verres, et la titillation de la luette et du gosier : Quelque peu considérable que soit la quantité de la liqueur employée pour dissoudre l'émétique, elle suffit toujours pour dissoudre aussi une certaine quantité de

poison, et celui-ci est absorbé, en proportion
d'autant plus grande, que les vomissemens ont
lieu plus tard. On doit au contraire s'abstenir de
donner au même individu, à quelques minutes
de distance, 5 grains de tartre stibié, 24 grains
de sulfate de zinc et 3 de sulfate de cuivre.

La considération du temps qui s'est déjà écoulé
lorsqu'on est appelé à donner les premiers secours, jointe à celle de l'activité connue de la
substance, n'est à négliger dans aucun cas : on
en déduit l'utilité ou l'inutilité des neutralisans,
leur emploi par la bouche ou en lavement; celui
de l'émétique ou des purgatifs, etc.

Les circonstances du lieu d'application et de
l'absorption, qui n'étaient que secondaires quand
nous cherchions à déterminer le mode d'action
générale des substances vénéneuses, sont ici des
considérations non moins importantes que lorsqu'il s'agissait de la production ou du développement des symptômes. La première, celle du
lieu d'application, est ordinairement patente ; la
seconde, celle de l'absorption, est établie avec
plus ou moins de certitude par la nature des accidens, l'espace de temps qui s'est écoulé, la
connaissance particulière de la substance, etc....
Les symptômes furent rapportés lorsque nous
traçâmes l'histoire générale de l'empoisonne-

ment à un certain nombre de cas, que nous établîmes d'après la circonstance du lieu d'application, et de l'absorption ou de la non absorption. Nous allons reproduire ici les mêmes distinctions, et nous guider, d'après elles, dans l'exposition du traitement, sans d'ailleurs nous départir des grandes divisions adoptées, soit dans la classification des substances vénéneuses, soit dans l'histoire générale de l'empoisonnement, soit même dans la partie chimique de cet ouvrage.

TRAITEMENT DE L'EMPOISONNEMENT

PAR LES IRRITANS.

1°.

PAR LES IRRITANS QUI AGISSENT SEULEMENT PAR ACTION LOCALE ET SYMPATHIQUE, OU PAR ABSORPTION SUR D'AUTRES ORGANES QUE LA MOELLE ÉPINIÈRE ET L'ENCÉPHALE.

Substances minérales.

PREMIER CAS : *Le poison a été introduit dans le canal digestif, l'absorption n'a pas eu lieu :* Neutraliser et expulser la substance délétère, calmer l'irritation qu'elle a produit : telles sont ici les indications particulières.

La première indication, celle de neutraliser et d'expulser le poison, exige l'emploi des émé-

1°.
Liquides solubles et gazeuses.

tiques ou des purgatifs, et de moyens particuliers, variables suivant la nature de la substance
vénéneuse, que nous ferons connaître en leur
lieu. La seconde, celle de calmer l'irritation
produite par cette substance, est remplie par
l'emploi de moyens invariables dans leur mode
d'action, mais qui, différant néanmoins dans
leur application suivant les cas, ne peuvent être
non plus indiqués ici que d'une manière générale. Nous nous bornons à dire qu'ils consistent,
principalement, dans les saignées générales et
locales, les boissons émulsionnées, mucilagineuses et acidulées, etc.; les bains ordinaires,
ceux par affusion, entre 24 à 25°. centigrades,
les simples affusions, ou du moins les applications réfrigérentes et les sédatifs employés avec
ménagemens.

Une remarque d'une grande importance, est
que les symptômes d'irritation tels que la tension,
la sensibilité et les douleurs abdominales, etc.,
développés dans les premiers instans après l'ingestion de la substance vénéneuse, ne sont une
contre indication, ni à l'emploi des neutralisans,
ni à celui des évacuans, et que l'effet de ceux-ci
est beaucoup moins à craindre que le contact
prolongé du poison, et surtout que son absorption, dans les cas où cette dernière est possible.

1°. *Par les acides nitrique* (ou l'eau-forte) *sul-* ACIDES.
furique, phosphorique, hydro-chlorique (ou l'eau
de javelle), etc.: Si l'acide a été pris en grande
quantité et depuis fort peu de temps, et qu'on
ait lieu de supposer qu'une portion reste libre
dans l'estomac, on administre sur-le-champ la
magnésie calcinée (on doit la préférer au carbonate de magnésie, qui a l'inconvénient de
dégager beaucoup d'acide carbonique et de dis-
tendre douloureusement l'estomac), à la dose de
1 à 3 gros, suspendue dans un ou deux verres
d'eau tiède : en même temps on fait avaler en
abondance des boissons douces et mucilagineuses,
de manière à remplir l'estomac, et à le forcer
d'évacuer le poison délayé dans les liquides ingérés. A mesure que les vomissemens ont lieu,
on réitère les mêmes doses de magnésie (de manière à en faire prendre une once ou environ,
suivant la quantité d'acide à neutraliser), et l'on
continue l'usage des boissons adoucissantes et
émollientes (eau de lin, de guimauve, de gomme,
lait, bouillon, etc.)

A défaut de magnésie, on ferait prendre, en
abondance, une solution légère de savon dans
l'eau : le savon médicinal serait préféré au savon
ordinaire, comme plus soluble, plus pur et moins
désagréable au goût. Puisque l'albumine est pré-

cipité par les acides, une boisson qui en serait
chargée ne pourrait être non plus qu'extrêmement avantageuse. A défaut d'autre réactif, la
craie pourrait aussi servir. L'huile d'amandes
douces et celle d'olive seraient utiles, dans les
premiers temps de cet empoisonnement, pour
provoquer des vomissemens abondans.

S'il existait un état d'irritation locale qui rendît
la déglutition impossible, la première chose à
faire serait une large application de sangsues
au cou.

Si l'individu était affecté de trismus ou resserrement tétanique des mâchoires, de constriction
à la gorge, etc., etc.; que la déglutition et le vomissement fussent impossibles, ce serait alors le
cas de recourir à la sonde de gomme élastique
munie d'une seringue, dont on avait depuis long-
temps proposé de se servir, et qui a été récemment
mise en usage avec succès. On introduit cette sonde
par la bouche ou par les narines : on lui adapte
la seringue pleine d'une certaine quantité de liquide, on injecte doucement celui-ci, et l'aspirant
en faisant le vide, on le retire chargé d'une portion de la substance vénéneuse : on débarrasse
complètement l'estomac de cette manière, en
répétant plusieurs fois l'opération. Le même instrument pourrait servir à porter dans l'estomac

les agens propres à neutraliser la substance
véneneuse , ou à déterminer des évacuations
alvines, etc.

— Si l'acide a été pris en très-petite quantité, et
depuis un certain temps, il s'est combiné en totalité avec les parties qui en ont éprouvé le contact. On abandonne alors la méthode neutralisante , pour se borner à l'emploi des moyens
anti-phlogistiques. Ceux-ci consistent en boissons
mucilagineuses , etc. , et sur-tout en applications
de nombreuses sangsues à l'épigastre et autres
points de l'abdomen où l'irritation tend à se développer ; en cataplasmes, fomentations ou simples embrocations émollientes, suivant le degré
de sensibilité de cette partie, etc. : les bains
tièdes généraux ne pourraient aussi qu'être fort
utiles.

Ces moyens trouvent leur application dans les
cas mêmes où l'on a réussi à neutraliser la substance véneneuse par les réactifs , etc.

— Si le poison avait été pris depuis un certain
temps, mais en quantité un peu considérable, et
qu'il n'y eût point eu d'évacuations par le vomissement ou par les selles, il faudrait, autant que
possible, combiner l'emploi des contre-poisons et
des anti-phlogistiques.

Les acides agissent avec une rapidité ef-

frayante : on ne peut se flatter d'arrêter le désordre, que lorsque les secours sont administrés
très-peu de temps après l'accident.

On traite comme une affection locale, celle
de la bouche, etc., etc. : on fait faire des gargarismes avec les tisanes gommeuses, mucilagineuses, etc. : on prescrit les loks blancs, ceux où
entre le blanc de baleine, l'huile d'amandes
douces, le jaune d'œuf, le sirop d'althéa, etc.;
on fait, à l'extérieur, des applications émollientes, en réitérant celle des sangsues, si elles sont
jugées nécessaires.

Quand les escarres se détachent et sont flot-
tantes, on les excise et on touche avec des pin-
ceaux de charpie trempés dans un mélange de
miel rosa et de teinture de myrrhe, etc., etc.

(Le phosphore, introduit dans les voies digestives, n'y produit d'accidens que lorsque l'oxigène qu'il y rencontre l'a fait passer à l'état
d'acide phosphorique ou hypo-phosphorique
(phosphatique); ce cas est donc entièrement
analogue à ceux qui précèdent, et présente à remplir les mêmes indications, si ce n'est qu'il faut
commencer par faire vomir le malade en lui faisant prendre abondamment de l'eau bouillie et
refroidie, s'il est possible, hors du contact de
l'air, etc., ou par lui administrer un purgatif

(non huileux), suivant le temps qui s'est écoulé depuis l'introduction de la substance dans les voies gastriques.)

2°. *Par l'acide arsenieux :* S'il vient d'être introduit, provoquer le vomissement en faisant prendre une grande quantité d'eau tiède, de lait, d'eau sucrée ou miellée, d'une décoction mucilagineuse, etc., et en titillant la luette. S'il est pris depuis quelques temps, administrer jusqu'à cessation des accidens, par petits verres de quart d'heure en quart d'heure, et donner, même en lavement l'eau de chaux , ou mieux une infusion de quinquina *rouge* et de noix de galle à parties égales (1), coupée avec l'eau de gomme, l'eau sucrée ou autre liquide analogue (un tiers du liquide neutralisant sur deux du liquide adoucissant)

Si les symptômes inflammatoires se développent , on fait le traitement anti-phlogistique.

L'eau de chaux ou l'infusion de quinquina rouge et de noix de galle , serait utile même dans le cas où , comme c'est l'ordinaire, l'acide

---

(1) R. quinquina rouge et noix de galle concassés , aà 1/2 on. , eau commune ℔ , faire bouillir quelques instans et passer au travers d'un linge fin. On pourrait se borner au quinquina , alors à la dose d'une once pour la même quantité d'eau ; mais, dans ce dernier cas, la précipitation est peu marquée , tandis que par le mélange ci-dessus elle est très-considérable , beaucoup plus que par l'eau de chaux.

arsenieux aurait été pris à l'état solide , puisque pour agir il faut qu'il soit dissout, et qu'à mesure qu'il le serait il se formerait un composé insoluble, et par conséquent sans action sur l'économie.

ALKALINES. 1°. Par la potasse, la soude, la chaux, on administrerait de l'eau acidulée (par le vinaigre ou le suc de citron , etc.) en abondance , puis on aurait recours aux anti-phlogistiques.

Dans les cas d'empoisonnemens par les sulfures de potasse ou de soude, on pourrait donner à l'intérieur (pour neutraliser le gaz acide hydro-sulfurique qui se dégage toujours alors dans l'estomac en plus ou moins grande quantité, à raison de l'acide hydro-chlorique qui s'y trouve libre naturellement, et surtout dans le cas de dyspepsie) le *chlorure d'oxide de sodium concentré* (marquant 12°. au pèse-sels de Baumé), à la dose de 25 à 30 gouttes dans un verre d'une boisson adoucissante ; on pourrait aussi , à cette dose , le donner en lavement.

SALINES. 1°. Par l'*émétique* (et l'émétine), si déjà le vomissement a eu lieu abondamment ; on se borne à faire prendre quelques verres d'eau sucrée ou d'eau simple, et mieux d'infusion légère de quinquina ou de noix de galle , etc. , comme il sera dit plus bas. S'il n'a pas eu lieu ou seulement d'une manière insuffisante, le provoquer sur-le-champ par la titillation de la luette, le chatouillement du gosier, l'eau tiède en grande quantité, l'huile prise en abondance. Si dans un très-court espace de temps on ne réussit pas, administrer, sans délai, la décoction ou l'infusion de noix de galle coupée avec l'eau de gomme, etc., ou les infusions ou décoctions de quinquina, lesquelles ont la propriété de décomposer et de neutraliser l'émétique : on les fait prendre par petits verres, à des distances convenables, jusqu'à cessation des accidens. Avec le quinquina jaune, la décomposition est plus complète, on doit le préférer aux autres espèces. La décoction des bois, des racines et des écorces astringentes, peut être employée à défaut de quinquina ou de noix de galle. A défaut de ces mêmes substances, on pourrait aussi, dans ce cas, et en général dans tous ceux d'empoisonnemens par les sels à base métallique, employer, comme neutralisant, l'eau de savon.

Comme, malgré les vomissemens, une partie du poison peut avoir passé dans les intestins, on donne aussi en lavement, etc. ces infusions ou décoctions. Celle de casse a produit d'excellens effets dans la tension douloureuse du bas-ventre, causée par l'émétique.

La poudre de quinquina décompose l'émétique plus abondamment que l'infusion, la décoction et la teinture, et, de plus, elle offre l'avantage d'envelopper le poison qui se trouve dans l'estomac, et d'empêcher ainsi le contact de la totalité de cette substance avec les parois de ce viscère. Elle n'exige, d'ailleurs, aucune préparation préliminaire qui en retarde l'administration.

La teinture se donne à la dose d'une once sur deux ou trois verres d'eau : on pourrait l'employer avec avantage, si elle n'était pas par trop irritante. Dans tous les cas on en vient aux antiphlogistiques, et aux calmans s'il y a lieu.

2°. *Par le vert-de-gris, l'acétate, le nitrate, etc. de cuivre :* Le gluten pulvérulent délayé dans l'eau (*voyez observ. partic. empois. par le sublimé*), le blanc d'œuf dissous dans l'eau et l'infusion de noix de galle (R. *noix de galle concassée une once, eau commune une* lb, *que l'on fait bouillir quelques instans pour passer ensuite dans un linge fin*), sont les contre-poisons des sels à base de cuivre ; ils les transforment en une substance insoluble et incapable de nuire. On les donne par petits verres convenablement rapprochés, l'infusion de noix de galle coupée avec l'eau de gomme, etc., etc. A défaut d'albumine, etc., on gorge le malade d'eau tiède et même d'eau froide, de décoction émolliente, etc. En même temps on titille la luette avec le doigt ou une plume, etc. Si malgré l'emploi de ces moyens, le vomissement n'a pas lieu, on a recours à l'émétique, pourvu que les douleurs d'estomac ne soient pas trop fortes, etc. ; et si l'on ne réussissait pas à faire vomir, on met alors en usage la sonde de gomme élastique à seringue, indiquée plus haut.

Le sucre, regardé comme l'antidote du vert-de-gris, n'agit sur lui qu'à la température de l'eau bouillante (alors il le décompose et le transforme, ainsi que la gomme, etc., en acide acétique et prot-oxide de cuivre). Dans l'estomac, son action chimique est nulle, il ne neutralise point le poison : il ne peut être utile que pour calmer l'irritation, après que la substance vénéneuse a été expulsée par le vomissement, et les simples boissons gommeuses valent alors beaucoup mieux.

3°. *Par l'acétate de plomb :* 1°. Faire prendre aussitôt au malade d'abondantes boissons d'eau, contenant de deux à quatre gros par litre de sulfate de magnésie, de potasse, de soude ou autres sulfates solubles, ou, comme précédemment, l'infusion de noix de galle coupée. Ces sels et la noix de galle, peuvent être considérés ici comme de véritables contre-poisons : ils décomposent les sels solubles de plomb et les transforment, les premiers en sulfates, la seconde en oxide de plomb insolubles (*voyez plus haut, page* 153). A défaut de sulfates solubles et de noix de galle, on pourrait donner l'eau albumineuse (elle précipite abondamment l'acétate de plomb), le lait, le thé, etc., le bouillon, etc. (*vid. ibid.*), et surtout l'eau de puits, laquelle contient beaucoup de sulfate de chaux.

4°. *Par le sublimé corrosif :* L'albumine peut encore être ici considérée comme un véritable contre-poison. On la délaye parfaitement dans l'eau (dix à douze blancs d'œufs pour deux pintes d'eau tiède), et on la fait avaler en grande quantité (par verres, en mettant entre chaque verre seulement quelques minutes d'intervalle, de manière à provoquer le vomissement). Elle est instantanément coagulée par le sublimé corrosif à la manière des acides, et se précipite avec lui sans le décomposer. Ce n'est qu'au bout d'un certain temps, ainsi qu'on l'a déjà dit (*voyez page* 177), qu'elle le transforme en proto-chlorure, en se décomposant elle-même en partie.

Le sublimé, ainsi précipité, pourrait se redissoudre en petite quantité dans une grande masse d'eau *pure ;* mais un excès du liquide *chargé d'albumine*, loin d'opérer cette dissolution, ne pourrait qu'achever la précipitation si elle n'était pas complète. On peut donc, on doit donc faire boire abondamment et sans réserve, de l'eau albumineuse, puisque, d'ailleurs, le résultat de cette ingestion de boissons abondantes, est de provoquer le vomissement.

L'infusion de quinquina ou de noix de galle, le sirop d'orgeat, les émulsions, sont aussi, pour ce cas, de bons réactifs; mais le meilleur de tous, et celui qui serait préféré de tout le monde, si, comme l'albumine, il était toujours aisé de se le procurer, est le *gluten pulvérulent*, lequel précipite plus promptement, plus abondamment que l'albumine, les préparations mercurielles solubles, et dénature même les compositions insolubles.

A défaut de blancs d'œufs, de quinquina, etc., on gorge le malade d'eau tiède sucrée, mucilagineuse ou gélatineuse. (1)

---

(1) Le lait n'a point d'action instantanée sur le sublimé corrosif (non plus que sur l'acide arsénieux), du moins les dissolutions de ces deux substances, mêlées au lait, conservent leurs propriétés respectives, et si on les traite alors par les réactifs (par ex. : l'une par l'oxide de cuivre ammoniacal et l'autre par l'hydro-sulfate de potasse), elles donnent les mêmes résultats que dans l'état de pureté; d'où il suit que le lait, dans les empoisonnemens par ces substances, convient, tout au plus, comme boisson adoucissante. Toutefois s'il n'y a pas d'avantage à donner ce liquide, il n'y a pas non plus

5°. Pour les cas, peu ordinaires, d'empoisonnement par le sulfate de zinc et l'hydro-chlorate
d'étain, on trouverait un véritable contre-poison
dans le lait administré en grande quantité (précipité abondant de sel et de matière animale).
L'infusion de noix de galle et de consoude, la
magnésie, etc., peuvent être aussi données avec
succès.

4°. Pour ceux par le nitrate d'argent, on trouve
aussi un bon contre-poison dans le sel marin
dissous dans l'eau. On donnerait encore ici avec
avantage l'infusion de noix de galle.

Il est inutile de dire que dans tous ces cas,
dès que les symptômes l'indiquent, on doit faire,
simultanément et consécutivement, le traitement
anti-phlogistique, comme dans le cas d'empoisonnement par les acides.

DEUXIÈME CAS : *Le poison a été introduit dans
les voies respiratoires, par l'acte de la respiration ; l'absorption n'a pas eu lieu :* Même indication que dans le premier cas, à cela près des
évacuans.

1°. *Par le chlore :* On retirerait nécessaire-

---

d'inconvéniens à raison de la partie butireuse, car l'acide arsenieux ne se dissout point sensiblement dans les corps gras, et le
sublimé ne peut s'y dissoudre que difficilement.

ment des avantages de l'emploi de l'ammoniaque respirée avec prudence ; mais ce moyen ne
pourrait servir que dans les premiers momens,
et il faudrait promptement recourir aux anti-
phlogistiques. L'alcool a été aussi employé avec
succès.

2°. *Par les acide sulfureux* et *acide nitreux :*
L'ammoniaque, dans ces cas, ne serait peut-être
pas non plus employée sans avantage.

3°. *Par l'ammoniaque :* On ferait respirer
avec avantage le vinaigre, l'acide carbonique,
et surtout le chlore ; mais on sent encore que ces
moyens ne seraient utiles que dans les premiers
instans, et que d'ailleurs, en ce qui concerne le
chlore, il faudrait, dans ce cas, ainsi que dans
tous les autres, ne le faire respirer qu'avec beaucoup de précautions, quoique pourtant il ne faille
pas juger de ses effets sur les voies respiratoires
remplies d'un fluide capable de le neutraliser,
par les accidens qu'il détermine dans l'état ordinaire.

TROISIÈME CAS : *Le poison a été appliqué à l'extérieur, c'est-à-dire sur la peau, ou sur une muqueuse, ou sur le tissu cellulaire ; l'absorption n'a
pas eu lieu :* Il n'en résulte alors qu'une affection
locale, qui peut entraîner des accidens sympathiques, mais dont le traitement est soumis aux

règles ordinaires de la thérapeutique, si ce n'est que l'on cherche, s'il est possible, à empêcher l'absorption, et à neutraliser ou détruire la substance délétère, à l'aide de moyens appropriés.

QUATRIÈME CAS : *Le poison a été introduit dans les voies digestives, ou porté dans les voies aériennes par l'acte de la respiration, ou appliqué à l'extérieur, et l'absorption a eu lieu, mais sur d'autres organes que la moelle épinière ou l'encéphale :* Outre les indications propres à chacun des trois cas précédens, c'est-à-dire celles de l'évacuation, de la neutralisation, qui doivent être remplies immédiatement quand elles se présentent, et celles du traitement de l'affection locale et des accidens sympathiques qui doivent l'être plus tard s'il y a lieu, ce cas en offre à remplir de particulières.

La première serait de neutraliser, dans les voies absorbantes et circulatoires, la substance délétère ; mais l'art sur ce point possède à peine quelques données, et il semble que dès que l'absorption est opérée, quelqu'ait été d'ailleurs le lieu de l'absorption (peau, muqueuse pulmonaire ou gastro-intestinale, etc.), on en soit réduit désormais aux moyens généraux... Cependant puisqu'en injectant du sulfate de fer dans l'abdomen et du prussiate de potasse dans le tissu cellulaire,

on trouve le canal thoracique , toute la surface
des poumons, etc., teints d'une belle couleur
bleue ; puisque beaucoup de substances entraînées dane la masse du sang, y sont altérées
dans leur composition par les principes mêmes
de ce fluide (ex. : l'acétate de morphine par la
soude) , etc., etc. ; il est évident que toute action chimique, de la part des réactifs, après que
les substances vénéneuses ont pénétré par absorption dans l'économie vivante, n'est pas impossible. Aussi pensons-nous que dans les cas
dont nous nous occupons maintenant, c'est-à-
dire ceux d'empoisonnement par des substances
dont l'absorption a lieu, on doit, après les avoir
neutralisées dans les voies digestives et les en
avoir expulsées, insister encore sur les neutralisans, dans la vue d'atteindre et de neutraliser
également les portions absorbées :

Quand , dans les cas d'administration ordinaire de l'émétique, il y a super-vomituri-
tion, etc., et que l'on arrête les accidens au moyen
du quinquina, n'est-ce pas en vertu d'une action
chimique, d'une véritable neutralisation , et ces
résultats n'ont-ils pas lieu ailleurs que dans les
voies gastriques, puisque le temps qui s'est écoulé
ne permet plus d'admettre que l'émétique y soit
encore, et que l'on sait d'ailleurs que cette subs-

tance ne produit le vomissement qu'après avoir
été absorbée? D'après des expériences récentes,
il est démontré que les effets de la morphine, de
l'atropine et autres bases alkalines, *après leur absorption,* sont neutralisés par l'acide acétique, et
que celui-ci peut être, dans ces cas, regardé comme
un véritable *antidote.* N'est-ce pas parce qu'il se
forme alors un acétate de morphine ou d'atropine, etc., avec excès d'acide, composition que
les mêmes expériences ont démontrées être sans
action nuisible sur l'économie?... De même, relativement aux effets de l'acide hydro-cyanique, s'ils
sont arrêtés par l'ammoniaque, n'est-ce pas parce
qu'il se forme alors, dans les voies absorbantes
et circulatoires, un hydro-cyanate avec excès de
de base, composition que les mêmes expériences
ont aussi démontrées être sans action nuisible sur
l'économie?.... Les résultats obtenus dans certains
cas, à l'aide de moyens ou de modes de traitement particuliers, dont nous allons parler plus
bas, tiennent-ils au moins en partie à une action
chimique quelconque, on ne peut l'affirmer,
mais cela nous paraît probable.

Nous ne croyons pas seulement à la possibilité
de neutraliser le poison dans les voies absorbantes, nous admettons encore celle de son expulsion par voie d'exhalation ou de secrétion, et

des boissons abondantes tantôt diaphorétiques, tantôt diurétiques, suivant les cas, tantôt chaudes et tantôt froides, suivant que le poison est plus de nature à être entraîné par les sueurs ou les urines, nous paraissent propres à remplir des indications mal-à-propos négligées. Le seul fait de différences dans la quantité ou dans la température des boissons, pouvant d'ailleurs modifier la spécialité d'action des substances pharmacologiques ou vénéneuses, je ne doute point que l'on ne prévînt souvent ainsi l'affection des organes vers lesquels une propriété particulière entraîne le poison. On n'a point encore, il est vrai, démontré dans le produit des secrétions ou de l'exhalation, la présence des préparations d'arsenic, de mercure, de plomb, etc.; mais la morphine a été trouvée dans le sang, l'acide hydro-cyanique y a été reconnu à son odeur; on a retrouvé l'hydro-chlorate de baryte, le cyanure de mercure, dans les veines spléniques et mésaraïques d'animaux empoisonnés par cette substance; l'hydro-cyanate ferruré de potasse, injecté dans l'estomac et dans les intestins, a été retrouvé, non-seulement dans les ganglions lymphatiques du mésentère, dans la lymphe du canal thoracique, dans la veine cave, dans le sérum du sang des cavités droite et gauche du cœur et dans celle de l'aorte, mais encore dans l'urine ; dans l'empoisonnement par le *bleu en liqueur* (solution d'indigo dans l'acide sulfurique), les urines sont teintes en bleu par cette substance ; le nitrate de potasse, etc., a été retrouvé dans ce fluide ; on y a retrouvé l'iode à l'état d'acide hydriodique ; l'hydriodate, l'hydro-sulfate, le chlorate, le nitrate de potasse ; l'hydro-cyanate de potasse et de fer ; le bleu de Prusse, transformé en hydro-cyanate ferruré de potasse ; l'hydro-chlorate de baryte ; les acides oxalique et tartarique convertis en sels à base calcaire ; l'acétate de soude, etc. ; l'hydro-cyanate de fer, a été trouvé dans les sueurs, le lait, les crachats, etc.

Quoiqu'il en soit à cet égard, l'expérience a confirmé, dans ces cas, l'efficacité des ressources de l'art. 1°. Ainsi pour les empoisonnemens de cet ordre on guérit dans la *colique de plomb ou des peintres, par le traitement de la Charité.*

(Dans ces derniers temps on a obtenu d'excellens effets de l'emploi particulier de l'opium à l'état d'extrait aqueux, ou dans les émulsions. Comme purgatif, on préconise les huiles grasses et spécialement celle de ricin. Le soufre donné en substance à l'intérieur, ou administré à l'extérieur sous forme de bains liquides ou de vapeurs, a aussi réussi dans plusieurs cas de coliques saturnines, de même que contre le mercure dans celui de ptyalisme. On a encore, dit·on, employé avec un succès complet, dans un cas de colique de plomb, l'eau sucrée acidulée avec le vinaigre, dans la proportion d'une once par livre. Toutefois si aux symptômes propres de la colique métallique, c'est-à-dire à ceux de l'irritation de la tunique musculeuse gastro-intestinale, ou plutôt de l'appareil nerveux abdominal, venaient se joindre les signes de l'irritation de la membrane muqueuse elle-même, c'est-à-dire ceux de la gastro-entérite (sensibilité à la pression, selles liquides, etc.), il est clair qu'il faudrait combiner avec les moyens indiqués ci-dessus, ceux dont se compose le traitement anti-phlogistique, c'est-à-dire les applications de sangsues sur l'abdomen ou à l'anus, les fomentations émollientes sur cette partie, etc. : peut-être même ce dernier ordre de moyens serait-il alors le seul convenable (1).

---

(1) Les individus qui manient habituellement les préparations de plomb, sont fréquemment atteints d'une espèce de paralysie qui affecte spécialement les muscles extenseurs de la main et des doigts, avec flexion de ces parties sur le poignet....... On traite avec succès ce genre de paralysie par la strychnine ; mais l'emploi de cette substance demande les plus grandes précautions, la plus grande prudence ; sa dose est d'un 12e. de grain : on la donne en pilules.

On cite de nombreux succès en faveur des moyens de traitement ci-dessous indiqués, mis en usage dans la colique saturnine, à l'époque où l'affection est encore à l'état de simple névralgie, ou lorsqu'elle est revenue à cet état après s'être compliquée des symptômes de la phlegmasie gastro-intestinale.

R. Diachyton gommé. . .⎫
Et thériaque. . . . .⎬ aà 1/2 once.
Masse emplâtre ciguë . . . jj onces.
Camphre en poudre. . . . j gros.
Soufre en poudre. . . . . 1/2 gros.

Faire dissoudre et mélanger à un feu doux ; étendre sur une peau ; unir la surface et la saupoudre avec un mélange des substances suivantes réduites en poudre :

Camphre. . . . .⎫
Et tartre stibié. . . . . .⎬ aà j 1/2 gros.
Fleur de soufre. . . . . 1/2 gros.

On applique cet emplâtre sur le ventre, qu'il doit recouvrir en entier. Un autre emplâtre, préparé de la même manière, si ce n'est qu'on s'abstient de le saupoudrer, est appliqué sur les lombes, de manière à les recouvrir aussi en

totalité, excepté sur les côtés, où il reste séparé
du premier par l'intervalle d'environ un pouce.
L'épithème abdominal doit être retiré du moment que des pustules paraissent : si au bout de
deux jours il n'en a point paru, et que les coliques
persistent, on le remplace par un nouveau. L'é-
pithème lombaire peut être laissé cinq à six jours
sans inconvénient. On ne se borne pas à ces applications, on emploie encore : a. le lavement
suivant :

> R. Teinture éthérée de feuil-
> les de belladone. . . . . g^{tt} xx.
> Huile d'olive ou d'amandes
> douces. . . . . on. iv.

Mêlez et donnez à froid;
   b. et un liniment ainsi composé :

> R Eau distillée de laurier-
> cerise. . . . . on. jj.
> Ether sulfurique. . . . . on. j.
> Extrait de belladone. . . . scrup. jj.

La dose pour chaque friction est, chez l'a-
dulte, d'environ deux cuillerées à bouche ordinaires : on agite le mélange avant de s'en servir...
De nombreux succès sont cités en faveur de ces
moyens de traitement.

2°. Ainsi pour les empoisonnemens des sections et de la classe suivante, on remédie par le camphre, aux accidens causés par l'absorption des cantharides; par l'éther, à ceux produits par l'absorption des moules; par l'ammoniaque, à ceux que détermine l'acide hydro-cyanique, etc.

Mais, en général, pour les empoisonnemens par les substances minérales excitantes, comme pour ceux par les substances végétales et animales de la même classe, ou par les sédatifs, on en est effectivement réduit après l'absorption à l'emploi des moyens généraux (c'est-à-dire d'une part à celui des anti-phlogistiques et des calmans, et de l'autre à celui des excitans), modifié d'après la considération particulière de l'organe ou de l'ensemble d'organes sur lesquels l'absorption a eu lieu.

2°.
Solides
et
insolubles.

Le traitement de l'empoisonnement par les sulfures et oxides, etc. métalliques insolubles, se réduit presque à l'emploi des émétiques et des purgatifs.

Nota. Le cuivre, introduit par voie d'absorption de la même manière que le plomb, produit un genre de colique à peu près semblable, et qui cède au même ordre de moyens.

Substances végétales ou animales.

L'empoisonnement, par ces substances, offre à remplir les mêmes indications que l'empoisonnement par les substances minérales de la même classe. Toutefois nous observerons, pour l'empoisonnement par les cantharides, qu'on ne doit point administrer les huiles dans la vue de provoquer le vomissement. L'huile, agissant comme dissolvant sur le principe le plus actif des cantharides, en faciliterait l'absorption (1). On devrait donc, pour faire vomir, se borner à l'emploi de l'eau tiède prise en grande quantité, à la titillation de la luette, etc.; puis donner à l'intérieur, comme calmant, une potion préparée avec le lait d'amande (2), le camphre et le sirop diacode, en même temps que l'on administrerait par verre, à des distances convenables, une boisson mucilagineuse, le petit-lait, l'eau ordinaire avec le sirop d'orgeat, etc., et que l'on ferait à l'extérieur, sur les parties douloureuses, et à la

____

(1) Cette observation, de notre part, date de 1818, et a été vue par M. Orfila dans le manuscrit de cet ouvrage, présenté par nous à l'Académie de médecine, en 1822.

(2) Les amandes douces sont un calmant, un sédatif spécial pour les organes génitaux et urinaires.

région interne des jambes et des cuisses, des frictions avec un liniment opiacé et camphré..... Dix à douze grains de camphre dans cinq à six onces d'émulsion, dont on administre quelques cuillerées par la bouche et dont on donne le reste en lavemens, calment presque instantanément, dans les cas ordinaires, les accidens développés par l'action des cantharides absorbées sur les organes génitaux et urinaires.

Les injections dans la vessie nous paraissent un mauvais moyen, du moins est-il inutile, à raison de la rapidité avec laquelle les boissons sont absorbées.

2°.

PAR LES IRRITANS QUI AGISSENT DIRECTEMENT OU PAR ABSORPTION SUR LA MOELLE ÉPINIÈRE.

Substances minérales et végétales.

1°. Employer les neutralisans, si la nature du poison le permet. (Ex. : contre l'ammoniaque et son sous-carbonate, les boissons acidulées abondantes, etc., comme dans l'empoisonnement par la potasse, la soude, etc.... Introduit dans l'estomac, le sous-carbonate d'ammoniaque est, comme l'ammoniaque pure, neutralisé par l'eau acidulée : l'acide carbonique se dégage; il se forme un acétate d'ammoniaque, lequel, à moins d'une dose très-forte, est sans action sur l'économie. Le sulfate de magnésie, qui décompose en partie, et quoiqu'avec lenteur, le sous-carbonate d'ammoniaque, pourrait être utile dans l'empoisonnement par cette dernière substance). Dans tous les cas faire rejeter la substance le plus promptement possible, en administrant l'émétique, ou en donnant l'eau tiède, etc. en abondance et chatouillant le gosier. Si le poison est pris depuis long-temps et qu'on en suppose encore des restes dans les voies digestives, l'expulser par une potion, un lavement purgatif.

2°. Calmer les convulsions a. au moyen des bains par affusions, en dirigeant celles-ci non-seulement sur la tête, mais encore et surtout sur la colonne épinière à sa partie supérieure ; b. au moyen de frictions sur le cou et la moelle épinière, avec un liniment composé d'huile de jusquiame et de teinture éthérée de musc ; avec le laudanum, uni à l'huile ou étendu dans l'eau ; c. au moyen de fomentations émollientes et *anti-spasmodiques* sur ces mêmes parties ; d. au moyen du laudanum en lavement à haute dose, ou de l'extrait d'opium donné à l'intérieur, également à haute dose, et mieux encore de l'acide hydrocyanique, administré en potion d'après la formule que nous avons indiquée. (Voyez pour cet objet, et la manière d'administrer les bains par affusions, notre *mém. sur les irritations encéph. rach. et nerveuses*).

Un mélange d'éther et de laudanum liquide a été, dans le cas particulier d'empoisonnement par l'angusture, administré avec succès... S'il y avait congestion cérébrale, trismus, constriction du pharynx, les moyens dont nous venons de parler seraient les premiers à employer, ainsi qu'on le verra dans la section suivante.

3°. S'opposer à l'asphyxie, si elle est imminente, en pratiquant la trachéotomie et insufflant avec ménagement l'air dans les poumons pendant plus ou moins de temps (une heure, deux heures et demie, trois ou quatre heures), ou bien sans pratiquer la trachéotomie, en insufflant toujours avec ménagement l'air dans les poumons de la manière qui sera indiquée plus bas. Mais ce moyen (l'insufflation de l'air dans les poumons), dans le cas d'empoisonnement par le camphre et les strychnos, ne peut guère être efficace, puisque ces substances font périr, surtout par l'action directe qu'elles exercent sur la moelle épinière.

4°. Faire, s'il y a lieu, le traitement antiphlogistique, lequel consiste ici en saignées générales copieuses et en applications de nombreuses sangsues (à la partie postérieure du cou et du tronc sur le trajet de la moelle épinière , au niveau de la portion qui paraît être plus particulièrement le point de départ des accidens), et en bains par affusions, donnés comme il est dit plus haut. Si à cette époque on continuait aussi l'usage des opiacés, ce ne devrait être qu'avec beaucoup de circonspection ; on devrait s'en abstenir entièrement s'il y avait simultanément irritation encéphalique; l'acide prussique pourrait, au contraire , être continué. (*vid. op. cit.*)

Dans le cas de complication d'irritation gastro-intestinale, il est clair que les sangsues devraient plutôt être appliquées sur l'abdomen, ou que du moins elles devraient être partagées entre cette partie et le premier endroit.

C'est aux bases alkalines qui se trouvent dans les végétaux, que ceux-ci doivent toutes leurs qualités vénéneuses. L'expérience ayant appris que la noix de galle produit avec les infusions et décoctions de quinquina, ou les préparations dans lesquelles entre le sulfate de quinine, un précipité (de tannin et de quinine) insoluble dans l'eau, et qu'elle est, par son tannin, un véritable contre - poison contre l'émétine, on devait soupçonner qu'elle agissait de la même manière contre les autres, c'est-à-dire qu'en les précipitant comme les oxides métalliques, elle décomposait les sels végétaux dont elles faisaient la base, et c'est, en effet, ce qui paraît aujourd'hui démontré. On devrait donc recourir à la noix de galle ou au quinquina, etc. dans l'empoisonnement par la strychnine, la brucine, la picrotoxine et les autres poisons dont ces alkalis sont la base.

Principes animaux.

Morsure des animaux enragés, etc. (*voyez pour le trait. les observ. partic.*)

3°.

PAR LES IRRITANS QUI AGISSENT DIRECTEMENT OU PAR ABSORPTION SUR L'ENCÉPHALE.

Substances Minérales.

1°. *Par la baryte et ses composés :* La baryte et ses composés demanderaient, pour leur neutralisation, l'emploi du sulfate de magnésie. On a conseillé, en général, les sulfates solubles, par conséquent ceux de potasse et de soude, etc., mais il est évident qu'ils ne doivent pas être employés, au moins dans tous les cas, puisque dans celui, par exemple, d'empoisonnement par la baryte, ils ne feraient que substituer un poison à un autre. Si alors on en faisait usage, on devrait songer plus tard à neutraliser, par une boisson légèrement acidulée , l'alkali mis à nu.

2°. La delphine, la vératrine et leurs composés, seraient neutralisées probablement comme la strychnine, etc. (*voyez ci-dessus*) ou comme la morphine et ses composés (*on verra plus loin*).

Substances Végétales.

1°. *Par les champignons :* 1°. Administrer un émétique composé de 2, 3 ou 4 grains de tartre stibié et de 20 à 24 grains d'ipécacuanha , en aidant le vomissement par l'eau tiède prise à larges verres, par la titillation du gosier, etc. L'eau en grande quantité peut dissoudre davantage du poison, mais qu'importe, puisque l'expulsion en est plus prompte. Après l'effet du vomitif, surtout s'il s'est déjà écoulé un certain temps lorsqu'on a été appelé, les champignons n'agissant qu'au bout de plusieurs heures (de 5 à 24 heures), donner un purgatif composé avec le sulfate de soude (une once à une once et demie) ou l'huile de ricin et le sirop de fleurs de pêcher, etc., puis des lavemens purgatifs préparés avec la casse, le séné et le sulfate de magnésie, etc.; mais jamais avec la décoction de tabac, à raison de l'action de cette substance sur le cerveau. (L'huile de croton, à raison de la rapidité de ses effets et de la dose à laquelle elle les produit, serait peut-être le meilleur purgatif que l'on pût employer dans ce cas d'empoisonnement comme dans la plupart des autres : on la donne à l'intérieur, d'après le formulaire de M. Magendie, à la dose de une à trois gouttes au plus dans une demi-once de sirop de gomme ou autre ; ou bien on l'emploie en frictions autour de l'ombilic, à la dose de quatre gouttes... L'huile d'euphorbia-lalyris est un agent analogue à celle de croton : A la dose de trois à quatre gouttes, elle procure promptement des vomissemens et des selles sans coliques et sans tenesme....... En mêlant une seule goutte d'huile de croton avec une once d'huile de pavot, on obtient une préparation qui ressemble beaucoup à l'huile de ricin, et dont une cuillerée produit des effets analogues à ceux d'une dose égale de cette dernière).... 2°. Les champignons étant évacués, on administre des boissons mucilagineuses ou simplement de l'eau sucrée légèrement acidulée : ce sont les meilleures que l'on puisse employer alors ; l'éther ne convient point, il ne peut qu'ajouter à l'irritation des voies gastriques et à celle de l'encéphale.

Le quinquina et la noix de galle ont été, comme neutralisant, employés avec succès... Si les symptômes inflammatoires se développent, on a recours aux anti-phlogistiques, c'est-à-dire aux saignées, etc.; mais on doit se rappeler que les premiers symptômes d'irritation ne doivent pas faire renoncer à l'emploi des évacuans, etc., attendu qu'on a beaucoup moins à craindre du surcroit d'irritation qui en peut résulter, que de celui qu'entraînera nécessairement le contact de la substance vénéneuse et l'absorption de sa partie active, par son long séjour dans les voies gastriques, si l'on en abandonne l'expulsion à la nature.

2°. *Par le seigle ergoté :* 1°. Si la maladie est légère, on se borne à une boisson légèrement acidulée; 2°. si les symptômes sont graves et font craindre la gangrène, on proportionne, à leur intensité, le traitement général et local de cette affection, mais en observant qu'ici non plus, la gangrène n'est que la terminaison d'une maladie inflammatoire, et que le moyen de prévenir ou de borner l'une est d'opposer à l'autre un traitement anti-phlogistique convenable. Si néanmoins la gangrène survient, la ligne de démarcation entre les parties gangrenées et les parties saines commençant à se former, et les symptômes locaux à diminuer d'intensité, l'on donne l'opium à la dose de 3 ou 4 grains par jour, et l'on en vient à l'amputation. Par l'opium on calme les douleurs, on relève les forces du malade ; la gangrène est bornée, et elle ne se reproduit pas après la chute des escarres. Autant que possible on fait l'amputation dans les parties mortes.

3°. *Par les boissons alcooliques* (persistant au-delà d'un certain temps et avec coma, etc.). 1°. applications réfrigérentes sur la tête (glace pilée), pédiluves irritans ; 2°. si le sujet est jeune, robuste et d'un tempérament sanguin bien pro-noncé, saignée générale ; saignée de la jugulaire, et mieux encore saignée du pied, si la conges-tion cérébrale est très-forte (l'état d'ivresse n'est nullement un obstacle à l'emploi de ces moyens) ; 3°. vomissement (provoqué par un doux émétique, et mieux par l'eau ou les huiles aidées de la titillation du gosier et de la luette), lavemens émolliens ; 4°. immédiatement après, et avant que les symptômes inflamma-toires se soient développés, eau légèrement aci-dulée, à petites doses souvent renouvelées ; lo-tions de vinaigre sur toute la surface du corps. L'ammoniaque liquide à la dose de 7 à 8 gouttes dans un verre d'eau sucrée a été, dans ce cas,

donnée avec avantage : l'acétate d'ammoniaque
n'est pas moins efficace, et n'a pas les inconvéniens que peut présenter l'ammoniaque pure ;
on assure que celui de potasse réussit encore
mieux ; 5°. bientôt en remplacement de ce genre
de moyens, boissons adoucissantes, telles que
l'eau de gomme, etc.; 6°. si malgré l'emploi de
ces dernières les symptômes d'une inflammation
gastro-intestinale, etc., se sont manifestés, applications de sangsues sur l'abdomen, fomentations émollientes, etc.

Des praticiens recommandables ont, dans ces
cas, après les émissions sanguines, quand celles-
ci ne suffisaient pas, employé l'opium avec
avantage.

Substances ou principes appartenant au règne
animal.

1°. *Accidens produits par les moules :* 1°. Émétique, purgatif ou émoto-catartique, suivant le
temps qui s'est écoulé depuis l'ingestion de la
substance délétère ; 2°. éther sulfurique sur des
morceaux de sucre, à la dose de 10, 20, 30
gouttes ; quelques cuillerées d'une potion anti-
spasmodique ; pour boisson, eau acidulée, etc.

2°. *Morsure du lézard ou de la vipère :* Dans
les premiers momens, application d'une ven-

touse ; affusions froides sur la partie. Si les accidens se développent , saignées de pied , sangsues à l'épigastre , cataplasmes émolliens sur l'abdomen , eau gommeuse légèrement acidulée, lavemens émolliens, pédiluves alkalins ; affusions ou ablutions froides sur la tête, répétées plusieurs fois, et dans leur intervalle, applications également froides sur la même partie; bains et fomentations émolliens pour la partie lésée. Une application de sangsues sur cette partie ne pourrait être non plus que très-avantageuse.

Il y a dans ce cas phlegmasie locale extrêmement vive; de plus, absorption sur l'encéphale et probablement sur l'estomac et les intestins : de part et d'autre du moins l'autopsie démontre des traces évidentes d'inflammation.

La cautérisation avec le beurre d'antimoine, les frictions, les lotions avec l'eau de luce ; à l'intérieur l'ammoniaque et autres excitans que l'on administre sous le nom de *cordiaux,* de *su-dorifiques,* etc., paraissent, dans ces cas, décidément nuisibles. Si parmi ces moyens ceux même qui n'agissent que localement pouvaient être utilement employés, ce serait tout au plus dans les premiers instans, lorsque l'affection est encore locale, et d'ailleurs légère. Dès que les symptômes généraux se sont développés, il est évident que le mode de traitement ordinaire doit produire les plus funestes effets.

— L'importance de l'organe, principalement lésé dans cet ordre d'empoisonnement, je veux dire de l'encéphale, rendrait ici encore plus nécessaire que dans les sections précédentes, le traitement anti-phlogistique. Celui-ci, dans l'état de phlegmasie confirmée, consisterait encore en saignées de pieds, sangsues sur l'abdomen et à l'anus, en bains par affusions, applications sur la tête de compresses imbibées d'eau froide acidulée, mais alors seulement en cataplasmes émolliens très-chauds aux pieds, etc., en potions composées avec l'acide hydro-cyanique (*voyez ci-dessus*, *p.* 220), etc....... On satisferait comme précédemment aux indications qui pourraient naître d'une complication d'irritation de l'estomac ou du tube intestinal.

Si la tuméfaction de la langue était excessive, on y remédierait par des applications de sangsues sous la mâchoire et sur les parties latérales du cou, et même, s'il était nécessaire, par des scarifications profondes, pratiquées sur la partie de l'organe malade accessible à l'instrument.

Les bains par affusions, ou même les simples affusions, n'ont pas seulement pour résultat de débarrasser le cerveau, et de soustraire l'indi-

vidu au danger imminent qui le menace de ce
côté, ils rendent encore la déglutition possible,
si elle avait cessé de se faire, et permettent ainsi
l'ingestion dans l'estomac des substances dont
l'emploi est jugé convenable ; ils font que les
médicamens, par ex. : les émétiques et les purgatifs qui étaient sans action, produisent alors
leur effet naturel, etc.; nous ne pouvons trop les
recommander ; c'est dans les cas graves, le premier moyen auquel on doit avoir recours. On se
décidera d'autant plus volontiers, qu'ils n'excluent
point l'emploi simultané des autres moyens.

Dans ces cas, comme dans les empoisonnemens de la classe suivante, on ne saurait être
trop circonspect dans l'emploi de l'émétique,
non-seulement parce qu'il peut ajouter par le vomissement aux accidens développés du côté de la
tête, mais encore parce que sans produire de
vomissemens ni même de nausées, il peut, donné
à trop haute dose alors, ainsi que dans les cas
ordinaires d'apoplexie, etc., phlogoser l'estomac et les intestins.

On sent qu'ici la sonde à seringue ne pourrait
pas remplir toutes les indications. Si, au lieu
d'administrer les affusions, pour en venir ensuite
aux émétiques, etc., on préférait employer cet
instrument, il est clair qu'on n'en serait pas

moins obligé de recourir aux affusions ou du moins aux applications réfrigérentes (pour remédier à la congestion cérébrale) et aux autres moyens indiqués, à raison de l'absorption. Au reste, ici la sonde ne serait pas toujours aussi efficace que le vomissement pour vider l'estomac, puisqu'il peut se faire que la substance vénéneuse se dissolve, se délaye ou se suspende difficilement dans l'eau.

Si, malgré les affusions, l'état spasmodique et tétanique se maintenait, ce que l'on conçoit comme possible, tant que la substance vénéneuse n'est point expulsée ; en supposant que l'on ne réussît pas dans l'introduction de la sonde, ou qu'on n'en eût point à sa disposition, on pourrait, dans la vue de provoquer le vomissement, dissoudre 3 à 4 grains d'émétique dans 4 ou 5 onces d'eau, et en faire l'injection par l'une des veines superficielles du bras. Cette pratique a été tentée avec succès dans un cas de tétanos alarmant, déterminé par des vers.

On pourrait recourir au même moyen par l'administration des *calmans*. Mais l'absorption cutanée pour ces deux genres de médicamens nous paraît préférable. Cette dernière méthode, qui a été employée avec le plus grand avantage dans des cas d'affection nerveuse, avec perte de connaissance , convulsions , resserrement des mâchoires, etc. , consiste à appliquer, par exemple , à l'une des cuisses, un vésicatoire de la grandeur d'une pièce de 6 francs ou environ , à enlever l'épiderme et à appliquer sur la surface dénudée , un emplâtre chargé ou composé des substances médicamenteuses, par ex. : comme calmant, un emplâtre formé de parties égales d'opium et d'extrait de jusquiame.

Si l'état tétanique ne consistait que dans un simple trismus , on le ferait cesser au moyen de l'acuponcture , c'est-à-dire en enfonçant une aiguille dans les muscles masseters , etc.

TRAITEMENT DE L'EMPOISONNEMENT

PAR LES SÉDATIFS.

1°. Neutraliser, s'il est possible , la substance délétère..... Quoiqu'il en soit à cet égard, l'expulser lorsqu'elle a été introduite dans les voies digestives.

La neutraliser, ou en empêcher l'absorption et la détruire , s'il est possible , quand elle a été introduite dans les voies respiratoires ou appliquée à l'extérieur.

Quand elle a été absorbée, chercher encore

à en prévenir l'effet, s'il existe pour cela quelque moyen.

2°. Dans tous les cas, chercher à réveiller, à l'aide des excitans, la sensibilité et la motilité, et à remédier aux effets immédiats de l'action sédative ; aider, soutenir la nature dans la réaction qu'elle peut développer ; modérer cette réaction, si elle est trop vive, traiter les accidens inflammatoires qui peuvent en être la suite, soit qu'ils se développent dans le lieu même de l'application, ou vers les organes sur lesquels l'absorption s'est faite, ou vers d'autres organes consécutivement affectés par sympathie ou autrement : telles sont ici les indications à remplir.

Ce que nous avons dit sur l'emploi des bains par affusions ou des simples affusions à l'occasion des empoisonnemens par les irritans, est immédiatement applicable à ceux de l'ordre opposé, c'est-à-dire, par les sédatifs. Ce que nous avons dit de l'état du cerveau, dans le premier temps des empoisonnemens de ce dernier ordre (*voyez p.* 20 et 67), nous dispense de toutes explications sur la manière dont ce moyen agit alors. Il suffit d'ailleurs que son efficacité ait été constatée dans ces divers cas... Cet état du cerveau, que nous venons de rappeler, et qui consiste en un engorgement du système vasculaire encéphalique par ralentissement ou interruption des fonctions nerveuses et circulatoires, auquel d'ailleurs vient souvent se joindre une congestion véritablement active de l'encéphale, par suite de réaction, peut requérir les émissions sanguines, abstraction faite de toute réaction et de tout état de phlegmasie. Dans les observations particulières, on verra quand et comment.

Substances minérales.

1°. *Asphyxie par la vapeur du charbon et par le gaz acide carbonique :* 1°. Exposer la personne asphyxiée au grand air, sans craindre le froid, qui ne peut jamais être nuisible (on la déshabille, on la couche sur le dos, la tête et la poitrine un peu plus relevées que le reste du corps); 2°. faire sur tout le corps, et principalement sur le visage et la poitrine, des aspersions d'eau vinaigrée froide; frotter le corps avec des linges trempés dans l'eau-de-vie camphrée, l'eau de Cologne, un liquide spiritueux quelconque, et mieux, de l'eau légèrement ammoniacale : au bout de trois à quatre minutes, on essuie les parties mouillées avec des serviettes chaudes, et deux ou trois minutes après on recommence les aspersions et les frictions avec l'eau vinaigrée, ou mieux ammoniacale, froide, etc.; 3°. irriter la plante des

pieds, la paume des mains, et tout le trajet de
l'épine du dos, avec une forte brosse de crin;
4°. administrer un lavement d'eau vinaigrée, ou
plutôt ammoniacale, froide, et quelques minutes
après un autre préparé avec l'eau froide, deux
ou trois onces de sel de cuisine et une once de
sulfate de magnésie; 5°. promener sous le nez des
allumettes bien soufrées et allumées, ou, ce qui
vaut mieux, faire flairer l'alkali-volatil (l'ammoniaque, laquelle n'est pas seulement excitante,
mais qui peut encore agir en vertu d'une action
chimique ou comme neutralisant), en se gardant
bien, s'il est concentré, d'en continuer long-
temps l'action; ou bien encore irriter le nez en
remuant doucement dans les narines un petit rou-
leau de papier ou la barbe d'une plume imbibée
de vinaigre, etc.; 6°. insuffler doucement de l'air
dans les poumons à l'aide du tube laryngien de
M. Chaussier, d'une sonde, d'un soufflet (adapté à
une des narines, tandis que l'on bouche l'autre),
ou de la bouche seule appliquée sur celle de l'individu, puis communiquer une secousse élec-
trique, si l'on a à sa disposition un appareil convenable, insuffler de nouveau, etc.; 7°. si l'assoupissement continue, que le visage soit rouge,
les lèvres gonflées, les yeux saillans, etc., saignée du pied ou de la jugulaire, affusions

froides sur la tête ; 8º. administrer aussitôt qu'il est possible l'eau acidulée avec le vinaigre ou le jus de citron ; 9º. lorsque l'asphyxié est entièrement rappelé à la vie, on le couche dans un lit chaud, dans un appartement dont les fenêtres sont ouvertes et où l'on ne souffre personne d'inutile ; on lui fait prendre quelques cuillerées d'un vin généreux, ou de vin sucré chaud, ou quelques cuillerées d'une potion antispasmodique..... Ces secours doivent être administrés avec promptitude et long-temps continués. Ce n'est quelquefois qu'au bout de cinq à six heures qu'on parvient à tirer les malades de l'état de mort apparente dans lequel ils étaient plongés.

L'émétique et les lavemens avec la décoction de tabac, lesquels provoquent le vomissement, etc., seraient plus nuisibles qu'utiles. L'électricité a été, dans ces derniers temps, employée avec succès contre d'autres genres d'asphyxie.

2º. *Par l'acide hydro - sulfurique (asphyxie des fosses d'aisances)* : 1º. exposer l'individu au grand air ; 2º. promener sous le nez un flacon de chlore, en ne le laissant pas assez long-temps pour irriter les poumons : ce moyen est utile surtout lorsqu'on peut y avoir recours promptement. (On a récemment employé avec avantage le *chlorure d'oxide de sodium concentré :* On imbibe comme il faut un linge de ce chlorure, et on le met sur la bouche et sous le nez du malade, de manière que, s'il fait une inspiration, l'air ne puisse pénétrer dans les voies respiratoires sans se charger d'eau saturée de chlorure. C'est la même manière d'agir que le chlore, mais l'action de ce dernier peut être suivie d'irritation de poitrine, qui en rende la respiration dangereuse); 3°. frotter avec une forte brosse, comme dans le cas d'asphyxie par la vapeur du charbon.

Si, comme il arrive souvent, le malade a avalé de l'eau de la fosse, verre d'huile ou mieux encore 2 grains d'émétique et 24 grains d'ipécacuanha pour faire promptement vomir.

Si les battemens de cœur sont désordonnés ou tumultueux, saignée du bras proportionnée à la force de l'individu et que l'on répète au bout de quelque temps, dans le cas où la première aurait produit un effet favorable. Pour calmer les accidens nerveux, bain par affusions, après lequel on place le malade dans un lit chaud; on continue les frictions et on donne quelques cuillerées d'une potion anti-spasmodique. Si les symptômes persistent, sinapismes et vésicatoires aux jambes, etc.

3°. *Empoisonnement par l'acide hydro-cya-*

*nique, l'eau distillée ou l'huile volatile du laurier-
cerise, l'hydro-cyanate de potasse,* etc., etc. :
On expose au grand air. On a proposé et on peut,
en usant de ménagement, employer avec avantage l'huile de térébenthine, le café, l'eau-de-
vie ; mais l'ammoniaque (1) paraît en être le véritable antidote. On la fait respirer étendue d'eau ;
on en imbibe une éponge, que l'on met dans la
bouche ; on en imbibe des compresses que l'on
applique sur le front ; on en frotte les tempes et
autres parties du corps (dans ces derniers cas on
peut l'employer plus concentrée). On donne
même à l'intérieur , si la déglutition peut se
faire , l'ammoniaque, soit pure , soit unie à
l'alcool (esprit dulcifié), à la dose de 15 à 20
gouttes dans une potion de 6 onces, dont on fait
prendre une cuillerée d'heure en heure. Il se
forme alors un hydro-cyanate d'ammoniaque
avec excès de base sans action sur l'économie.
Plus tard on administre des boissons acidulées ,
et on fait prendre du mouvement et de l'exercice
aussitôt qu'il est possible.

4°. *Empoisonnemens par la morphine et les
sels solubles à base de morphine (sulfate, hydro-*

____

(1) Quelques gouttes d'ammoniaque suffisent pour dissiper la
céphalalgie cruelle dont sont attaqués ceux qui travaillent à la fabri-
cation de l'acide hydro-cyanique,

chlorate, acétate, etc.) : Ces cas sont analogues à ceux d'empoisonnement par l'opium , et doivent être traités de la même manière (*voyez ci-dessous*).

Substances végétales:

Empoisonnement par l'opium , la jusquiame , la morelle et autres poisons de la même classe :
1°. Affusions ou aspersions d'eau froide faites sur la tête toutes les deux ou trois minutes, ou application de glace pilée sur cette partie ; excitation à l'aide de divers moyens ; saignée du pied ou de la jugulaire , si l'état de turgescence de la face, etc. , annonce un état d'engorgement du cerveau (en rappelant celui-ci à ses conditions naturelles , les fonctions se rétablissent , l'individu redevient sensible aux médicamens.)

2°. Aussitôt que la déglutition est possible , tartrate de potasse antimoiné , à la dose de 3 à 4 grains, ou sulfate de zinc, à celle de 15 à 18 grains, ou sulfate de cuivre, à celle de 3 grains dissous dans un demi-verre d'eau tiède, ou mieux dans une petite quantité d'une liqueur alcoolique, laquelle rend l'effet de l'émétique plus prompt et plus sûr ; mais en faisant boire abondamment de l'eau tiède, dès que l'action de l'émétique se manifeste, ces boissons abondantes concourrent effi-

cacement à provoquer le vomissement : on ne
doit point les négliger sous prétexte qu'elles
favorisent la dissolution de la substance vénéneuse.

3°. Immédiatement après l'expulsion de celle-
ci, ou sans cela, si elle n'avait pas lieu, infusion
de noix de galle, coupée avec l'eau de gomme,
l'eau de guimauve, etc., par demi-verres convenablement rapprochés. (Puisque de la réaction
de l'hydro-chlorate de soude (sel marin) et de
l'acétate de morphine ou de l'opium, on obtient, d'une part, un hydro-chlorate de morphine qui se précipite (probablement à l'état de
sous-sel), et de l'autre, un acétate ou un maco-
nate de soude, on pourrait, dans les cas d'empoisonnement par ces substances, l'employer aussi
comme neutralisant dans les voies gastriques.)

4°. Plus tard, si la stupeur, etc. persiste, on
donne une forte infusion de café chaud, par
petites doses que l'on renouvelle souvent, par
exemple de dix en dix minutes, et des lavemens
légèrement camphrés, en mettant entre eux le
même intervalle.

Probablement on retirerait aussi alors, dans
ces cas, des avantages de l'emploi de l'électricité.

Si l'emploi des excitans n'est pas jugé néces-

saire, on se borne à une boisson acidulée (avec
le vinaigre, le suc de citron ou l'acide tartarique,
et de préférence à tout autre, avec l'acide acétique), que l'on administre, d'ailleurs, de la
même manière. L'acide acétique, administré à
l'intérieur et appliqué en fomentation à l'exté-
rieur(sur la tête, la colonne vertébrale, etc.), a
procuré, dans plusieurs cas, d'heureux résultats :
il paraît préférable aux autres acides végétaux,
et jouir, dans ces cas, d'une vertu toute spéciale
et réellement antidotique... Données avant l'expulsion de la substance délétère, les boissons
acidulées seraient pourtant nuisibles, attendu que
la petite quantité d'acide qu'elles contiennent,
suffisante pour dissoudre rapidement la substance vénéneuse, ne le serait point pour la
neutraliser, et qu'il se formerait ainsi un acétate
avec excès de base, dont la grande proportion
de l'eau rendrait, d'ailleurs, l'absorption également rapide. C'est de cette manière que ces boissons, administrées dans les premiers instans,
rendent, malgré la propriété dont jouit l'acide
acétique de neutraliser les bases alkalines, et de
les convertir, quand il est en excès, en substances
qui cessent d'être nuisibles, c'est ainsi qu'a-
lors ces boissons rendent les accidens plus violens et la mort plus prompte.... Il y a donc, dans

ces cas, sous le rapport de l'emploi des neutralisans, deux époques à distinguer, une où il s'agit de neutraliser le poison dans les voies gastriques, et l'autre où il s'agit de le neutraliser dans les voies absorbantes et circulatoires.

Si le poison est pris depuis long-temps, et qu'on ait lieu de le supposer dans les intestins, après avoir administré l'infusion de noix de galle coupée (par la bouche et même en lavement), on a recours aux purgatifs donnés aussi par l'une ou l'autre de ces deux voies.

5°. S'il y a eu une réaction, que des signes d'irritation gastro-intestinale, ou de congestion cérébrale *active*, etc., se soient manifestés, ce qui arrive, surtout, si le sujet est fort, pléthorique, etc.; on fait alors le traitement anti-phlogistique, c'est-à-dire que l'on en vient aux saignées déjà pratiquées dans une autre vue, aux applications locales de sangsues, aux boissons adoucissantes, etc.

L'emploi de la sonde, si la nature du poison le permettait et que l'on y pût recourir à temps, sauverait l'individu de tous accidens, et le médecin de tout embarras ultérieur.

Principes animaux.

1°. *Morsure des serpens*, etc. : Des individus

ont été sauvés, assure-t-on, par le laudanum , à la dose de cent gouttes et au-delà , et l'eau-de-vie chauffée et sucrée , donnée jusqu'à plusieurs verres.

OUVERTURE DES CADAVRES.

I. *Crâne :* 1°. Enlever circulairement les té-gumens, y compris le péricrâne, jusqu'au niveau d'une ligne qui irait de la bosse nasale à la pro-tubérance occipitale externe; 2°. appliquer quatre couronnes du trépan au niveau de cette ligne, deux en avant , deux en arrière sur les articula-tions du pariétal avec le coronal et l'occipital; 3°. scier le crâne dans les intervalles des ouver-tures faites par le trépan, et enlever ainsi la calotte, etc.

II. *Bouche, larynx et trachée artère :* 1°. As-sujétir la tête de manière que la partie antérieure du cou soit bien tendue et allongée; 2°. faire, sur la ligne médiane , une incision longitudinale qui divise l'épaisseur de la lèvre inférieure, et s'é-tende jusqu'au sommet du sternum , puis une autre qui suive le contour de la base de l'os maxillaire ; enlever la peau et le peaucier jus-qu'aux parties latérales du cou; 3°. scier l'os maxillaire sur la ligne médiane, couper toutes les parties qui adhèrent à sa face interne, et abaisser la langue et les parties adjacentes, pour parvenir à l'isthme du gosier; 4°. couper de chaque côté les piliers du voile du palais, prolonger l'incision en bas et sur les côtés du pharynx, jusqu'à l'œsophage..... 5°. Pour examiner le canal aérien, séparer le corps thyroïde, nétoyer avec une éponge, le sang qui serait épanché sur la trachée artère, et faire, de haut en bas, une incision longitudinale qui comprenne l'os hyoïde et que l'on prolonge, en divisant le larynx et la trachée artère, jusqu'à la partie supérieure du thorax.

III. *Thorax :* 1°. Diviser les parties molles, et couper, de chaque côté, par un trait de scie, la clavicule et la première côte, à quelque distance de leur articulation avec le sternum; 2°. continuer de chaque côté l'incision des parties molles suivant une direction oblique jusqu'à l'extrémité de la quatrième fausse côte; écarter convenablement les mêmes parties, scier toutes les côtes successivement, soulever le sternum et le renverser sur l'abdomen : les bronches, l'œsophage, etc., peuvent être alors examinés.

IV. *Abdomen :* 1°. Prolonger de chaque côté l'incision qui avait été terminée près l'extrémité de la quatrième fausse côte, dans une direction encore oblique, jusqu'à la crête de l'os des isles; 2°. la continuer en la contournant jusqu'au corps du pubis; 3°. soulever fortement le segment sternal du thorax, couper les portions du diaphragme qui y sont attachées, les muscles abdominaux, et le ligament suspensoir du foie ou grande faulx du péritoine (reste de la veine ombilicale); 4°. renverser ce grand lambeau sur les cuisses; 5°. fendre le diaphragme d'avant en arrière jusqu'à l'œsophage; relever le bord costal du foie; soulever, inciser l'épiploon gastro-colique et le renverser du côté du thorax, etc.

Tous les viscères et les vaisseaux abdominaux ayant été examinés attentivement, on détache le canal digestif, après avoir appliqué des ligatures bien serrées sur l'œsophage, le rectum et les vaisseaux qui se trouvent à la face intestinale du foie.

On ouvre le canal dans toute sa longueur, on recueille dans des vases propres, les liquides et les solides qu'il renferme, et on en lave parfaitement tout l'intérieur avec de l'eau distillée que l'on garde également.

On note les lésions qu'il offre dans toute son étendue; on détache toutes les portions enflammées, escarrifiées, gangrenées, ainsi que les parties voisines des perforations, s'il en existe, et l'on conserve le tout dans l'alcool pur, pour l'instant où l'on doit procéder à l'analyse.

S'il existait des perforations, on aurait dû, avant tout, faire, au-dessus et au-dessous, des ligatures, et absorber, avec une éponge que l'on aurait exprimée dans un vase, les fluides contenus dans l'abdomen (1).

Ceci fait, on remet dans leur situation naturelle toutes les parties du cadavre, on fait coudre à grands points les incisions; on lave le corps, on l'essuie et on l'enveloppe d'un grand drap, sur lequel le commissaire doit apposer son sceau.

Les expériences doivent être faite en présence du commissaire, qui, quand on est obligé de les interrompre, met un scellé sur les pièces d'examen.

Les chlorures de chaux et de sodium possèdent, à un haut degré, la propriété de désinfecter les parties végétales ou animales en putréfaction, d'en détruire instantanément l'odeur, d'en raf-

---

(1) On trouve quelquefois libres dans la cavité de l'estomac des grains *blancs* ou *blanchâtres*, brillans, un peu plus gros que des grains de millet.

fermir les tissus, et d'en arrêter la putréfaction ultérieure.

Si donc il s'agissait de procéder, au bout de plusieurs semaines, à l'exhumation et à l'examen juridique d'un cadavre ; pour le faire sans danger, on se conduirait de la manière suivante :

1°. On se procure un baquet, on y met une voie d'eau, on verse dans celle-ci un demi-kilogramme de chlorure de chaux (deux onces de chlorure sur deux ou trois litres d'eau), et l'on remue bien le mélange.

2°. On déploie un drap ; deux personnes le trempent dans le baquet en le tenant par les bouts, de manière à pouvoir le retirer avec facilité, et surtout l'étendre avec promptitude.

3°. Le cadavre étant alors mis à découvert, on en approche le baquet, et les deux personnes qui tiennent le drap, le retirant tout imbibé de la solution aqueuse, l'étendent aussitôt sur le corps en putréfaction ; bientôt après, l'odeur qu'exhalait celui-ci n'existe plus. En arrosant souvent avec l'eau du baquet le drap qui couvre le cadavre, on empêche l'odeur de se reproduire.

Au besoin, en arrosant le sol avec le même liquide, on en opérerait également la désinfection; il en serait de même de l'air en y faisant des aspersions (1).

ᴧᴧᴧᴧᴧᴧᴧᴧᴧᴧᴧᴧ

Le médecin doit avoir constamment présent à la mémoire, les moyens que l'art lui offre de neutraliser la substance qui vient d'être prise à l'intérieur et qui menace la vie de l'individu; il n'y a ordinairement d'espoir de succès, que dans la promptitude des secours. Le tableau suivant a pour objet d'aider ses souvenirs dans sa pratique, et de le mettre à même d'agir avec toute la célérité possible, dans le cas où le poison étant connu, on peut lui opposer un antidote.

---

(1) La solution aqueuse de chlorure de chaux, pour l'usage ordinaire, se prépare dans les proportions suivantes :

R. chlorure de chaux (marquant de 90 à 100 degrés au chloro-mètre de M. Gay-Lussac)............................... 100 grammes.
Eau commune................... 1000 grammes.

On divise le chlorure dans un mortier; on y ajoute d'abord une petite quantité de l'eau, puis successivement le reste des 1000 grammes : on laisse déposer, on décante ou même on filtre la solution; on la met dans une bouteille, que l'on bouche hermétiquement, et l'on conserve pour l'usage.

TABLEAU SYNOPTIQUE
DES POISONS LES PLUS USITÉS,
ET DE LEURS RÉACTIFS.

...es ACIDES nitrique (ou l'eau-forte) sulfurique , hydro-chlorique (ou l'eau de Javelle) phosphorique , etc.	Sont neutralisés par	Magnésie , eau de savon ; à leur défaut, eau albumineuse , c'est-à-dire contenant le plus possible de blancs d'œufs en dissolution, lait.
...otasse , soude , ammoniaque , ...chaux	—	Eau vinaigrée , ou acidulée avec un acide quelconque.
...aryte et ses composés.	—	Sulfate de magnésie, eau de Sed-litz , ou eau de puits.
...cétate de plomb (*ingérée dans l'estomac*).	—	Sulfates solubles , noix de galle coupée, et à leur défaut eau de puits, albumine, lait, thé, bouillon, la plupart des liquides végétaux et animaux , et notamment la consoude, etc.
...cétate de cuivre ou vert-de-gris et autres sels à base de cuivre	—	Gluten pulvérulent, ou eau albumineuse, ou infusion de noix de galle (en vertu de son tannin), et à leur défaut, thé , infusion ou dé-coction d'écorce de chêne, de grande consoude, etc.
...ublimé corrosif et autres sels à base de mercure.	—	Gluten pulvérulent, albumine ou sirop d'orgeat et émulsions; infusions de quinquina ou de noix de galle, et à leur défaut, lait, thé, et en général toutes les substances liquides, végétales ou animales.

Emétine, émétique et autres sels antimoniaux. . . . . . . } Sont neutralisés par { Infusion ou décoction de noix de galle (coupée avec l'eau de gomme, etc.), ou de quinquina ; à leur défaut, en général, infusion ou décoction des bois, racines et écorces dites astringentes.

Sulfate de zinc et hydro-chlorate d'étain. . . . . } — { Lait, et à son défaut, magnésie, noix de galle, racine de grande consoude, etc.

Acide arsenieux et autres préparations arsenicales solubles. } — { Eau de chaux coupée avec le lait, et mieux infusion de quinquina et de noix de galle coupée avec l'eau de gomme.

Nitrate d'argent . . . . } — { Hydro-chlorate de soude ou sel commun en dissolution dans l'eau ordinaire (une cuillerée à café dans deux pintes d'eau , que l'on fait prendre par verres).

Alkalis végétaux , poudre , dissolutions , macérations , sucs etc. de champignons d'aconit, de noix vomique , d'ellébore, etc. , d'opium , de ciguë , de jusquiame , de morelle , de strammonium , etc. , etc. . . } — { Infusion de noix de galle (coupée avec l'eau de gomme, etc.) (1), émulsions, et à défaut de noix de galle et d'émulsions, toute substance végétale contenant du tannin, telle que le quinquina, en sorte que, dans un cas pressant, le vin rouge pourrait servir.

---

(1) L'infusion de noix de galle précipite très-abondamment la strychnine, l'acétate de morphine, la teinture aqueuse d'opium, etc... Avec le quinquina, je n'ai point constaté de précipité sensible.

OBSERVATIONS PARTICULIÈRES.

Nous avons cru qu'il était important de confirmer par des faits, surtout relatifs à l'homme, les principes fondamentaux exposés dans le cours de cet ouvrage. S'il est vrai que l'action des substances médicamenteuses ou vénéneuses sur l'homme ne soit pas toujours rigoureusement identique à celle qu'elles exercent sur les animaux, on nous saura gré, sans doute, d'avoir particulièrement puisé à la source qui devait nous fournir les données les plus certaines, et susceptibles des applications les moins équivoques; d'ailleurs, il est des considérations particulières auxquelles nous n'avons pu nous arrêter, et qui trouveront ici naturellement leur place.

EMPOISONNEMENT PAR L'ACIDE SULFURIQUE.

PREMIÈRE OBSERVATION,

communiquée par M. Ménière, interne à l'Hôtel-Dieu de Paris, 1824.

Un ouvrier en bronze, âgé de dix-huit ans, tempérament sanguin, bien constitué, a résolu de se donner la mort à raison d'une maladie vénérienne qu'il a contractée, et dans cette intention il prend, le 28 janvier, à six heures et demie du matin, une bouteille pleine d'acide sulfurique, dont il avale une gorgée... Immédiatement après, sentiment de brûlure à l'arrière-bouche, anxiété, nausées et bientôt vomissemens.

Au bout d'environ une heure, un médecin prescrit une potion de magnésie à prendre par cuillerées : les vomissemens se répètent fréquemment.

L'individu est transporté à l'Hôtel-Dieu à huit heures.

Il était alors dans l'état suivant : frisson général, peau froide et décolorée, taches de couleur *blanchâtre* au menton et à la partie antérieure du cou ; lèvres, gencives et langue de couleur blanche ; douleur vive à l'épigastre ; ventre aplati, déprimé ; la pression augmente à peine la douleur, quoique le malade dise éprouver de grandes souffrances ; pouls lent, assez plein ; les yeux fermés ; les jambes et les bras agités de mouvemens rapides et involontaires, etc.

Aussitôt une once de magnésie calcinée dans un litre d'eau froide, dont on fait prendre quelques verres ; vingt-cinq sangsues au devant du cou, à raison d'une forte contriction qui existe au pharynx. On continue de gorger le malade de boissons, et bientôt il vomit abondamment un liquide rosé qui dépose des mucosités abondantes, mêlées, les premières fois, de stries sanguinolentes. Il boit, en moins d'une heure, quatre pots d'eau avec la magnésie. Cataplasmes émolliens au cou et sur l'abdomen : pour boisson, solution de gomme opiacée, émulsion d'amandes ; pour la nuit, julep diacode.

A midi les vomissemens de moins en moins fréquens

ont cessé tout-à-fait. Le malade crache en abondance des matières visqueuses, filantes, de couleur rose, et mêlées de parcelles blanches; le pouls est devenu plus fréquent, plus élevé, mais la douleur de l'épigastre est presque nulle, et le malade se trouve bien.

Le soir, le mieux continue, seulement le malade éprouve encore, à chaque instant, le besoin de cracher; point de selles spontanées : on donne quelques lavemens.

Le 29 au matin le malade est bien. La langue et le fond de la bouche sont blanchâtres, le besoin de cracher existe toujours. Le malade souffre beaucoup de la gorge, et la déglutition est fort pénible. L'épigastralgie n'existe plus; le pouls est presque naturel : On continue l'usage de l'émulsion, de la solution gommeuse (à laquelle on ajoute du laudanum), et du julep calmant.

Le 30, douleurs vives à l'épigastre, *revenues* pendant la nuit, déglutition presque impossible; il y a eu quelques vomissemens de matières verdâtres : Trente sangsues à l'épigastre et vingt au cou; ces deux applications sont suivies d'un soulagement marqué.

Le 31, vomissemens provoqués par les boissons, si elles sont prises à la dose seulement d'un demi-verre; le malade continue à cracher abondamment; la muqueuse buccale n'est plus de couleur blanchâtre, mais d'un rouge vif, et d'une grande sensibilité; épigastre douloureux à la pression; abdomen déprimé, pouls petit, fréquent, serré; agitation; point d'évacuations alvines : On donne un lavement qui procure quelques selles solides.

Le 1er. février, même état : les vomissemens continuent, etc. Le soir la douleur de l'épigastre devient plus vive : Vingt sangsues sur cette région.

Le 2, les vomissemens ont cessé pendant la nuit ; le malade est beaucoup plus calme. Le soir, les accidens se reproduisent et s'aggravent : la figure est grippée, les membres sont agités de mouvemens convulsifs, l'épigastralgie est vive, l'anxiété extrême ; le pouls de plus en plus petit, fréquent et serré, toujours dur : Trente sangsues à l'épigastre ; soulagement, état général un peu meilleur.

Le 3, les vomissemens de matières vertes se sont encore répétés deux à trois fois. Pendant la nuit, le crachottement continue, seulement il est moins abondant : impatiences, caprices, mobilité extrême de tout le corps, point de selles, d'ailleurs même état.

Le 4, après de violens efforts, le malade expulse, par le vomissement, des portions de membrane muqueuse d'une teinte jaune ; les vomissemens de matières verdâtres ont toujours lieu, et la douleur de l'épigastre est toujours la même.

Le 5, la langue, dont toute la surface a été cautérisée et l'épiderme détruit, est toujours d'un rouge intense, mais humide ; les vomissemens ont cessé, l'anxiété a diminué, le malade est plus tranquille ; la peau est encore chaude, mais le pouls est calme et naturel, et le *facies* satisfaisant.

Le 6, la nuit a été agitée, mais le matin, le malade se trouve mieux ; il prend du lait que l'estomac supporte ; les crachats, d'un blanc jaunâtre, bien liés, visqueux et toujours abondans, paraissent mêlés de pus. Point de selles.

Le 7 et le 8, même état : on continue le lait que le malade digère, et dont il se trouve bien.

Le 9, toux avec crachats également abondans, et offrant le même caractère; peu de sensibilité abdominale, constipation opiniâtre ; le pouls est petit, il offre un peu de fréquence et de dureté; on s'aperçoit que le malade maigrit beaucoup.

Le 10, le malade, outre le lait que l'on continue toujours, prend plusieurs bouillons et plusieurs potages.

Dès-lors, toux plus forte, plus fréquente, plus difficile, accompagnée d'une expectoration moins abondante; vomissemens, anxiété extrême.

Le 11 et le 12, le malade est plus calme, mais d'ailleurs dans le même état; l'amaigrissement fait des progrès : on continue le lait, qui passe sans accidens.

Le 13, nuit agité : toux violente, plusieurs vomissemens, l'un de matières liquides d'un brun foncé et qui paraissent mêlées de sang. Pâleur de la face, dépression du pouls, affaissement général.

Le 14 et le 15, les symptômes s'aggravent de plus en plus; la physionomie abattue, les yeux à demi-ouverts, la respiration suspirieuse, le pouls lent et faible, l'état de stupeur général, tout annonce une fin prochaine.

Le 16, éruption de taches rouges sur les avant-bras, expectoration nulle, langue sèche que le malade ne peut sortir de la bouche, parole inintelligible; pouls imperceptible, décoloration générale. Mort tranquille à cinq heures du soir.

Autopsie faite le 18 à dix heures du matin : Le menton et le devant du cou sont couverts de croûtes brunes, épaisses, au-dessous desquelles sont des ulcères produits par le contact de l'acide. La langue est d'une teinte blanc-jaunâtre qu'on ne fait pas disparaître en la raclant avec le bistouri ; le pharynx enflammé est rempli de fluides analogues à la matière des crachats. La muqueuse de l'œsophage est détruite dans presque toute la longueur de ce conduit : il n'en reste que des lambeaux allongés, à bords renflés et comme roulés sur eux-mêmes, dans l'intervalle desquels la membrane musculeuse est tout-à-fait à nu. Les portions de la muqueuse qui n'ont pas été détruites, sont parsemées de tâches d'un rouge brun. L'altération des tissus est plus grande dans le quart inférieur du canal. A l'extérieur on trouve plusieurs ganglions lymphatiques rouges et de la grosseur d'une fève.... L'estomac est dilaté, son grand cul-de-sac est rempli de mucosités mêlées de bile et d'une matière d'un brun rougeâtre. La portion pylorique offre, dans le sens de la grande courbure, des ulcérations ou perte de substances de la muqueuse dont les bords sont d'une teinte noire et qui semblent produites par l'action immédiate du caustique. Dans un endroit voisin du pylore, la tunique musculeuse elle-même a été détruite dans l'étendue d'un centimètre : la perforation dans ce point était imminente. Dans la portion splénique, les parois plus épaisses sont semées de plaques rouges, et offrent dans les points correspondans à celles-ci une sorte de transparence.

Le duodénum est légèrement phlogosé dans la con-
vexité de sa seconde courbure. Le reste de l'intestin,
ainsi que les autres viscères abdominaux, sont sains. Les
deux poumons, le droit surtout, sont enflammés, hépa-
tisés, et ramollis dans une grande portion de leur
étendue; les plèvres sont presque partout adhérentes,
mais ces adhérences sont anciennes.

DEUXIÈME OBSERVATION,

Communiquée par M. DANCE, interne à l'Hôtel-Dieu de Paris.

Mornat Pierre, âgé de soixante ans, commissionnaire,
livré à de violens chagrins, et en proie à une grande
misère, résolut de se débarrasser de la vie, et dans ce
dessein, après avoir fait un repas assez copieux, avala
un quart de verre environ d'acide sulfurique du commerce, le 22 mars 1825, à trois heures après midi.

Aussitôt sensation déchirante de brûlure. Au bout
d'un quart d'heure, vomissemens violens d'une grande
quantité de bile, de mucosités, etc.; on l'apporta à
l'Hôtel-Dieu à dix heures du soir. Là, aussitôt une once
de magnésie calcinée dans deux pots d'émulsion. Les
vomissemens n'en continuent pas moins pendant la
nuit; ils se composent d'un mucus visqueux, filant,
d'un blanc grisâtre, mêlé d'une matière plus liquide qui
surnage.

Le lendemain matin, le malade était dans l'état suivant :

Les efforts de vomissemens ne sont plus complets,

le malade semble ne vouloir que cracher. Douleur à la région du cou et le long de l'œsophage, augmentant par les mouvemens de déglutition ; celle-ci est difficile ou impossible : la boisson qu'on donne au malade est aussitôt rejetée. Épigastralgie tellement vive, que la pression, la plus légère, suffit pour faire entrer le malade comme en convulsion : exercée sur le reste du ventre, la pression est sans douleur. Langue blanche recouverte d'une pellicule aphteuse comme nacrée ; soif qui ne peut être satisfaite ; point de selle ; excrétion urinaire libre. Pouls peu fréquent, mais irrégulier ; facultés intellectuelles sans altération ; insomnie. Douze sangsues à l'épigastre, lait, potion calmante, avec six gouttes de laudanum. Le soir, douze nouvelles sangsues.

Le 24, mêmes symptômes ; l'épigastre est de plus en plus douloureux à la pression, sans que le ventre, qui est volumineux, partage cet état de sensibilité. La langue s'est dépouillée de l'épiderme blanchâtre qui la recouvrait : elle est maintenant rouge, toujours humide. Douze sangsues à l'épigastre, bain général : du reste, même prescription.

Le 25, le malade sent à chaque instant son estomac se soulever comme pour vomir, sans pourtant faire autre chose que cracher ; il rejette ainsi en abondance des mucosités rouges, sanguinolentes, mêlées d'un liquide également sanguinolent, au milieu duquel nagent de petits flocons grisâtres, qui semblent appartenir à la muqueuse des premières voies. Face un peu altérée ; un peu de chaleur à la peau ; légère céphalalgie : d'ailleurs même état. Gomme édulcorée, potion calmante, bain, cataplasme. Le soir, douze nouvelles sangsues à l'épigastre.

Le 26, la face est sans altération, l'expectoration n'est plus sanguinolente, mais grisâtre ; la langue n'est plus rouge, mais d'un gris pâle ; l'épigastre est moins douloureux, la peau sans chaleur marquée ; le pouls plutôt lent et rare, que vif et fréquent, faible et très-irrégulier. Aucune évacuation alvine depuis l'ingestion du poison.

Il paraît en somme y avoir de l'amélioration dans l'état des choses ; même prescription, de plus lavement.

Le 27, l'état du malade *semble* s'être encore amélioré ; l'épigastralgie est nulle, les efforts d'expectoration ont cessé. On accorde des alimens au malade, etc. A quatre heures du soir délire violent avec vociférations continuelles, menaces, efforts pour se lever.

Cet état d'agitation se prolonge jusqu'à minuit, qu'il survient un peu de calme.

Le 28, délire tranquille ; face prodigieusement altérée, yeux hagards, soupçons, inquiétude, désespoir. Le ventre est un peu tendu et ballonné, mais sans douleur en aucun point, tandis que la région du pharynx et le trajet de l'œsophage sont toujours douloureux. Pendant la nuit, délire, accompagné de nouveau d'une grande agitation.

Le 29, applications froides sur la tête, lavement avec douze gouttes de laudanum ; pendant la journée le malade est plus calme : il ne vocifère plus, il paraît assoupi.

Le 30 et 31, nouveau lavement avec le laudanum. Le délire cesse entièrement ; le malade reprend l'usage de sa raison ; il est silencieux, il paraît soucieux *et comme absorbé ;* le pouls offre toujours le même caractère, etc.

1er. avril, grande soif, toux légère avec expectoration de crachats filans et râle muqueux ; du reste, même état.

Le 2, morosité, tristesse, taciturnité, etc. Le soir et pendant la nuit, délire tranquille.

Le 3, fixité du regard, abattement des traits ; même état de douleur du côté du pharynx ou de l'œsophage, et d'indolence du côté de l'abdomen, etc.

Le soir, tout-à-coup, évacuations par le vomissement et par les selles, d'une grande quantité d'un sang liquide où nage un certain nombre de caillots ; pouls plus petit ; face plus pâle, extrémités froides et autres signes des hémorragies intérieures. Pendant la nuit, nouvelles évacuations de même nature par les mêmes voies, suivies d'une faiblesse de plus en plus grande.

Le 4, la pâleur de la face devient complète, les extrémités se refroidissent entièrement ; le pouls est nul. Le malade expire tranquillement vers le soir.

Autopsie faite le 5, en présence du commissaire de police : A l'instant de l'incision des méninges, écoulement abondant d'une sérosité entièrement transparente, dans laquelle baignent les circonvolutions et les membranes cérébrales. Les ventricules latéraux en contiennent également.

Poumons gorgés de sang : hépatisation au second degré de ces organes à leur base, plus marquée à gauche ; quelques adhérences pleuritiques anciennes.

Les parties de l'intérieur de la bouche offrent une

sorte d'endurcissement avec rétraction, mais sans changement de couleur; la langue, en particulier fortement
convexe par sa face supérieure, est dure, résistante et
dans un véritable état de racornissement.

La muqueuse œsophagienne est blanchâtre, plissée
longitudinalement sur elle-même et légèrement racornie.

L'estomac contient environ une livre de caillots fébri-
neux, noirâtres, qui en remplissent presqu'entièrement
la cavité. La muqueuse est corrodée, détruite dans le
tiers environ de son étendue, ou du grand cul-de-sac, au
voisinage du pylore, suivant la grande courbure. Dans
ce trajet les parois de l'organe sont noirâtres et comme
fongueuses. Dans plusieurs points, elles sont détruites
jusqu'à la séreuse, sans offrir, toutefois, aucune perforation. La surface intérieure de la totalité du tube intestinal est tapissée d'une couche de sang noirâtre et
comme *boueux*.

La muqueuse, en se rapprochant de l'estomac, est,
dans certains points, d'un rouge noirâtre. Inférieure-
ment, elle est saine; mais le tissu cellulaire, qui tient
à la musculeuse, est emphysemateux dans une grande
étendue.

TROISIÈME OBSERVATION,

Communiquée par M. DANCE, interne à l'Hôtel–Dieu de Paris.

Un homme âgé d'environ cinquante ans, bien constitué,
livré à des passions et à des chagrins domestiques, ayant
résolu de s'ôter la vie, acheta, le 8 janvier 1824, à 8 heures
du soir, quatre gros d'acide sulfurique, s'achemina vers

l'Hôtel-Dieu, et avala le poison en arrivant aux portes de cet hôpital, où il fut reçu immédiatement, suivant qu'il l'avait désiré. Bientôt, douleurs abdominales intolérables, exaspérées par la pression la plus légère; cris, agitation; le malheureux demande en poussant des hurlemens affreux qu'on lui ouvre le ventre. L'épigastre est légèrement tuméfié; le pouls à peine perceptible; les membres froids; tout le corps couvert d'une sueur froide et visqueuse. Point de vomissement, point de selles. Les lèvres offrent plusieurs taches *blanchâtres* produites par le contact de l'acide; la langue et le palais présentent la même teinte; la muqueuse de ces parties est comme racornie et recoquillée sur elle-même.

Aussitôt une once de magnésie calcinée, délayée dans du lait. Le malade avale avec une grande peine. A chaque gorgée il éprouve de nouvelles douleurs qu'il exprime par des cris. Ces douleurs augmentent; les membres se refroidissent de plus en plus; le pouls devient imperceptible, et le malheureux, conservant toute sa raison, expire au milieu de souffrances atroces, à une heure après minuit, cinq heures après l'ingestion du poison.

Autopsie faite le 10 janvier, en présence de M. Magendie : La muqueuse de la bouche et de l'œsophage offre la couleur blanchâtre, et l'espèce de recoquillement ou de racornissement dont on a parlé. Celle de l'estomac est noire, charbonnée, réduite en une espèce de bouillie. Une perforation large et à bords irréguliers se remarque vers le grand cul-de-sac de l'organe : elle a livré passage à d'abondantes matières liquides et solides qui se sont épanchées dans la cavité du péritoine. Ces matières sont sanguinolentes. Le péritoine est vergété en noir. Dans leur partie supérieure, les intestins, noirâtres à l'extérieur, offrent une teinte grisâtre à l'intérieur ; les matières qu'ils contiennent sont concretées sous forme d'une couche dure appliquée à la surface interne. Le sang des vaisseaux mésentériques est noir et coagulé dans leur cavité. Le foie est dur ; sa surface est sèche, comme racornie, et couleur de *miel impur* jusqu'à une profondeur d'environ trois lignes. Les plèvres sont noirâtres ; elles contiennent une grande quantité de liquides sanguinolens épanchés dans leurs cavités. Le sang est noir et coagulé dans les vaisseaux superficiels du cœur comme dans ceux du mésentère.

Remarques. C'est avec raison que M. Dance distingue la gastrite par érosion et surtout par escarre, de la gastrite superficielle, qui, laissant intactes les houpes nerveuses, ne consiste que dans leur irritation. Le rapprochement qu'il établit entre ces deux cas, et ceux de brûlure superficielle et de brûlure profonde, est d'une extrême justesse.

En effet, dans les gastrites avec escarre, comme dans les brûlures également profondes, ainsi que l'observe M. Dance, la douleur et les sympathies sont nulles ; le malade est dans le calme, mais ce calme n'est qu'une apparence trompeuse ; bientôt de part et d'autre les tissus, qui avoisinent ceux où l'organisation et la vie ont été détruites, s'irritent, et alors on voit se développer avec rapidité tous les symptômes des mêmes affections à *l'état superficiel,* c'est-à-dire le trouble, l'agitation, le délire, etc. Cette succession de phénomènes, ce changement d'état, est ce que l'on observe chez le sujet de la seconde observation...... Mais ces considérations nous ont déjà occupé, nous ne devons pas y insister davantage.... On voit dans la même observation, pourquoi il y a eu d'abord des vomissemens qui ont cessé plus tard : Les matières alimentaires, contenues dans l'estomac à l'instant de l'ingestion du poison, ont empêché la désorganisation immédiate de la muqueuse; il a pu y avoir *irritation,* et celle-ci étant transmise aux parties centrales du système nerveux, notamment à la partie supérieure de la moëlle épinière, des efforts violens de vomissemens sont survenus.... L'action de l'acide a continué; la muqueuse, dans la portion de sa surface qui en éprouvait le contact, a fini par être désorganisée; il n'y a plus eu *d'irritation* transmise de ce point aux centres nerveux, plus de réaction de la part de ceux-ci; le vomissement dès-lors n'en a plus été un véritable, c'est-à-dire qu'il n'a plus consisté que dans un effort comme spasmodique, déterminé par *commotion nerveuse* ; il n'a plus consisté que dans une sorte de régurgitation par le fait des mouvemens, tels que les détermine l'excitation immédiate du tissu musculaire : l'acide avait pénétré jusqu'à la tunique musculeuse de l'estomac, de là les *soulèvemens* de cet organe. C'est à l'irritation de la musculeuse, et par continuité de tissu à celle de la séreuse, qu'il faut aussi attribuer le fait d'une épigastralgie extrêmement vive, coïncidant avec cette absence de tout mouvement de vomissement véritable.

L'épigastralgie, qui ne tenait qu'à l'action locale ou chimique de l'acide, a cessé quand celle-ci a été épuisée en même temps que les parties se sont trouvées désorganisées. C'est à cette désorganisation complète, au bout d'environ 6o heures, qu'il faut rapporter le mieux apparent qui fit alors accorder des alimens au malade. Le trouble, l'agitation, le délire, ont succédé au calme, à la stupeur, quand les points de l'estomac et la partie supérieure de l'intestin ont commencé à passer à un véritable état d'irritation inflammatoire, et que ces nouveaux points d'irritation sont devenus le lieu de départ de nouvelles sympathies.

La douleur était bornée à l'épigastre, parce qu'il ne paraît pas qu'une certaine quantité du poison eût traversé le pylore et que la condition de l'estomac était une désorganisation et non une phlegmasie, c'est-à-dire un état qui, quand il est aigu, s'étend toujours, d'une manière plus ou moins marquée, à une portion plus ou moins étendue de l'intestin.

Le caractère qu'a offert le pouls aux diverses époques (toujours de la même observation), est de nature à éclairer la question des sympathies de l'estomac, et spécialement de sa muqueuse, avec l'organe central des fonctions circulatoires.

Cette lenteur dans les pulsations n'a point lieu dans la gastrite.

Le malade ayant mangé avant de s'empoisonner et ayant nécessairement rejeté une portion du poison par les vomissemens qui eurent lieu aussitôt après son ingestion, si, appelé à temps, on eut appliqué des sangsues à la gorge pour rendre la déglutition possible, ou employé la sonde de gomme élastique pour injecter les boissons chargées de magnésie, peut être on eut sauvé l'individu.

Que les lésions organiques soient lentes ou rapides dans leur développement, et quelques profondes qu'elles puissent être d'ailleurs, à moins qu'elles ne portent sur les poumons, ou sur les parties centrales des systèmes nerveux ou circulatoire, la mort ne saurait jamais leur être attribuée. Quoique l'estomac, dans la 3me. observation, eût été charbonné, perforé, etc., ce n'est cependant pas à cet état que l'individu a succombé immédiatement ; il est mort surtout par excès de douleur, par irritation, par épuisement de l'influence nerveuse ; mais, comme nous avons également insisté sur cet objet au commencement de cet ouvrage (*p.*61), nous n'y reviendrons pas ici.

L'absence, dans cette observation, je ne dis pas des vomissemens, comme dans l'observation précédente, car l'estomac étant perforé, ils étaient impossibles , quelques en soient d'ailleurs les agens; mais celle de hoquets, de nausées, de toute envie de vomir, est sans contredit une circonstance remarquable et bien propre à éclairer l'obscurité qui règne encore en physiologie sur le phénomène du vomissement.

Si les expériences ont démontré que cet acte peut s'effectuer sans aucune participation de l'estomac, l'observation pathologique a également prouvé que l'estomac seul, et par lui-même, est susceptible, non-seulement d'une sorte de vomissement par régurgitation, mais encore d'un vomissement véritable, quand par quelques cir-

constances il vient à se contracter convulsive-
ment en sens inverse du mouvement péristaltique.

La question relative au vomissement, ne serait
donc plus de savoir si l'estomac ou les muscles
abdominaux en sont les agens exclusifs, mais de
rechercher quelle part le premier peut y avoir,
et quelle part on peut attribuer aux seconds, *dans
l'état ordinaire des choses*. Eh bien, cette question
nous paraît résolue par les deux dernières observations. Il est évident que l'estomac est indispensable au phénomène du vomissement, non par
le secours que son plan musculeux peut prêter
aux muscles abdominaux, nous venons de dire
que cette condition n'est pas nécessaire, mais
par la *sensation* dont sa muqueuse est le siége.
La première n'a plus lieu quand la seconde est
désorganisée ou détruite, et dès-lors tout phénomène de contraction est impossible, puisque
la contraction des muscles a sa cause première
dans l'excitation nerveuse. Il est extraordinaire
que les physiologistes qui se sont occupés de la
question du vomissement, considérée sous le
rapport de sa cause, ne se soient occupés que
de ses agens mécaniques, et qu'ils n'aient pas songé
qu'il était avant tout un résultat de l'influence
nerveuse, et que dès-lors la partie *sensible* des
tissus de l'estomac devait être comptée pour quelque chose.

La teinte blanchâtre et noirâtre des parties touchées par l'acide dans ces sortes de cas, tient à une action différente d'après la durée du contact: 1°. les taches sont *blanches* si le contact est passager; 2°. elles sont *noires*, il y a escarre si le contact se prolonge. Les parties qui offrent la première couleur n'ont été qu'irritées; celles qui présentent la seconde, non-seulement ont été désorganisées , mais ont encore éprouvé une altération dans leur composition chimique.... La coagulation du sang est aussi un effet chimique.

La teinte blanche dont il est question dans la 1re. observation, et qui se reproduit dans la 3me., mérite une attention particulière, car les auteurs indiquent d'une manière générale la teinte opposée comme signe ou preuve de l'action de l'acide sulfurique sur les tissus. On voit qu'il y a une distinction à faire ; nous l'avons déjà établie au commencement de cet ouvrage, page 3.

EMPOISONNEMENT PAR L'ACIDE NITRIQUE.

OBSERVATION

Communiquée par M. DANCE, interne à l'Hôtel-Dieu.

Le 4 février au soir, on apporta à l'Hôtel-Dieu une jeune femme qui s'était empoisonnée au moyen de l'acide nitrique. Elle y mourut bientôt sans qu'on eût pu se

procurer des renseignemens sur les causes et les circonstances de l'accident, et sans qu'on eût eu le temps
de l'observer ni de la secourir.

C'est donc une simple note sur les lésions cadavériques que nous allons consigner ici.

Nécroscopie. — L'intérieur de la bouche, la langue, etc.,
sont entièrement recouverts d'une couche jaunâtre.
L'œsophage, resserré dans sa partie supérieure, est
aussi recouvert de la même couche. Cette couche est
formée par la membrane muqueuse, crispée, et comme
soulevée sur elle-même par l'action de l'acide, sans
toutefois être désorganisée, car si l'on exerce sur elle
une légère traction, on voit qu'elle est lisse et polie
comme dans l'état naturel.

L'estomac est resserré sur lui-même. La muqueuse
en est convertie en une couche jaunâtre, épaisse, par-
tagée par des sillons qui pénètrent jusqu'à la musculeuse et même jusqu'à la séreuse, en un nombre considérable de petites portions irrégulières, déjà en partie
séparées des membranes sous-jacentes, ou s'en séparant
aisément. A peine trouve-t-on quelques vestiges de la
membrane muqueuse dans le grand cul-de-sac et le long
de la grande courbure de l'estomac. Le tissu de cet organe paraît dans certains points comme injecté en noir,
par suite de la coagulation du sang dans ses vaisseaux.

Les intestins grêles, jusqu'à vingt et quelques pouces
au-dessous du pylore, offrent les mêmes altérations que
l'estomac, seulement la couleur jaune dont on a parlé
change peu à peu, et, au point indiqué, se trouve convertie en une autre d'un rouge amaranthe, qui, après avoir

persisté dans un intervalle à peu près égal , se change
elle-même en une teinte d'un rouge vif qui s'étend en
diminuant toutefois d'intensité jusques vers la fin des
intestins grêles. Dans tous les points qui ont éprouvé
le contact de l'acide sans en être désorganisés , les valvules conniventes se sont soulevées en saillies considérables, rapprochées les unes des autres jusqu'au contact, et séparées par des feissures sinueuses et profondes. Dans la partie supérieure de l'intestin , les
membranes musculeuse et séreuse sont d'un rouge
foncé et comme racornies dans certains points. Dans
aucun on ne trouve de perforation complète.

Remarques. L'action chimique et l'action seulement irritante ou *physiologique* de l'acide dont
nous avons parlé précédemment, se trouvent ici
parfaitement dessinées dans les résultats de
l'autopsie par la couleur différente des diverses
portions de la muqueuse gastro-intestinale.... Le
crâne et la poitrine n'ayant point été ouverts,
nous ne pouvons juger des effets sympathiques
de la lésion abdominale sur les viscères des deux
autres grandes cavités ; mais la science a peu de
chose à désirer de ce côté.

Nous ne savons point dans quel espace de
temps la mort est survenue, mais en supposant
qu'elle ait été très-prompte, ce n'est point à une
dose considérable du poison qu'il faut l'attribuer.

Les lésions organiques, par action chimique, sont
en raison de cette dose ; mais la promptitude de
la mort n'est qu'en raison de l'irritation transmise aux parties centrales du système nerveux
(*voyez nos remarq. gén.*), et la somme de l'irritation est plus grande quand la dose est assez
modérée pour que la désorganisation n'en soit
pas le résultat.

EMPOISONNEMENT PAR LE SULFURE DE POTASSE.

Un jeune homme de vingt-quatre ans avala par erreur,
le 23 décembre 1824, à six heures du matin, 60 grammes
(environ 2 onces) de sulfure de potasse en solution
aqueuse préparée pour un bain. Immédiatement après,
sensation dans l'estomac comme d'un feu brûlant, vomissement par lequel est rejetée la moitié environ de
la substance. Bientôt contriction à la gorge, mouvemens
convulsifs, sueur générale abondante avec chaleur brûlante à la peau ; pouls fort, élevé, fréquent ; hoquets,
vomissemens continuels, selles abondantes. Quelque
temps après, anéantissement des facultés intellectuelles ;
état soporeux ; pouls petit, concentré, inégal, parfois
imperceptible ; face grippée, offrant la pâleur de la mort.

M. Lafranque (chirurgien aide-major au régiment
des hussards du Haut-Rhin) reconnaît à huit heures
la méprise qui a eu lieu. La peau et les extrémités étaient
alors froides ; l'assoupissement persistait ; les envies de
vomir et d'aller à la selle se faisaient ressentir sans interruption.

Le malade fut aussitôt gorgé de boissons, d'abord purement mucilagineuses, puis acidulées avec le jus de citron, et toujours un peu *tièdes*. On provoqua à plusieurs reprises le vomissement, en titillant la luette avec les barbes d'une plume. On administra des lavemens émolliens : plus de vingt pintes de liquide et douze lavemens furent ainsi ingérés dans le courant de la journée. La majeure partie de ces liquides était absorbée et rendue *par les urines*.

La peau se refroidissant de plus en plus, synapismes aux pieds et aux mollets ; frictions sèches ou avec l'alcool camphré sur les diverses régions du corps.

Enfin, vers les trois heures de l'après-midi une réaction ayant lieu, la fièvre se développant, tous les signes d'une vive inflammation gastro - intestinale se manifestant : vingt-cinq sangsues à l'épigastre, fomentations émollientes sur leurs piqûres ; nouveaux lavemens émolliens.

Par l'emploi de ces moyens, disparition graduée des symptômes les plus graves. Vers minuit, sommeil paisible et naturel qui se prolonge pendant plusieurs heures. Le lendemain, état de bien-être, seulement un peu de douleur s'est reproduite à l'épigastre : douze sangsues sur cette région. Le 31, le malade était complètement rétabli.

Remarques. Cette observation n'est pas seulement intéressante à cause de la dose du poison, et du succès obtenu par les secours de l'art, quoique administrés seulement au bout de deux heures, elle est encore, et pour nous, plus particulièrement digne d'attention, à raison de la masse de liquides introduite dans l'estomac, ou donnée en lavemens, et de la voie principale d'excrétion de ces liquides.... *Plus de vingt pintes*, sans compter les lavemens, furent administrées et rendues en grande partie par les urines. Je ne doute point qu'une certaine portion de sulfure n'ait été entraînée par cette voie, et qu'il n'eût été possible d'en démontrer la présence dans les urines... Ainsi se trouve justifié ce que nous avons avancé en principe, que les vomissemens et les selles n'étaient pas la seule voie d'excrétion des substances vénéneuses introduites dans l'économie. (*p.* 210.)

Les boissons ont été données *tièdes*, et c'est la température à laquelle elles doivent l'être, tant qu'il s'agit de provoquer le vomissement, ou, quand, après avoir provoqué des vomissemens suffisans, on veut agir par les sueurs; mais ici le poison à base alkaline fixe, étant de nature à passer plutôt par les urines, il aurait été convenable, après un certain nombre de vomissemens, de substituer, aux boissons tièdes, des boissons à la température ordinaire. Les vomissemens n'eussent point été aussi répétés, et ils l'ont été par trop. Peut-être cette circonstance a-t-elle contribué au développement de l'irritation gastro-intestinale.

Nous ajoutons qu'au début et lorsqu'il s'agissait de déterminer le vomissement, l'eau tiède
pure était préférable à tout autre liquide ; l'eau
n'est plus aussi nauséabonde, dès qu'elle contient
un principe mucilagineux ou acide quelconque, etc.
(*Pour l'emploi dans ces cas du chlorure d'oxide
de sodium , voyez page* 200.)

<hr>

EMPOISONNEMENT PAR L'ÉMÉTIQUE.

OBSERVATION,

Communiquée par M. MENIÈRE, interne à l'Hôtel-Dieu de Paris.

Une fille de trente-cinq ans, bien portante, mais
livrée à un violent chagrin, avala, le 4 février 1825, à cinq
heures du soir, six grains d'émétique à la fois. Une
demi-heure après, vomissemens violens et douloureux ;
ils se répètent coup sur coup avec rapidité, et avec des
douleurs qui deviennent de plus en plus vives ; bientôt
les matières rejetées sont mêlées de sang.

Un médecin est appelé, il ordonne la décoction de
quinquina, et en fait prendre deux verres : aussitôt soulagement prononcé ; les vomissemens cessent, mais les
douleurs abdominales persistent ; quelques selles ont
lieu accompagnées d'épreintes ; la malade entre à l'Hôtel-
Dieu à neuf et demie. Dans cet hôpital on trouve de la
céphalalgie, de la sensibilité à l'épigastre ; le pouls petit,
concentré, et la chaleur de la peau vive ; on prescrit des
boissons mucilagineuses, des cataplasmes émolliens sur

l'abdomen, des lavemens de même nature. La nuit est assez bonne.

Le 5, visage rouge, langue rouge et terminée en pointe ; pas de selles, peu de soif, peu de douleurs abdominales à la pression, mais encore des coliques ; pouls lent, mais plein. Douze sangsues à l'épigastre, lavemens opiacés ; pour boisson, solution gommeuse émulsionnée et édulcorée.

Le 6, la nuit a été bonne, le sommeil tranquille ; pas de coliques ; état général satisfaisant ; seulement le teint est encore un peu animé et la peau un peu chaude.

Le 7 et le 8, l'état naturel se rétablit entièrement.

La malade sort le 9.

Remarques. Aux moyens employés nous eussions joint, dans les premiers instans, les lavemens de quinquina.

COLIQUE DE PLOMB.

OBSERVATION,

Communiquée par M. MENIÈRE, interne à l'Hôtel-Dieu de Paris.

Flament (Louis-Christophe), peintre en bâtiment, âgé de vingt-cinq ans, perdit l'appétit, et commença, le 22 janvier 1825, à éprouver des picotemens dans la poitrine, de la toux, de la dyspnée (1), des douleurs dans le ventre

---

(1) Dans la colique de plomb, il y a quelquefois céphalalgie atroce, dyspnée revenant par accès, toux fatigante, semblable à la toux nerveuse des femmes hystériques ; sensation de serrement à

et spécialement à l'hypogastre, avec sentiment de tour-
noiement et comme de perforation par un instrument
aigu, des borborygmes, des nausées, des vomissemens.
A ces symptômes vinrent les jours suivans se joindre
des douleurs générales dans les membres avec roideur
des doigts, le matin surtout. Les pieds *s'empétraient;* la
marche était difficile; les urines étaient rares, l'excrétion s'en faisait avec peine; les selles étaient nulles; il
y avait de la fièvre. Le malade qui, malgré cela, continuait à travailler, se décide enfin à entrer à l'Hôtel-
Dieu le 26.

Le pouls était alors serré, profond; il y avait
anorexie; le ventre était déprimé; l'individu se cou-
chait sur cette région du corps pour en soulager les
douleurs : d'ailleurs même état.

On le laisse reposer le 27.

Le 28, purgatif qui fait vomir et détermine quatre
selles; lavement purgatif, lequel produit de nouvelles
évacuations alvines abondantes.

Le 29, émétique suivi de trois vomissemens; lavement purgatif qui cause des coliques sans procurer de
selles. Les douleurs, dont le ventre était le siége depuis
le début, paraissent diminuées, mais celles des membres
augmentent; la soif est ardente, l'abdomen douloureux
à la pression. Les efforts de la toux qui continue, augmentent les douleurs dont cette partie est le siége : il y
a de la fièvre.

Le 30 et le 31, on suspend le traitement.

____

la région précordiale, coïncidant avec l'engourdissement des bras,
et rappelant en quelque chose l'angine de poitrine.

Le 1er. février, le traitement de la Charité, auquel on avait voulu, comme on vient de le voir, soumettre le malade, est décidément abandonné ; on lui substitue la méthode anti-phlogistique : vingt sangsues sur le ventre autour de l'ombilic. Le sang coule abondamment, et le soulagement est immédiat ; le sentiment de courbature des membres disparaît aussitôt ; l'abdomen est sans douleur à la pression ; le coucher a lieu dans la situation ordinaire ; le pouls est plus développé, la peau plus souple ; le ventre se relâche, il y a des selles naturelles ; l'appétit se fait sentir.

Le 2 et le 3, le mieux se soutient et se prononce davantage : on accorde des potages que le malade supporte, et dont il se trouve bien.

Les jours suivans le bien-être continue ; la force revient dans les jambes. Le malade, auquel il ne reste qu'un peu de pâleur et de bouffissure du visage, parle de sortir, et en effet il ne tarde pas à quitter l'hôpital complètement rétabli.

Remarques. Il est dans ces cas deux périodes importantes à distinguer pour le traitement (*voy.* *page* 213).

EMPOISONNEMENT PAR LE SUBLIMÉ CORROSIF.

PREMIÈRE OBSERVATION.

Une femme ayant en partie perdu la vue d'un côté, et un héritage sur lequel elle comptait étant venu à lui échapper, conçut pour la vie un dégoût qui la porta à se l'ôter elle-même. En conséquence, le vendredi 6 mars 1825, vers les six heures du soir, elle avala, dans de l'eau, environ trois gros de sublimé corrosif. Bientôt il survint de vives douleurs, des vomissemens qui se répétaient à chaque instant, des selles fréquentes, etc. M. Devergie, aggréé à la faculté de médecine de Paris, appelé auprès de cette malade, à laquelle déjà environ une demi-pinte de lait avait été administrée, la trouve dans l'état suivant : coucher en supination, les membres abandonnés à eux-mêmes ; peau froide, couverte de sueur, pâle, décolorée ; yeux ternes, abattus, exprimant la souffrance ; lèvres et langue blanchâtres, comme retractées ; soif vive ; déglutition douloureuse, difficile, accompagnée de vomissemens d'abord de matières muqueuses blanchâtres, filantes, puis de matières bilieuses vertes, si les efforts se prolongent ; sensation de douleur et de cuisson dans le pharynx et suivant le trajet de l'œsophage ; la pression des parties exaspère cet état de douleur ; la région de l'estomac est également douloureuse à la pression la plus légère ; elle est le siége des plus vives douleurs et d'une chaleur insupportable au toucher ; l'abdomen est froid dans le reste de son étendue. Les envies d'aller à la selle se répètent encore fréquemment et d'une manière extrèmement pressante ; les déjections sont accompagnées d'épreintes et d'un vif sentiment de cuisson. Les battemens du cœur sont profonds, lents ; le pouls petit, filiforme, à peine sensible ; la respiration très-lente... La malade pouvait se lever soutenue par des aides, l'intelligence et la parole étaient assez libres pour qu'elle pût rendre compte de ce qu'elle éprouvait. Eau albumineuse (1), trente sangsues à l'épigastre, vingt au cou, cataplasme sur l'abdomen.

Le lendemain 7 : 1°. A huit heures du matin, à peu près même état, seulement le pouls s'était un peu développé et la parole était plus libre; nouvelle application de sangsues, eau de lin édulcorée, quart de lavement avec addition de douze gouttes de laudanum; 2°. A midi et demi, abattement plus prononcé à la suite d'une sueur froide, dans laquelle on avait cru que la malade allait expirer. La partie inférieure de son corps est comme morte; quoiqu'on la pince, elle ne sent plus ni ses cuisses, ni ses jambes; même traitement; 3°. A cinq heures, elle avait cessé de vivre.

---

(1) Le gluten pulvérulent, indiqué aussi à l'article du traitement général, comme contre-poison dans ce cas, s'obtient de la manière suivante: 1°. On fait une pâte liquide, en triturant dans un mortier cinq ou six parties de gluten frais avec dix parties de dissolution de savon de potasse (savon mou), et à défaut de celui-ci, de savon dur ; 2°. lorsqu'on n'aperçoit plus de gluten, on expose l'émulsion à la chaleur de l'étuve, sur des assiettes; 3°. quand elle sèche, on la détache, on la réduit en poudre, et on l'enferme dans des carafes de verre... Lorsqu'on veut s'en servir, on la jette dans une tasse contenant de l'eau à la température ordinaire, on la remue avec une cuiller, et on la fait avaler... L'albumine desséchée, réduite en poudre fine, et dissoute convenablement dans l'eau, a été également proposée comme préférable à l'albumine liquide.

Il serait à désirer que tous les pharmaciens comprissent ces préparations au nombre de leurs médicamens officinaux.

Nécroscopie le 8, en présence de M. Marge, docteur en chirurgie : Roideur cadavérique ; aucune ecchymose extérieure.

Vaisseaux de la dure-mère un peu injectés ; l'arachnoïde infiltré de sérosité blanchâtre, aussi légèrement injectée, surtout à la surface de l'hémisphère gauche : à droite concrétion granuleuse, à la surface de l'arachnoïde qui revêt supérieurement les circonvolutions antérieures de l'hémisphère. Substance cérébrale en général ferme, injectée, surtout à gauche ; deux cuillerées environ de sérosité rosée dans les ventricules latéraux. La substance du cervelet également injectée, plus particulièrement à gauche. Même volume des deux nerfs optiques, malgré l'amaurose de l'œil droit. Consistance très-marquée de l'extrémité supérieure de la moelle. Dans les fosses occipitales, après l'enlèvement du cerveau, quatre ou cinq cuillerées environ de sérosité sanguinolente, dont une partie sort du canal rachidien.

Lèvres décolorées ; langue retirée sur elle-même dans sa cavité ; à sa base, pupilles très-développées ; luette plus volumineuse que de coutume ; en arrière, teinte violacée de cette partie, ainsi que des piliers postérieurs du voile du palais et de la partie postérieure du pharynx ; la portion cervicale du pharynx blanche et sans altérations notables ; l'estomac resserré sur lui-même, violet à l'extérieur et taché de points d'un rouge-brun disséminés, surtout le long de ses deux courbures, et donnant à cet organe l'aspect d'un granit rouge à fond violet ; ecchymoses nombreuses tout le long de l'insertion des épiploons gastro-hépatiques et gastro-colique : là aussi on observe une teinte noirâtre très-prononcée ; une surface de l'étendue d'un pouce carré seulement dans le voisinage du pylore paraissait saine. Les intestins, distendus par des gaz, n'étaient que légèrement injectés, en sorte qu'il résultait de ces deux aspects opposés, un contraste remarquable. La muqueuse gastrique profondément enflammée, d'un rouge-brique noire, ou fortement injectée en noir ; rugeuse corrodée dans le trajet des courbures....... La muqueuse de la partie supérieure de l'intestin, légèrement phlogosée. La vésicule volumineuse, remplie de bile verte. Huit onces environ de sérosité sanguinolente dans la cavité du bassin. Ecchymose de la largeur d'une pièce de deux francs sur l'ovaire droite.

A la partie postérieure et centrale de l'épiglotte, plaque noire arrondie, formée par développement d'un réseau vasculaire, et simulant une escarre ; *ligamens* arythéno-épiglottiques dans le même état ; teinte violacée de toute l'étendue du larynx ; développement des vaisseaux, inflammation de la trachée et des bronches, de plus en plus prononcée, à mesure que l'on se rapproche davantage des divisions de celles-ci. Poumons rouges, cependant mous, crépitans, et surnageans dans l'eau. Dans la cavité de chaque plèvre, quatre onces environ de sérosité rougeâtre.

Cavités droites du cœur gorgées de sang noir ; les gauches vides.

DEUXIÈME OBSERVATION.

M. Th., professeur de chimie, faisait à l'école Polytechnique de Paris, le 25 février 1825, à neuf heures du matin, une leçon sur les nitrates, et en particulier sur le nitrate de mercure. Il avait, à côté de lui, et dans deux verres semblables, de l'eau sucrée et une dissolution *concentrée* de *sublimé corrosif;* il avala, par mégarde, une gorgée de ce dernier liquide. Une saveur horrible l'avertit de sa méprise. Il demande de l'eau albumineuse, et, en attendant, prend à plusieurs reprises de l'eau tiède. Dans l'espace de cinq minutes, on a pu se procurer des blancs d'œufs, les délayer dans l'eau et administrer celle-ci. Jusque là il n'y avait point eu de vomissemens, malgré la titillation de la luette et du gosier. Peu de temps après que l'eau albumineuse a été avalée, les vomissemens ont lieu, et les matières rendues présentent le caractère de l'albumine concrété par le sublimé corrosif. Les vomissemens se répètent quatre à cinq fois, et le professeur se sent tellement soulagé qu'il annonce *être guéri.* Cependant on fait prendre de l'huile de ricin et quelques lavemens purgatifs. A neuf heures et demie du soir, M. Th., qui avait vomi jusqu'à vingt à vingt-cinq fois, se trouvait parfaitement bien. Il n'y a jamais eu de douleur à l'épigastre, ni dans le tube intestinal; une selle abondante avait eu lieu dix minutes après l'empoisonnement, et bien avant l'administration des purgatifs. Le 27, M. Th. était entièrement rétabli.

Remarques. Nous croyons que dans la 1re. observation le mal, à l'instant où le médecin fut appelé, était au-dessus des ressources de l'art; cependant dans un cas semblable, on ne devrait pas négliger de donner aussi en lavement les substances neutralisantes.

EMPOISONNEMENT PAR LA NOIX VOMIQUE.

PREMIÈRE OBSERVATION.

Une fille de vingt-cinq ans prit, le 30 novembre 1823, une forte dose de rapure de noix vomique. Bientôt elle éprouva des angoisses cruelles, fut prise de convulsions générales auxquelles succéda un tétanos universel, et ne tarda pas à expirer. M. le docteur Grimaud, appelé auprès de cette fille, arriva à l'instant où elle venait de rendre le dernier soupir.

Nécroscopie, trente-deux heures après la mort, en présence de MM. Broussais, Treille, etc. : 1°. Roideur extraordinaire des muscles; renversement de la tête en arrière; mâchoires fortement serrées; face blême; lèvres d'une pâleur excessive; yeux caves; traits retirés; *pupilles extrêmement dilatées*; tuméfaction du cou; lividité de cicatrices anciennes situées au bas de la région antérieure de cette partie.

2°. Vaisseaux céphaliques extérieurs, sinus cérébraux et vaisseaux arachnoïdiens gorgés d'un sang noir et fluide. Vers la partie supérieure et postérieure de l'hémisphère gauche, dans le tissu de l'arachnoïde, espèce de sugillation du diamètre et de la forme d'une pièce de cinq francs. Entre l'arachnoïde et la pie-mère, notamment dans les anfractuosités, sérosité blanchâtre, en petite quantité supérieurement et latéralement, très-abondante (cinq onces environ) à la base du crâne et antérieurement ; injection de la pie-mère par un fluide vermeil. Teinte rosée, consistance plus grande que dans l'état naturel des substances corticale et médullare, tant du cerveau que du cervelet, de la protubérance et de la partie supérieure de la moelle épinière, jusqu'au niveau de la quatrième vertèbre cervicale ; *ponctuation* de ces parties en rouge si on les incise. Un gros environ de sérosité existe dans chacun des ventricules latéraux. Plexus chonoïdes de couleur brune en arrière et comme grisâire en avant.

3°. Cœur décoloré, flasque et entièrement vide, si ce n'est que les oreillettes contenaient un peu de sang noir et fluide.

4°. Estomac distendu par des gaz fétides, tapissé de mucosités blanchâtres, fortement adhérentes à ses parois ; contenant une certaine quantité de rapure de noix vomique ; offrant près du pylore un grand nombre de granulations blanchâtres de la grosseur d'un grain de chenevis, perforées à leur sommet, rapprochées les unes des autres sur une surface d'une certaine étendue, dont la pâleur contraste fortement avec la teinte d'un rouge-brun de nombreuses plaques qui recouvrent le reste de la membrane muqueuse.

Dans le duodénum, sur les valvules conniventes sur-tout, taches rouges. A la partie inférieure de la deuxième portion, une grande quantité de rapure de noix vo-mique.

Vers la fin des intestins grêles, larges ecchymoses noirâtres, lenticulaires, comme gangreneuses. De loin en loin, injection du tissu cellulaire sous-muqueux.

Pollicules et *ganglions lymphatiques* placés sous ou dans l'épaisseur de la membrane muqueuse, très-développés, et agglomérés en forme de plaques elliptiques ; ulcères dans quelques endroits. Rate emphysémateuse. Foie d'un volume qui paraît plus considérable que dans l'état naturel, de couleur fauve, offrant de larges plaques brûnes et mal circonscrites ; bile verte. Vessie urinaire contractée sur elle-même ; sa face interne parsemée de taches rouges, etc.

DEUXIÈME OBSERVATION.

Une femme âgée de vingt-huit ans, avala, le 21 avril 1825, environ une once de noix vomique en poudre (1), et à quatre heures du soir on la trouva morte.

––––––––––

(1) La poudre de noix vomique a une odeur analogue à celle de réglisse ; elle est d'un gris fauve, d'une saveur amère. Mise sur des charbons ardens, elle s'enflamme si la température est assez élevée. En cas contraire, elle se décompose, répand une fumée blanche, épaisse, d'une odeur particulière, et laisse du charbon pour résidu. L'acide sulfurique concentré la noircit : l'acide nitrique lui donne une couleur *jaune-orangé foncé*. Si on la fait bouillir pendant quelques minutes dans l'eau distillée, on obtient un liquide jaunâtre, opalin, amer, qui devient plus foncé et précipite en flocons noirâtres par l'ammoniaque, et d'un *jaune-rougeâtre*, puis rouge par l'acide nitrique.

En traitant la poudre de noix vomique par l'alcool, à plusieurs reprises, réunissant les diverses portions d'alcool, évaporant jusqu'à consistance syrupeuse, et abandonnant la liqueur à elle-même dans une capsule, on trouve au fond de celle-ci, au bout de deux jours, des cristaux de strychnine.

Au moment où cette femme venait d'expirer, M. le docteur Drogartz observa une roideur excessive et générale
du cadavre ; le renversement de la tête en arrière et à
gauche ; la flexion des membres supérieurs fortement
contractée ainsi que les doigts de chaque main ; le serrement des mâchoires ; des taches d'un violet foncé cou-
vrant la face et la partie supérieure de la poitrine ; des
traces de matières muqueuses grisâtres rejetées par le
vomissement.

Autopsie faite le 23 *, par MM. Drogartz, Ollivier et
Orfila* : Taches livides, cadavériques, violacées à la
partie postérieure du tronc et des membros abdominaux, au cou et à la partie postérieure du côté gauche
de la face, qui est inclinée de côté ; mucus sanguinolent
sortant des narines ; bouche légèrement entr'ouverte,
mais sans aucune déviation ; pupilles dans l'état ordinaire ; rigidité cadavérique peu prononcée ; aucune
odeur particulière.

Les sinus de la dure-mère cérébrale vides. Dans la
cavité de l'arachnoïde cérébrale, un peu de sérosité
rougeâtre ; une demi-cuillerée de cette sérosité dans les
ventricules latéraux. La substance cérébrale molle, parsemée de goutelettes sanguines lorsqu'on la coupe. Les
pédoncules cérébraux, la protubérance annulaire et la
moëlle allongée sans injection vasculaire. Les lobes du
cervelet recouverts, surtout à leur face supérieure,
d'une exudation rouge et gélatiliforme ; la substance
corticale de cet organe, foncée, ramollie ; la blanche
un peu injectée. La cavité de l'arachnoïde rachidienne
remplie d'une sérosité abondante d'un rouge foncé ;

les vaisseaux de la pie - mère injectés ; la moelle
elle-même injectée, ramollie d'une manière remarquable dans son renflement supérieur ou brachial,
saine dans le reste de son étendue... Les voies respiratoires remplies d'un mucus filant et d'un noir violet ;
la muqueuse qui les tapisse offrant la même couleur
uniformément répandue à sa surface et dans son épaisseur ; les poumons d'un noir-violet, surtout à leur partie
postérieure ; gorgés d'un sang très-noir et fluide. Le cœur
flasque, offrant à sa surface huit ou dix petites ecchymoses ou taches analogues à des piqûres de puces. Dans
ses cavités, ainsi que dans les principaux troncs artériels
et veineux, un sang noir et fluide.... Les parois du pharynx
colorés d'un peu de sang noirâtre. L'estomac et les intestins distendus par des gaz. A la surface du premier,
dans sa région splénique, tache d'un brun noirâtre :
dans les points correspondant à cette tache, injection des
troncs veineux. Dans la cavité du même organe, matière
analogue à une bouillie très-claire de couleur grisâtre ;
muqueuse gastrique blanchâtre, parsemée de quelques
marbrures d'un brun rougeâtre. Dans le point correspondant à la tache extérieure ci-dessus, injection vasculaire, tache rouge foncée et ponctuée, de la grandeur
d'une pièce de deux francs, augmentant d'intensité du
centre à la circonférence. Rien autre chose de remarquable dans le tube gastro-intestinal et les organes
voisins. Vessie très-contractée.

Remarques. Ainsi la noix vomique rapée ou
en poudre, et à une certaine dose, laisserait des

traces de son action locale comme tous les autres poisons irritans. Ces deux observations confirment rigoureusement sa spécialité d'action sur la moelle épinière. Pour la noix de galle comme contre-poison dans ces cas, voyez p. 221 et 250.

EMPOISONNEMENT PAR LA NARCOTINE,

Chez un individu affecté de gastrite partielle et d'entéro-mésentérite chronique.

Communiqué par M. DANCE, interne à l'Hôtel-Dieu de Paris.

Un élève en pharmacie, sanguin, velu, bien constitué, et offrant à l'extérieur tous les caractères de la meilleure santé, fut apporté à l'Hôtel-Dieu le 11 juin 1825, à midi, hors d'état de donner des renseignemens précis sur l'accident qui l'y amenait.

On apprit (1) qu'il avait plusieurs fois parlé de faire des expériences sur les préparations d'opium, pour constater les résultats indiqués dans ces derniers temps; qu'il était tombé malade le 6 juin, s'étant jusqu'alors toujours bien porté, mangeant avec beaucoup d'appétit et sans jamais avoir été incommodé avant ce jour-là; qu'il se plaignait de *courbature générale*, de lassitude, de mal de tête; qu'il avait alors pleinement l'usage de sa raison; qu'interrogé sur la cause de son mal, il avait déclaré avoir pris la veille, c'est-à-dire le 5 juin, dix grains de *nar-*

______

(1) D'un ami du malade, lui-même élève en pharmacie, et d'un médecin qui avait traité le malade avant son entrée à l'hôpital.

cotine pour constater sur lui-même les effets de cette substance; qu'il avait à plusieurs reprises répété cette déclaration, et que le bocal où était contenu la préparation d'opium lui ayant été présenté il l'avait reconnu; que le 7 juin la *courbature* et le mal de tête augmentèrent; que le malade eut pourtant encore la force d'aller prendre un bain dans le voisinage; mais que le 8 au soir, un délire continu mais calme, et dont il sortait par des questions, s'était emparé de lui; qu'on lui avait appliqué vingt-quatre sangsues aux cuisses et une dixaine aux hypocondres, lesquels étaient devenus douloureux; que le 9, des vomissemens de matière verdâtre s'étaient déclarés, et répétés à chaque gorgée de tisane (gomme acidulée) prise par le malade; que le 10 enfin, cet état persistant et ne faisant que s'aggraver, quarante sangsues avaient été appliquées à l'anus.

Ce fut le lendemain, 11 juin, que ce malheureux fut, ainsi qu'on a dit précédemment, transporté à l'Hôtel-Dieu, où l'on constata l'état suivant : Coucher en supination; peau chaude; pouls petit, serré, dur, fréquent; réponses mal suivies; balbutiement, divagation; pupilles contractées; langue large, molle, couverte à son centre d'un enduit muqueux épais, faiblement rouge sur les bords; ventre volumineux, ballonné, résonnant; épigastre en particulier douloureux à la pression; soif; point de selle:

Quarante sangsues à l'épigastre, eau de gomme. Le soir, même état; saignée de quatre palettes : le sang se recouvre d'une couenne, mais le caillot est noir et diffluent. Après la saignée pouls plus petit, également fré-

quent : le délire paraît augmenter. Pendant la nuit, rê-
vasserie calme, coma dont on le retire encore par des
questions.

Le 12 , état de plus en plus grave; pouls vermiculaire,
filiforme, irrégulier; membres froids, violacés; stupeur;
coma profond; ballonnement considérable du ventre;
la langue dans le même état; mort à midi.

Autopsie faite le 13 *:* Vive congestion de l'encéphale.
La pie-mère est fortement injectée, surtout entre les
circonvolutions : son tissu aréolaire est soulevé par
une sérosité opaque, gélatiniforme. La substance cérébrale, après sa section, est *ponctuée* en rouge. Les ventricules contiennent beaucoup de sérosité.

Le cœur et les poumons sont entièrement sains.

La muqueuse gastrique est d'un brun noir, *parsemée*
de points rougeâtres , dans le voisinage du cardia;
épaissie, évidemment le siége d'une forte inflammation,
mais d'une inflammation qui paraît remonter à une certaine date.

Celle des intestins grêles, dans l'étendue de plusieurs
pieds au-dessus et jusqu'auprès de la valvule iléo-cœcale
est couverte de grandes plaques ovalaires, saillantes,
et de granulations confluentes comme dans une éruption de variole. Plusieurs de ces plaques sont ulcérées à
leur surface. Entre elles , la muqueuse est parsemée de
points noirâtres.

Les ganglions mésentériques, rouges à leur surface
et dans leur épaisseur, offrent un volume double et
même triple de l'état naturel.

Bile diffluente , séreuse.

Remarques. **L'autopsie**, jointe à une partie des symptômes, ne permet pas de méconnaître ici (non plus que dans la 1re. des deux observations du dernier genre) l'affection désignée par MM. Petit et Serres, sous le nom de *fièvre entéro-mésentérique*, et dont nous avons parlé nous-mêmes en 1821, sous le nom d'*entéro-mésentérite* ou de *carreau des adultes*, en indiquant la nature, la raison du siége, et celle du caractère des lésions organiques propres à cette maladie (*essai sur quelques points de path. méd., p.* 38); mais une autre partie des symptômes n'appartient point à cette même affection.

La narcotine fut prise le 5 juin; le 6, le malade se plaignait d'un grand mal de tête; le 7, ce mal avait beaucoup augmenté; le 8, il y avait du délire; le 9, des vomissemens de matières verdâtres avec douleur de l'épigastre et des hypocondres, mais sans rougeur marquée, sans sécheresse de la langue, et sans soif bien prononcée, etc.... Cette céphalalgie si forte, ce délire sitôt prononcé, ces vomissemens, etc., ne sont point des signes de l'*entéro-mésentérite* ordinaire. Toutes les circonstances nous paraissent se réunir pour autoriser à les attribuer à l'action de la narcotine sur l'ingestion de laquelle on ne peut d'ailleurs élever de doute.

La mort a eu lieu dans l'intervalle du cinquième au douzième jour.... Ce n'est point une marche tellement rapide qu'elle doive surprendre : la succession des symptômes n'est jamais lente, quand la maladie a pour base une lésion organique chronique, qui vient, par une cause quelconque, à prendre le caractère aigu, et probablement ce n'est qu'en donnant ce caractère à la gastrite et à l'entérite qui existaient chez ce jeune homme, que les 10 grains de narcotine l'ont fait périr : Sans doute, chez un sujet dont tous les organes eussent été sains, ils n'eussent point amené ce résultat.

La santé et l'embonpoint de l'individu s'expliquent par le caractère de chronicité de l'irritation gastrique, par la condition qu'elle offrait d'être en grande partie restreinte au cardia, c'est-à-dire à la partie la moins importante de la poche stomacale, et surtout de ne point s'étendre jusqu'à la portion supérieure de l'intestin grêle, et notamment au duodénum, siége des phénomènes essentiels de la digestion (la chylification et l'absorption du chyle).

Reste donc à examiner, comme circonstance importante, et à déterminer, relativement au mode d'action de la narcotine, non si elle a occasionné des symptômes d'irritation cérébrale

(294)

et gastrique, puisque ce résultat est manifeste, mais comment elle les a développés.

Nous croyons que la narcotine a agi comme *irritant direct* (et non indirect ou par réaction, ce qui en ferait un sédatif), non-seulement sur l'estomac, immédiatement après l'ingestion, mais encore plus tard sur l'encéphale par suite d'absorption, et que c'est à cette double cause, dont les effets se sont confondus et ont réagi de l'un à l'autre des deux organes affectés, qu'il faut rapporter les symptômes les plus graves de ce cas.

L'action de la narcotine (comme, au reste, pourraient servir à le prouver, au besoin, les expériences du docteur Brera en Italie) est évidemment excitante; elle l'est toujours, quelque soit l'agent chimique dont on se serve pour la dissoudre (l'huile ou les acides); elle a toujours pour résultat l'irritation des parties qui en éprouvent le contact, et, quand elle a été absorbée, celle des parties sur lesquelles elle va agir, c'est-à-dire l'encéphale, la moelle épinière, et notamment cette dernière.

Le dissolvant que l'on emploie en modifie nécessairement beaucoup les effets, soit locaux, soit généraux, mais il n'en change point essentiellement l'action : dissoute dans l'huile, elle n'agit localement et n'est absorbée que lentement ; l'estomac n'est également irrité qu'avec lenteur ; le système nerveux n'est affecté que modérément et par degrés insensibles , en sorte qu'il n'y a pas de réaction , du moins très-marquée : dissoute dans les acides étendus d'eau et spécialement l'acide acétique , son action locale est vive , rapide ; par le seul fait de la réaction , elle entraînerait des accidens graves ; mais , de plus , l'absorption est prompte , elle est considérable ; dans un court espace de temps , le système nerveux subit une attaque violente , en sorte qu'il y a de l'agitation , des convulsions , etc. ; mais ces phénomènes s'observent aussi lors de la dissolution dans l'huile, seulement ils se montrent et marchent alors sourdement comme la cause qui les produit. Au reste , s'ils sont dans ce cas moins violens, moins apparens, voyez en revanche les résultats de l'action locale, l'irritation des tissus est portée jusqu'à l'ulcération, tandis que dans le cas de dissolution par les acides , il y a seulement injection , rougeur , etc.

Quant à la thérapeutique générale , la pratique de M. Petit a démontré que le traitement antiphlogistique, pur, rigoureux, et continué à toutes les périodes, ne convenait point à l'entéro-mésentérite.

HYDROPHOBIE PAR MORSURE DES ANIMAUX ENRAGÉS.

PREMIÈRE OBSERVATION.

Madame ***, âgée de quarante-cinq ans, encore bien réglée, tempérament bilioso-lymphatique, mobilité nerveuse excessive, sombre et mélancolique, fut mordue, le 15 juin 1824, à la lèvre supérieure, près la commissure gauche, par son chien, lequel mourut de la rage après avoir mordu plusieurs autres chiens qui succombèrent eux-mêmes à cette maladie. N'attribuant cette morsure qu'à la méchanceté de son chien, Mme. *** ne fit d'abord aucun traitement; mais alarmée par la mort de l'animal, qu'on a l'indiscrétion de lui apprendre, elle réclama les secours de l'art, et M. Breschet cautérisa la plaie avec le beurre d'antimoine. M. Fiévée, appelé à voir la malade, du troisième au quatrième jour après la morsure, observa ce qui suit : Vives inquiétudes, morosité, fixité dans les idées, tressaillemens involontaires et autres accidens nerveux qui ne semblent d'abord que l'effet d'une imagination frappée. Bientôt, peau aride et parfois brûlante; pouls accéléré et serré; sentiment de constriction à la gorge et de tension à l'épigastre et aux hypocondres; crachotement continuel; perte du sommeil et de l'appétit. Séparée de sa famille, la malade offrait le sixième jour les symptômes suivans : abattement; regard oblique; contraction de la pupille; fièvre avec les caractères indiqués ci-dessus; agitation presque convulsive; soif modérée; même cra-

chotement : Bains tièdes prolongés pendant deux heures ;
pédiluves irritans ; réfrigérans (eau glacée) sur la tête ;
tilleul et feuilles d'oranger avec sirop de fleur d'oran-
ges ; diète.... Aux septième, huitième et neuvième
jours, MM. Fiévée, Voisin et Falret observent sous la
langue des pustules phlycténoïdes, inégales, de la grosseur d'un grain d'orge perlé. Ces pustules, qui ne furent
pas cautérisées, disparurent du neuvième au dixième
jour : Au moyen précédent, dont on continua l'usage,
on ajouta 80 gouttes d'ammoniaque liquide (dans la
tisane) et en pilules :

     Proto-chlorure de mercure . . . . . . gr. 15
     Extrait de belladone . . . . gr. $^1/_2$

que l'on augmente d'un demi-grain chaque jour.... Du
treizième au dix-septième jour, les symptômes furent
à peu près les mêmes, seulement une salive visqueuse,
des ulcérations à la langue et aux lèvres annonçaient
l'effet du mercure. On interrompit alors l'usage du
proto-chlorure, que l'on remplaça dans la composition
des pilules par l'oxide de zinc. Les accidens de la
bouche cessèrent bientôt, l'appétit se prononça, et des
alimens furent accordés. L'amélioration dans l'état de
la malade continua jusqu'au trentième jour; mais du
trentième au quarantième, époque où moururent enragés les chiens mordus le même jour, quoique cette circonstance fût ignorée de la malade : humeur sombre ,
agitation, regard fixe, face grippée, soif sans désir de la
satisfaire, urines rares, constipation ; insomnie fatigante ; envie continuelle de courir ; impression de
terreur ; tressaillemens dans les muscles ; constriction

à la gorge; gêne de la déglutition. On administra chaque jour, 1°. en pilules :

Deuto-chlorure de mercure. . . . gr. 1 $\frac{1}{2}$

Extrait de belladone . . . . gr. 3

—— d'opium . . . . gr. 1

Sulfate de quinine . . . . gr. 8

(Les derniers jours les doses furent doublées);

2°. Matin et soir, en lavement, infusion de valériane avec un gros d'assa fœtida et un jaune d'œuf.

3°. Deux pintes de la tisane avec le sirop de gaïac et une once d'acétate d'ammoniacque.

Par ces moyens, des sueurs copieuses, des évacuations alvines et des urines abondantes eurent lieu; le calme se rétablit, et Mme. *** ne tarda pas, dès-lors, à rentrer dans sa famille, où elle se livre, depuis un an, à ses occupations ordinaires.

DEUXIÈME OBSERVATION.

Un homme, mordu trois mois auparavant par un chien enragé, présentait tous les symptômes de la rage confirmée. Le pouls était alors tremblant, irrégulier, et donnait 150 pulsations par minute; la déglutition était très-difficile, etc.

Le D. Fayermann (de Norwich, Angleterre), dans l'intention d'agir sur le système nerveux, eut recours à l'acétate de plomb liquide, dont il commença par donner 35 gouttes sur un morceau de sucre. On eut beaucoup de peine à les faire avaler. Une heure après 40 gouttes furent administrées de la même manière.

Le pouls tomba à 98 ; le malade dormit près d'une demi-heure.

Le lendemain, saignée de huit onces : 45 gouttes d'extrait de saturne dans une petite quantité de miel : dose qui fut répétée un peu plus tard, et avalée avec moins de difficulté.

Le même jour, soif intolérable ; le malade demande à boire, on lui en présente ; mais au moment où le liquide touche ses lèvres, violentes convulsions ; il saisit la cuiller avec fureur et la mord...... Vingt-cinq minutes après que le paroxisme a cessé, 50 gouttes d'extrait de saturne...... Depuis lors, diminution des symptômes d'hydrophobie.

On parvient à faire avaler quelques cuillerées d'huile de ricin. On réduit la dose d'extrait de saturne à 20 gouttes, mais on répète cette dose toutes les trois heures. Le malade parvient, malgré d'horribles grimaces, à boire abondamment. On ne donne plus que 10 gouttes d'extrait dans l'espace de quarante-huit heures. Tous les symptômes d'hydrophobie continuent à décroître rapidement, et au bout de quatre jours l'individu se trouve guéri.

TROISIÈME OBSERVATION.

Pendant une soirée de l'automne (Russie), à l'heure à laquelle les paysans reviennent de leurs travaux, un gros chien hydrophobe mordit quinze personnes d'âge et de sexe différens.

M. Marochetti, en ayant reçu avis le lendemain

matin, se transporta de suite dans le lieu de l'accident. Il commença par assigner à ces malheureux une maison assez grande pour les contenir tous, et plaça près d'eux des gens pour les garder et les servir.

Dans cet intervalle une députation de vieillards vint le prier de laisser traiter ces gens par un paysan des environs, dont la famille de père en fils faisait, depuis nombres d'années, état de ce genre de traitement avec un succès constant. Ces paysans assuraient tous que cet homme avait sauvé plusieurs centaines d'individus dans leur gouvernement.

M. Marochetti, qui en avait déjà entendu parler, se laissa persuader, et avec l'agrément du maître du village, souffrit que le paysan traitât les malades, mais à condition qu'il traiterait lui-même un des individus, et qu'il serait témoin de tout ce qui serait fait d'ailleurs.

Il choisit une petite fille de six ans, à laquelle il fit subir le traitement médical ordinaire : cautérisation de la plaie, calomel, camphre, opium, alisma. rien ne fût négligé. Mais cette malheureuse enfant fut victime de l'expérience : le matin du septième jour après l'accident, elle fut tout-à-coup attaquée des symptômes de l'hydrophobie, et huit heures après elle mourut en présence du médecin, dans des accès de rage affreux.

Les quatorze autres individus, dont le paysan était chargé, furent, par lui, mis de suite à l'usage de la décoction de genêt (*genista tinctoria*). Tous les jours, matin et soir, il regardait sous la langue de chaque individu, et à mesure que des boutons paraissaient, il les cautérisait avec une espèce de grosse aiguille rougie à

la chandelle; ensuite il leur faisait gargariser la bouche
avec la décoction qu'ils prenaient à l'intérieur. Pendant
ce temps les plaies étaient entretenues en état de suppuration. De ces quatorze individus, douze subirent
l'ouverture et la cautérisation des boutons de la manière
que nous venons d'indiquer et furent sauvés ; les deux
autres (qui avaient peut-être été mordus les derniers),
n'eurent pas de boutons, mais prirent aussi la décoction de genêt, et furent également sauvés.

Au bout de six semaines d'usage de la décoction de
genêt et de suppuration de la plaie, tous ces individus
furent relâchés bien portans.

M. Marochetti, qui, pendant trois ans, eut ces individus sous les yeux, put s'assurer que leur guérison
avait été parfaite.

QUATRIÈME OBSERVATION.

Une jeune fille, âgée de six ans, s'étant levé de
grand matin, le 24 mars 1820, et étant sortie avant le
jour, fut, tout-à-coup, attaquée et mordue à la cuisse
et au genou droit, par un chien de basse-cour enragé,
mordu lui-même par un autre chien enragé, environ cinq
semaines auparavant.

Le père de l'enfant l'amena le jour même à M. Marochetti. Les plaies étaient peu profondes mais lacérées ;
l'enfant en souffrait beaucoup. Cependant M. Marochetti appliqua aussitôt sur elles, l'emplâtre vésicatoire,
et fit mettre de suite à l'usage de la décoction de *genista*,
la petite malade, que le père reconduisit chez lui. Il

devait la ramener chaque jour; cependant il ne le fit qu'au bout de trois jours, c'est-à-dire, le 27 mars. M. Marochetti examina la bouche et trouva que les boutons étaient formés et même d'une couleur plus obscure qu'à l'ordinaire, preuve qu'ils étaient déjà formés dès la veille. Il en fit aussitôt l'ouverture et la cautérisation, en présence du docteur Damn, médecin en chef de l'hôpital *Paul et Pierre*. Le soir du même jour, en examinant le dessous de la langue, il vit les glandes sublinguales couvertes d'une sorte d'éruption miliaire formée par de petites vésicules ou pustules jaunâtres, contenant une matière semblable au pus délayé. Il ouvrit de suite toutes ces pustules et les cautérisa légèrement avec le nitrate d'argent. Les plaies furent aussi cautérisées, dans ce cas, parce qu'elles étaient d'un jaune foncé. D'ailleurs, suivant l'usage, on en entretenait la suppuration.

Le 28, la malade était tranquille; elle mangea, but et dormit très-bien.

Le 29, l'espèce d'éruption qui avait paru sous la langue, se montra de nouveau, et fut traitée de la même manière. La malade était faible, elle éprouvait un grand mal de tête. Les glandes *maxillaires, parotides, sous-maxillaires,* axillaires et inguinales, etc., étaient considérablement gonflées. Le soir, il y eut un accès de fièvre qui dura près de trois heures; puis le calme se rétablit et le sommeil survint.

Le 30, au matin, la malade était bien; mais dans l'après-midi, elle éprouva de la chaleur et de l'inquiétude, son pouls était inégal et fréquent. En approchant de sa bouche le verre pour boire, elle fut saisie d'un

tremblement général , mais seulement pendant un moment; après quoi elle but sans aucune répugnance.

Le 31, les glandes indiquées étaient toujours dans
le même état; cependant la malade ne se plaignait
de rien. Quelques petits points jaunes ayant encore
paru sous la langue, M. Marochetti les cautérisa comme
les premiers. La malade continuait à prendre ses remèdes et à manger.

Le 1er. avril, elle fut bien pendant tout le jour, mais
vers les onze heures du soir, elle se réveilla en sursaut,
se jeta hors de son lit en poussant des cris et tenant
fortement serré un corps qui s'était trouvé sous sa main,
et dont elle s'était saisie; tomba à terre à son séant, et
fut, un instant après, trouvée par M. Marochetti, insensible, froide, le pouls altéré et dur : cette crise dura
jusqu'au matin.

Le 2, elle fut assez bien jusqu'à deux heures de l'après-
midi. Alors, tremblement des mains, morosité, yeux
hagards; teinte jaunâtre, puis pâleur alternative du visage ; stupeur. Ces symptômes se maintinrent pendant
vingt minutes : la malade revint alors à son état naturel, demanda à boire et but en effet avec beaucoup
d'avidité, et s'endormit d'un sommeil qui se prolongea
jusqu'au matin. A l'usage de la décoction de genêt, le
médecin joignit à cette époque celui de la poudre, à la
dose de trois gros par jour en trois fois, sur des tranches
de pain qu'il en faisait saupoudrer.

Le 3, la malade se trouva bien tout le jour, mangea
avec appétit et dormit tranquillement.

Le 4, cet état de bien-être se maintint jusqu'à onze

heures du matin. La malade fut alors taciturne et comme *absorbée* jusqu'à cinq heures. Depuis cette heure elle fut tranquille, seulement elle se plaignit d'une douleur sourde et d'une espèce de gêne dans les glandes tuméfiées.

Du 5 au 10, la malade fut bien, seulement dans la journée du 6, il y eut de la chaleur pendant une heure.

Le 10, dans l'après-midi, elle était mélancolique ; le gonflement des glandes inguinales du côté droit augmenta tout-à-coup, sans qu'aucune inflammation eût précédé. La tumeur, du volume d'un gros bubon, gênait beaucoup la marche de la malade. L'engorgement des autres glandes commença au contraire à diminuer, et dans l'espace de vingt-quatre heures il disparut. A sept heures du soir, le pouls était très-agité, il y avait beaucoup de chaleur ; la malade jouissait de sa raison, mais elle était très-inquiète et avait un regard féroce. Pendant la nuit, point de sommeil.

Le 11, infusion laxative, plusieurs évacuations alvines ; mieux marqué.

Jusqu'au quatorze, bien ; seulement dans la matinée du treize, chaleur légère et de courte durée.

Le 14, la malade ne se plaint de rien, mais les glandes inguinales, du côté droit, augmentent de nouveau ; on applique sur elles un emplâtre de gomme-ammoniaque.

Le 17, il y avait de la chaleur, la tumeur de l'aine était très-douloureuse ; la malade mangea très-peu, et pendant la nuit elle ne dormit pas.

Le 18, au matin : pouls serré et fréquent, paupières largement ouvertes, yeux hagards, pâleur de la face, fortes palpitations de cœur. En buvant sa décoction, la malade éprouva un tremblement universel. Le soir et pendant toute la nuit elle fut beaucoup mieux.

Depuis ce jour la tumeur inguinal, sur laquelle on appliquait toujours le même emplâtre, diminua peu à peu, et finit par se résoudre entièrement.

La malade, à diverses époques, éprouva encore de légères altérations dans son état; elle fut encore purgée trois fois. Enfin le 3 mai, elle sortit de l'hôpital parfaitement rétablie.

Au bout d'un an, que le docteur Marochetti revit sa malade, elle jouissait toujours d'une excellente santé.

CINQUIÈME OBSERVATION.

Le nommé Mironow fut mordu par un cheval hydrophobe dans la journée du 19 mai 1821. Cet homme fut transporté et reçu à l'hôpital de Moscou, le 23 du même mois, cinq jours après la morsure. Ayant appliqué sur la plaie l'emplâtre vésicatoire, le docteur Marochetti observa le dessous de la langue, mais il ne vit rien. Le malade fut mis à l'usage du genêt (chaque jour deux livres de la décoction et trois gros de la poudre, en trois fois).

Le jour de la réception, jusqu'à quatre heures de l'après-midi, aucun symptôme; mais alors, grands battemens de cœur; nausées; envies de vomir qui paraissent provoquées par la décoction et par la poudre de genêt, et cessent bientôt.

Le sixième jour, vers les trois heures de l'après-midi, beaucoup de chaleur; forte céphalalgie; envies de vomir ; grande faiblesse ; poul plein et inégal : au bout d'une heure, mieux ; souper avec appétit ; bon sommeil.

Le septième jour, on commence à apercevoir les *boutons*, sous la langue. A trois heures de l'après-midi, le docteur Marochetti les extirpe et les cautérise. Le malade est bien jusqu'au neuvième jour. Ce jour là, à cinq heures du soir, grands maux de tête. En examinant le dessous de la langue, une portion des pustules paraît n'avoir pas été détruite : nouvelle cautérisation. A huit heures, et jusqu'au douzième jour, bien.

Le douzième jour, céphalalgie ; constipation : infusion laxative. Depuis lors, aucun symptôme.

La décoction de genêt était administrée régulièrement, et la suppuration de la plaie entretenue.

Le quarantième jour, l'individu sortit de l'hôpital en parfaite santé.

SIXIÈME OBSERVATION.

Un ouvrier de 55 ans fut mordu à Moscou, le 23 avril 1823, vers les neuf heures du soir, par un chien hydrophobe, aux parties antérieure et latérale de la cuisse droite.

Le lendemain 24, il entra à l'hôpital. A peine y fut-il arrivé qu'il éprouva des nausées et de la céphalalgie ; le pouls était très-altéré et fréquent. On voulut lui administrer la décoction de genêt ; mais il la vomit.

Le troisième jour (depuis la morsure), il avait des maux de tête plus violens, et un peu de fièvre. La décoction de genêt, sur laquelle on insistait, était toujours vomie.

Le quatrième jour, le vomissement était moins fré-quent, et la céphalalgie moins vive. Cependant la dé-coction de genêt fut remplacée par la poudre, qu'il prit à la dose de trois gros par jour. Il y eut encore des nausées fortes et continuelles, mais point de vomisse-mens, aussi continua-t-on cette poudre.

Le cinquième jour, il était inquiet; il vomit deux fois; le pouls était extrêmement altéré. A six heures du soir, il y eut beaucoup de fièvre, avec chaleur, et de nouveaux vomissemens; les paupières étaient large-ment écartées; les yeux hagards; les plaies de la mor-sure de couleur jaune-cendré. Deux boutons, d'une grandeur qui n'est pas ordinaire, s'étaient formés sous la langue. M. Marochetti les enleva avec des ci-seaux et les cautérisa : il toucha même avec le cautère les plaies de la blessure. Après l'incision et la cauté-risation des tumeurs, les symptômes disparurent avec une vîtesse incroyable : *en moins d'un quart d'heure*, le malade se retrouva dans un état parfaitement naturel.

Le sixième jour, bien.

Le septième, très-bien intérieurement; mais les plaies étaient si douloureuses qu'il avait de la peine à marcher. Cependant elles furent encore une fois cauté-risées, ensuite on y appliqua un cataplasme émollient. La suppuration augmenta et la douleur cessa.

Le huitième et le neuvième jour, le malade était bien, seulement le neuvième il eut un peu de mal de tête.

Depuis ce jour, il n'éprouva plus que la constipation dont s'accompagne ordinairement l'usage du genêt. Il en fut débarrassé par l'infusion laxative , et en son temps il sortit de l'hôpital se portant parfaitement bien.

SEPTIÈME OBSERVATION.

Le 24 octobre 1824, un enfant de cinq ans fut mordu aux environs de Laon par un chien enragé. M. Marcq, officier de santé de ces lieux, appelé le jour même pour voir cet enfant, constata l'existence, à la partie inférieure du dos, de plusieurs plaies dont une était très-profonde. Il cautérisa toutes ces plaies avec la pierre infernale, dont il laissa même dans la principale un morceau qui se liquéfia, et couvrit chacune d'elles d'un large vésicatoire, qu'il fit suppurer. Il mit l'enfant à l'usage de la décoction de genêt jaune (genista tinctoria), qu'il fit aussi employer en gargarismes, et tous les jours il examina le dessous de la langue.

Dans les premiers jours, l'enfant ne présenta rien de remarquable; mais le 4 novembre, dix jours après la morsure, M. Marcq, de concert avec MM. les docteurs Armand et Mesureus, observa plusieurs pustules de la grandeur d'un grain de millet sur les côtés du frein de la langue. Il les ouvrit et les cautérisa avec le fer rouge.

Le 12, de nouvelles pustules se firent remarquer, et elles furent également cautérisées, mais, au moyen d'un petit pinceau, avec le beurre d'antimoine liquide, l'indocilité du malade ayant fait renoncer au premier mode de cautérisation.

Jusqu'au 3 décembre, il parut encore d'autres pustules, qui furent, chaque jour, ouvertes avec une aiguille, et ensuite cautérisées par le même moyen.

Du 4 au 8 , point de nouvelles pustules.

Le 9 , il en paraît trois qui sont ouvertes et cautérisées avec l'acide nitrique.

Rien de nouveau jusqu'au 21 inclusivement.

Le 22 , deux nouvelles pustules sont encore ouvertes avec la lancette et cautérisées à plusieurs reprises. L'une de ces pustules , la plus rapprochée du filet, de la grandeur d'un petit pois, donna issue à une quantité assez considérable d'un liquide transparent qui jaillit avec impétuosité à l'instant de l'ouverture , et couvrit le *quart de la lancette*. La même pustule se remplit aussitôt. Elle fut de nouveau ouverte , et il en sortit encore un peu de liquide. A chaque fois qu'on retirait le pinceau qui servait à la cautérisation, il se faisait une nouvelle émission de fluide. Le pinceau fut appliqué jusqu'à ce que le liquide ne se montrât plus.

Depuis cette époque, il ne parut plus de pustules. La suppuration du vésicatoire et la décoction de genêt à l'intérieur et en gargarismes, avaient été continuées jusqu'alors. L'enfant se portant parfaitement bien, on ne fit plus aucun traitement. Sa santé jusqu'à ce jour n'a point été altérée.

HUITIÈME OBSERVATION.

Un pharmacien de Milan, âgé de trente-deux ans , fut mordu en trois endroits par un chat enragé , le 22 octobre 1824. Les morsures furent cautérisées, et l'individu mis à l'usage de la décoction de genêt; mais seulement le 19 novembre, c'est-à-dire vingt-sept jours après l'accident. Dans les premiers jours de décembre , perte de l'appétit ; tristesse, mélancolie, recherche de la solitude, pleurs abondans, sommeil interrompu par des songes effrayans, dégoût pour la vie ; face d'un rouge livide, yeux brillans, salivation : point de pustules, mais gonflement de la glande sublinguale gauche. Cautérisation des glandes sublinguales avec un petit bouton de feu, qu'on applique trois fois sur chacune d'elles. Trois heures après l'opération, mouvement fébrile assez fort. Les douleurs de la langue étant très-fortes, application sur cet organe, à plusieurs reprises, de compresses trempées dans un liquide rafraîchissant ; à l'intérieur, un grain d'extrait aqueux d'opium. Dès-lors, sommeil tranquille ; plus de douleur ; diminution graduelle de la salivation et de la fièvre. Quatre jours après, rétablissement complet.

NEUVIÈME OBSERVATION.

Une jeune bergère, âgée de quinze ans, fut mordue, à Vailly, le 9 mai 1825, à l'avant-bras gauche, par un chien enragé.

M. le docteur Destrez la vit trois quarts d'heure après l'accident.

Les plaies avaient beaucoup saigné. Quelques-unes étaient de la profondeur de neuf lignes, et comme baveuses. A défaut d'un acide minéral, elles furent soigneusement cautérisées avec le nitrate d'argent, qu'on y laissa fondre : on continua l'application du caustique jusqu'à ce qu'elles furent sèches. La malade fut mise à l'usage de la décoction des sommités fleuries du *genista*

tinctoria, à la dose d'une once et demie pour une bouteille d'eau.

Le premier jour, injection des petites veinules de la
paroi inférieure de la bouche ; sommeil naturel, aucun
dérangement dans les fonctions.

Deuxième jour. Développement de deux cryptes muqueux à la base du frein de la langue, un de chaque
côté : aucun autre changement dans l'état de la malade.

Troisième jour. Quatre autres cryptes muqueux apparaissent de chaque côté autour de la base du frein de la
langue. Ils sont de la grosseur d'une lentille et d'une
couleur rosacée. La malade n'a aucune inquiétude sur
son état : elle dort bien et continue à bien se porter.

Quatrième jour. Les deux premiers cryptes grossis-
sent ; ils sont du volume d'un pois, et s'enflamment.
Cependant la malade est toujours bien. Les escarres se
détachent et tombent. Les plaies étant encore baveuses,
elles sont cautérisées de nouveau.

Cinquième jour. Développement de deux rangs de
cryptes semblables à la face inférieure de la langue. Ils
se réunissent à angle aigu vers la pointe de cet organe,
et forment, en se confondant en arrière avec les cryptes
développés sur les côtés du frein, une sorte de triangle
dont la base correspond à celle du même organe. Ces
nouveaux cryptes, de la grosseur des premiers, à l'endroit où ils s'y réunissent, vont en diminuant de grosseur, et finissent par devenir, à la pointe de la langue,
presque imperceptibles. L'état de la malade est toujours
satisfaisant.

Sixième et septième jours. Tous les cryptes muqueux

existent encore , et ne présentent même aucun changement.

Huitième jour. Ils pâlissent et diminuent de grosseur.

Neuvième jour. Ils ont entièrement disparu. La malade est gaie , le sommeil paisible , et toutes les fonctions
dans la plus parfaite intégrité. On continue toujours la
décoction de *genista*. Même état de bien-être à tous
égards , jusqu'au vingtième jour.

A cette époque, humeur sombre; tristesse; perte de
l'appétit ; sommeil agité. Cet état paraissant tenir à l'u-
sage, jusqu'alors prolongé sans interruption , de la décoction de genêt , on la cesse : on la remplace par des
boissons acidulées , et bientôt l'appétit revient ainsi que
la gaîté.

Au bout de trois mois , il n'était survenu aucun accident : la jeune personne continuait à se bien porter.

(M. Chambon, médecin à Uzès, a guéri , en 1825, au
moyen du genêt, plusieurs individus mordus par un
loup enragé.)

Remarques. Les sentimens sur la nature de la
rage , et surtout sur le mode de traitement qui lui
convient, sont encore aujourd'hui si divers , et
cependant il est d'un si grand intérêt de fixer à cet
égard l'opinion , qu'il nous a paru indispensable
de faire , pour cette affection, d'une manière
toute spéciale , comme le relevé des faits observés récemment dans les différentes contrées
du monde, et de consigner ici les conséquences

qui en découlent rigoureusement..... Peut-être
on reconnaîtra que la science, sur ce point,
est plus avancée que ne veulent l'admettre certains auteurs, qui, exagérant par trop le *doute
philosophique*, ne veulent trouver que dans les
résultats de leurs propres expériences leurs motifs de conviction, et se maintiennent jusque là,
à l'égard de tout, dans un scepticisme absolu.

La rage, quoique développée spontanément,
ne s'en communique pas moins par morsure. Les
glandes sublinguales paraissent être la source du
virus qui la transmet.

Dans le cas de communication par morsure,
ce virus paraît être porté par absorption vers
ces glandes et les glandes sous-maxillaires.

Un animal chez lequel la rage doit se développer, mais chez qui les symptômes caractéristiques
n'en existent point encore, ne la communique pas.

Elle est transmise par simple inoculation de
la salive, encore plus sûrement par celle de la
bave; mais elle peut l'être avant l'époque où la
bave paraît à la bouche.

Les plaies qui résultent des morsures se cica-
trisent; mais plus tard, à l'époque où la rage se
déclare, les cicatrices changent d'aspect, deviennent douloureuses, se gonflent, surtout sur les

bords, et s'enflamment ; il en suinte une sérosité roussâtre. Si on les ouvre avec la lancette,
il en découle un liquide rougeâtre sanieux ; si
les cicatrices sont récentes, et s'ouvrent d'elles-
mêmes, un fluide offrant les mêmes caractères
en découle spontanément.

Elle survient toujours après la cicatrisation des
plaies, mais celles-ci ne s'enflamment pas toujours quand elle doit survenir.

L'hydrophobie, ou horreur des liquides, n'en
est point un symptôme constant : elle prend sa
source dans une perversion de la sensibilité, et
notamment de celle des voies gastriques, ainsi
que l'attestent, et la déglutition des solides, souvent
aussi difficile que celle des liquides et accompagnée comme d'un sentiment de brûlure, et
l'expulsion convulsive des boissons par les vomissemens, lorsque la déglutition a pu s'en faire.

L'hydrophobie ne constitue pas la rage. L'indice que l'affection a pris ce caractère, c'est le
crachotement joint à l'envie de mordre.

—*Les lysses*, ou *phlyctènes* ou *pustules rabiques*,
connues des chasseurs en France, et notamment
en Bretagne, avant qu'elles eussent été observées en Russie, méritent, de la part des gens de
l'art, beaucoup plus d'importance que quelques-
uns parmi nous ne leur en accordent.

Leur développement s'annonce par la dilatation, la fixité des paupières, la mélancolie du regard, l'inquiétude, les maux de tête, etc.

C'est ordinairement du troisième au neuvième jour après la morsure, qu'elles commencent à paraître ; quelquefois beaucoup plus tard, par exemple, du neuvième au trentième, au quarantième, et même au cinquantième jour.

Elles peuvent se manifester aux lèvres proprement dites, et sur celles de la plaie, etc.; mais c'est particulièrement au-dessous de la langue qu'elles ont été observées, ce qui les a fait appeler aussi *sublinguales*.

Une fois développées, elles forment au-dessous de la langue, sur les côtés du frein, deux ou trois petites tumeurs où l'on sent la fluctuation.

Elles offrent un aspect cristallin, opaque, blanc-brun, ou bleuâtre, ou gris sale, quelquefois rouge ou rouge-brun. Leur surface est tantôt égale, lisse, et tantôt comme surmontée de petites excroissances. Elles sont pisiformes ou lenticulaires, rarement ovoïdes, saillantes ou allongées en manière de grain d'orge. Leur sommet présente un orifice de forme variable, analogue à celui d'un gros follicule dilaté... Quelquefois, au lieu de ces pustules, on trouve sous la langue une sorte d'ecchymose.

Elles contiennent une petite quantité d'un liquide sanieux, d'un blanc-jaune et quelquefois
verdâtre.

Elles disparaissent ordinairement dans l'espace de vingt-quatre heures; quelquefois seulement au bout de deux jours après leur apparition.
Le virus qu'elles contenaient paraît alors porté,
toujours par absorption, sur les parties centrales
du système nerveux.

Dans beaucoup de cas d'hydrophobie, on ne
trouve point de pustules sous la langue, mais
on observe toujours une sécheresse, une rougeur plus ou moins marquées de la voûte et du
voile du palais, des glandes sublinguales, de
l'isthme du gosier, des amygdales et de l'arrière-
bouche, etc.

Des auteurs nient jusqu'à leur existence dans
tous les cas, mais il n'est plus permis d'en douter. En Russie, en Italie, en France, etc., elles
ont été constatées par les observateurs les plus
judicieux et les plus désintéressés, sur l'homme,
les chiens, les chèvres, etc.

Si leur apparition n'est pas constante, et surtout si elles ne se montrent pas toujours telles que
les a décrites le docteur Marochetti, du moins
observe-t-on, de l'aveu de tous, le développement
ordinaire des glandes muqueuses, sublinguales, etc.

et ce développement (qui, au reste, n'est peut-être qu'une forme particulière sous laquelle apparaissent les lysses), ce développement, accompagné, dans la plupart des cas, d'une salivation et d'une expectoration abondante, n'est pas moins digne de remarque que les pustules elles-mêmes, considérées comme indépendantes des cryptes muqueux extraordinairement développés.

—A l'ouverture des cadavres, on trouve, chez les individus qui ont succombé à la rage, la bouche remplie d'un mucus sanguinolent ou d'une écume rougeâtre ; la langue gonflée, sèche, aride, quelquefois noirâtre et excoriée ; la gorge pleine d'une humeur visqueuse et rougeâtre ; les glandes sublinguales sous - maxillaires et parotides gonflées, enflammées, quelquefois ulcérées, laissant échapper, si on les presse à leur base, une humeur aqueuse, rougeâtre, sanguinolente ; quelquefois, sur les côtés du frein de la langue, des ulcères (résultat de l'ulcération des vésicules lyssiques), tantôt rougeâtres, entourés d'une auréole violacée, tantôt à bords renversés, ressemblant à des aphthes ; à la face postérieure du voile du palais, plusieurs saillies oblongues de la grosseur d'un grain de millet à un de chenevis, d'un tissu ferme, d'un blanc-jaunâtre, dues, à ce qu'il paraît, au développement des

follicules muqueux ; l'estomac contenant, en plus
ou moins grande abondance, une matière liquide
d'abord jaune, puis verdâtre ; la muqueuse du
pharynx et de la partie supérieure de l'œsophage,
d'un rouge violet ou bleuâtre; celle de l'estomac,
rouge, enflammée, surtout dans sa portion car-
diaque; celle du jejunum et de l'ilion légèrement
phlogosée, avec boursoufflement de leurs valvules conniventes, et saillies analogues à celles de
la face postérieure du voile du palais; des traces
de phlogose plus marquées dans le voisinage de
la valvule ileo-cœcule ; les sinus et les vaisseaux
du cerveau gorgés de sang ; ceux des méninges,
de l'arachnoïde surtout, injectés; des concrétions
albumineuses dans les anfractuosités; de la sérosité dans les ventricules latéraux et à la base du
crâne; le cerveau et la moelle épinière ramollis;
leurs membranes, celles de la dernière surtout,
injectées ; de la sérosité dans le prolongement
arachnoïdien ; le cœur petit, rouge, ramolli au
point de se déchirer avec la plus grande facilité ;
les voies aériennes remplies de mucus sanguinolent; les vaisseaux thoraciques et le tissu des
poumons gorgés de sang.

— Le traitement de la rage, dans l'histoire de
cette redoutable maladie, est le point qui mérite
le plus d'attention : nous allons indiquer succinc-

tement, d'après les faits, celui qui, dans l'état actuel de la science, offre le plus de sûreté comme préservatif, et le plus de chances de succès après le développement des accidens; car, suivant que nous l'avons dit précédemment, tout espoir n'est pas aujourd'hui perdu dans les cas de *rage confirmée.*

Le plutôt possible après la morsure, et quelque temps qui se fût au reste écoulé, sauf à employer un moyen inutile, on commencerait, après avoir essuyé la plaie, par y appliquer dessus, à plusieurs reprises, une ventouse à la manière de M. Barry, pour procéder ensuite au reste du traitement, comme nous allons bientôt dire. (On ne peut douter que dans ces cas, comme dans ceux de morsures de la vipère ou du lézard, etc. , et en général comme dans tous ceux d'empoisonne-mens par application à l'extérieur d'une subs-tance liquide et volatile, l'application de la ventouse ne prévînt l'absorption, si elle n'était pas employée trop tard. Elle en arrêterait même, dans certains cas, les effets, si déjà elle avait eu lieu en partie, et que les accidens eussent commencé à se montrer. Mais l'on sent que nous ne pouvons entendre parler des accidens de la rage, lesquels se développent trop long-temps après l'époque de la morsure, pour que l'on puisse penser que dans le lieu de celle-ci l'absorption ne soit pas alors complète.) On pourrait, dans le cas qui nous occupe, plus que dans tout autre, compter sur le résultat des applications de ventouses, puisque le principe vénéneux de la rage ne paraît être absorbé qu'au bout d'un certain temps, pendant lequel il est resté comme en inoculation dans la partie siége de la morsure.

Le mode d'action de la ventouse n'est pas équivoque. Les hémorragies qui s'observent par la raréfaction de l'air, lors de l'ascension des hautes montagnes ou le seul effet des ventouses elles-mêmes dans les cas ordinaires, ne laissent aucun embarras à l'expliquer. Analogues à la succion, la ventouse opère le vide, en partie du moins ; elle intervertit l'ordre des phénomènes circulatoires dans le lieu de son application ; soit que le principe vénéneux ait déjà pénétré dans les vaisseaux de la partie, soit qu'il se trouve encore répandu dans les interstices de son tissu cellulaire, il est rappelé à la surface et se volatilise dans le vide. La preuve, c'est que, s'il a de l'odeur, à chaque coup de piston, cette odeur se fait sentir, etc.

Nota. Si le poison était solide, insoluble et fixe, on ne pourrait compter sur un résultat semblable ; mais la ventouse serait encore utile : si elle n'opérait pas la soustraction de la substance vénéneuse, du moins en suspendrait-elle l'absorption.

Les avantages de la ventouse ne doivent pas faire renoncer à la cautérisation, surtout s'il s'est déjà écoulé un certain temps.

La cautérisation par le fer rouge (cautère actuel) ne réussit pas toujours, quoique pratiquée à temps ; on doit lui préférer, aussi bien qu'au moxa employé dans le Japon, etc., celle au moyen des acides minéraux, comme plus sure et d'ailleurs moins douloureuse et moins effrayante :

On scarifie, s'il est nécessaire, et l'on instille quelques gouttes de l'acide, par exemple, de l'acide nitrique concentré; on en instille plus ou moins, suivant le nombre, la forme et la profondeur des plaies.

La cautérisation a l'avantage de détruire immédiatement le virus, comme la ventouse celui de l'extraire ; mais, comme il n'est pas absolument impossible, lors même qu'on y emploie les acides minéraux, et quelque soin et quelque habileté qu'on y apporte, qu'une partie du virus échappe à son action, et que d'ailleurs, si vingt-quatre heures seulement se sont écoulées, elle n'est plus un moyen sûrement préservatif, parmi ceux dont se compose le traitement externe, il en est un dernier que l'on ne doit négliger dans aucun cas : ce moyen, c'est la suppuration provoquée et entretenue d'une manière convenable.

On applique sur les plaies un vésicatoire , et l'on entretient cette excrétion au moins pendant six semaines.

Les Allemands, sans pratiquer la cautérisation, scarifie profondément la plaie, la lave avec une éponge trempée dans l'eau salée (à la manière des peuples de l'Inde, sans toutefois employer l'eau bouillante et sans y ajouter de thériaque), en couvrent le fond d'une couche de cantharides; appliquent un vésicatoire dans le voisinage de la plaie, ou sur la plaie elle-même, de manière, dans ce dernier cas, qu'il en dépasse d'un demi-pouce au moins les bords dans tout son pourtour, et font suppurer abondamment l'espace d'un à trois mois, au moyen de la poudre et de l'onguent de cantharides ou d'une solution de pierre caustique.

Après avoir appliqué la ventouse un nombre convenable de fois, cautérisé, et appliqué les vé-sicatoires à la manière ordinaire ou suivant la méthode des Allemands, on commence aus-sitôt le traitement interne :

En Allemagne, on a recours aux frictions mercurielles, (matin et soir, d'un scrupule à un demi-gros d'onguent gris, jusqu'à salivation com-mençante, et même jusqu'à formation de petits ulcères mercuriels aux gencives et sur la langue; on commence ces frictions, s'il est possible, au-dessus de la plaie, et ensuite successivement sur les membres, comme dans les frictions ordinaires). Les malades prennent à l'intérieur, tous les matins à jeun, pendant trois semaines, et ensuite, seulement tous les deux jours, cinq grains de racines de belladone, et demi-grain à un grain de calomel, s'il ne se montre point d'indices de salivation, ou que les malades ne soient soumis au traitement que quelques jours après avoir été mordus. Si la salivation devient par trop abondante, l'on supprime les frictions, et l'on se borne au calomel, que l'on continue pendant six semaines. On pousse l'usage de la belladone au point de produire la sécheresse de la gorge, le scintillement et l'obscurcissement des yeux, et enfin, des vertiges suivis de sueurs. En même temps, on prescrit le soir, pendant les premiers jours, une mixture diaphorétique d'acétate d'ammoniaque et d'acide succinique, ou également comme diaphorétique, une poudre de camphre et d'opium, l'infusion de thé ou de sureau chaude, de manière à faire suer abondamment.... D'autres médecins allemands, en suivant le traitement local ci dessus indiqué, se bornent à faire prendre à l'intérieur, l'espace de trois à six jours, un grain de cantharides en poudre.

(324)

Ces divers moyens ont manifestement pour seul résultat possible, comme au reste, pour effet bien constaté de provoquer, soit l'action des exhalans, soit celle d'autres organes excréteurs, soit une simple irritation révulsive : (le fait du passage des principes vénéneux par la voie des excrétions et leur présence dans le produit de celles-ci; le fait de l'amélioration de l'état des malades, comme on le voit dans la première de nos observations par des sueurs, des urines et des selles abondantes, joint à cet autre fait que, dans quelque cas, la cautérisation pratiquée sur le milieu de la tête ou entre l'atlas et l'axis, etc., a prévenu le développement de la rage ou en a dissipé les accidens, prouve que cette affection peut être, à la rigueur, quant à la thérapeutique, soumise aux mêmes règles que les autres maladies.) De nombreuses observations recueillies surtout en Allemagne (et dont les résultats ne peuvent être entièrement attribués au traitement local, ainsi qu'il est démontré par des cas malheureux, où l'on s'était borné à ce traitement), attestent leur efficacité. Parmi celles que nous avons rapportées, la première, dans laquelle on voit que le traitement local n'avait pas empêché le développement des accidens généraux, prouve incontestablement en leur faveur, et notamment en faveur des mercuriaux. Cependant, le moyen empirique maintenant usité en Russie, et déjà plusieurs fois employé en France avec succès, nous paraît préférable à tous ceux dont s'est composé jusqu'à ce jour le traitement intérieur. Nous voulons parler du *genista luteo-tinctoria*, *genêt des teinturiers* (1), dont la vertu a été révélée à la médecine par le cosaque du docteur Marochetti.

Le genêt s'administre en décoction. On prépare celle-ci avec toute la plante dans la proportion d'une once sur deux livres d'eau, que l'on fait réduire à une, et on l'administre à la dose au moins de deux livres par jour, immédiatement après l'accident, jusques et après l'apparition des pustules, de manière à en continuer l'usage pendant six semaines. En même temps que la décoction, on fait prendre en trois ou quatre fois par jour, deux gros de la poudre sur des tranches de pain.

Si les malades vomissent la décoction de genêt, ce qui arrive quelquefois, on donne la poudre seule à la dose de trois gros par jour, de la manière qui vient d'être dite.

---

(1) Cette plante croît spontanément dans les terres incultes de tout le midi de la France.

On combat, au moyen de doux purgatifs, la constipation qu'entraîne ordinairement l'usage de cette plante.

Après le traitement local, et pendant que l'on procède à l'administration des moyens intérieurs, chaque jour on examine deux fois le dessous de la langue des malades. Dès que les pustules se montrent, on les ouvre au moyen d'une petite lancette bien tranchante, ou bien on les extirpe avec de petits ciseaux courbes : on fait aussitôt cracher la matière verdâtre qui s'en écoule, et gargariser la bouche avec la décoction de genêt, et ensuite on cautérise profondément les pustules ouvertes, ou le lieu qu'occupaient ces pustules si on les a extirpées, en appliquant dessus le bouton de feu dont les dentistes se servent pour brûler la carie. Une grosse aiguille que l'on fait rougir à la chandelle, peut aussi servir à cet effet.

Si la tumeur était d'un très-petit volume, on pourrait, à la rigueur, se borner à la cautériser, comme on vient de le dire, en ayant soin de la détruire entièrement.

S'il se développe des pustules aux lèvres proprement dites, ou sur celles de la plaie, on les ouvre et on les cautérise de la même manière.

L'administration du genêt, dès le principe, prévient, dans certains cas, le développement

des pustules sublinguales, et suffit à la guérison. Dans les cas mêmes où les pustules se
manifestent, le même moyen, employé seul,
pourrait encore, à la rigueur, suffire; mais
comme alors les accidens sont au moins plus
graves, on ne doit pas négliger la cautérisation
des pustules à mesure qu'elles apparaissent, et
qu'on les voit se développer : on devrait même
cautériser les glandes sublinguales elles-mêmes,
à défaut des pustules, pour peu qu'on y aperçût
la moindre altération. De même, quoiqu'il
soit bien démontré que la cautérisation des plaies
ou leur simple suppuration, jointe à la cautérisation des pustules sublinguales, si elles se montrent, puisse, dans la généralité des cas, suffire,
on ne doit jamais se dispenser de l'administration
du genêt à l'intérieur. L'emploi de ces moyens (le
genêt et la cautérisation des pustules) est assez
simple, et entraîne assez peu d'inconvéniens
pour qu'ils ne soient pas négligés de ceux-là
mêmes qui ne seraient pas encore entièrement
convaincus de leur efficacité.

La décoction de genêt, donnée dans un cas,
n'a point empêché les accidens hydrophobiques
de se développer. L'individu avait été mordu à
la face d'une manière horrible, et d'après ce
fait M. Marochetti admet que, si le virus est

introduit rapidement et en grande quantité par
des morsures dans le voisinage des glandes sali-
vaires, le genêt, malgré son efficacité, ne peut
plus suffire ; la suppuration, dans ce cas, ayant
été énorme, il semblerait aussi en résulter, que
celle-ci n'est pas toujours non plus à elle seule un
moyen de préservation. Mais jusqu'à quel point,
dans ce cas, les accidens de la rage ont-ils été dis-
tingués de ceux de l'*ataxie* dont s'accompagne si
fréquemment les plaies déchirées, et la suppuration, par le seul fait de son abondance, n'était-elle
pas de nature à entraîner la perte du malade ?

La cautérisation des pustules lyssiques n'a pas
toujours, dans d'autres cas, jointe même à l'usage
du genêt, prévenu les accidens de la rage ; mais
la cautérisation des plaies, suivie même de leur
suppuration, n'a pas non plus toujours réussi,
quoique pratiquée à temps et convenablement,
et personne n'en révoque en doute l'efficacité.

Si malgré le traitement local et l'emploi des
moyens intérieurs, les symptômes de la rage ne
s'en développaient pas moins ; que la perte d'appétit, le sommeil agité, le trismus, etc. survinssent,
on cautériserait de nouveau largement et profondément, au moyen du fer rouge, le lieu de la
morsure. De plus, sans d'ailleurs interrompre le
traitement interne, on cautériserait de la même

manière, 1°. les glandes sublinguales, lors même qu'elles n'offraient aucune altération ; 2°. à la région cervicale postérieure, sur le trajet de la moelle épinière... La cautérisation profonde des glandes sublinguales a suffi, dans certains cas, pour dissiper des accidens analogues à ceux de la rage, s'ils n'étaient pas ceux de la rage elle-même. L'application du fer rouge entre l'atlas et l'axis (aidée de l'usage intérieur de quelques anti-spasmodiques), a, dans d'autres cas de rage spontanée, dissipé l'horreur des liquides , jointe à de violentes convulsions tétaniques, etc.

L'alisma plantago, ou plantain d'eau, paraît avoir été employé avec succès ; mais les faits en sa faveur ne sont point assez nombreux, ni assez bien constatés, pour que l'on pût le préférer , soit au genêt, soit même aux mercuriaux combinés avec les autres moyens qu'on leur associe à l'ordinaire.

On serait, aujourd'hui, coupable de s'en tenir à des moyens tels que l'ipécacuanha, le kermès , et même le vinaigre.

L'injection de l'eau tiède dans les veines n'a point non plus donné de résultat qui en légitimât de nouveau l'emploi. Les faits démontrent même qu'elle est un moyen dangereux par l'engorgement pulmonaire qu'elle entraîne à sa suite.

Mais puisque le seul aspect des boissons provoque des accidens convulsifs, et que d'ailleurs la déglutition en est souvent absolument impossible; dans la vue de renouveler la partie séreuse du sang, d'empêcher ce fluide d'acquérir trop de plasticité et de contracter des qualités par trop irritantes; dans la vue même d'étancher la soif qu'éprouvent les malades et qu'ils ne peuvent satisfaire, il est évident que l'on pourrait tenter, non l'injection dans les veines, laquelle, ainsi que nous venons de le dire, compromet l'individu, mais celle dans le tissu cellulaire des membres, par exemple de la cuisse, au moyen d'une petite incision faite à la peau. Ce qui arrive dans certains cas d'opération d'hydrocèle, prouve que si cette pratique n'était pas utile, elle serait au moins sans inconvénient.

D'après l'état où l'autopsie démontre que se trouvent, dans ces cas, les voies gastriques, les lavemens acidulés, préparés avec la casse, les tamarins, etc., devraient être, pour combattre la constipation, employés de préférence aux purgatifs.

Les bains par affusions seraient peut-être, souvent, d'un emploi difficile; mais il n'en serait pas de même des applications réfrigérantes, et celles-ci, non plus que les saignées

générales et locales, ne doivent pas être négligées. Les saignées générales sont même, après
le traitement local, le premier moyen auquel il
convient de recourir. Les saignées locales trouvent plus tard leur application.

— L'acétate de plomb, administré aux phthisi-
ques, d'après la méthode de M. Fouquier, a, plus
d'une fois, déterminé la colique saturnine. Dans
la deuxième observation, quoiqu'à haute dose,
son emploi n'a entraîné aucun accident. Faut-il
l'attribuer au sucre avec lequel il était combiné?
D'autres faits rendent cette opinion probable.
S'il en était ainsi, ce serait une donnée précieuse
pour l'administration d'un médicament dont
l'usage, autrement, exige une grande circonspection. Probablement aussi, dans le cas d'affections saturnines, le sucre serait employé avec
avantage (*voy. en effet p.* 213). Pour la valeur de
ce moyen contre la rage, il faut sans doute de
nouveaux faits, mais celui du docteur Fayermann
mérite assurément de fixer l'attention.

EMPOISONNEMENT PAR LES CHAMPIGNONS.

PREMIÈRE OBSERVATION.

Le 2 novembre au matin, dix individus, dont six
conscrits réfractaires, cueillirent, dans une forêt voi-
sine de Strasbourg, des champignons de l'espèce *aga-*

ricus, *integ.*, *venen. et mamm. pid.* etc., et en mangèrent beaucoup.

M. Claude, médecin de la ville, vit ces malheureux
vers les trois heures de l'après-midi.

Quatre, qui avaient moins mangé des champignons, et qui s'étaient fait vomir au moyen de l'eau
tiède et de la titillation du gosier au moment où ils
avaient ressenti les premiers accidens, ne furent point
notablement incommodés.

Chez les six autres : vomissemens, tension de l'estomac et du bas-ventre, tranchées, soif ardente; cardialgie, anxiété, oppression, évanouissemens; tremblement
partiel chez quelques-uns : en général, visage pâle et
déformé; paupières enflées; yeux hagards, ouverts et
saillans, hors de leurs orbites; regard morne; langue
gonflée; mâchoires serrées; inspirations courtes et fréquentes; pouls plein et petit par intervalle.

M. Claude provoqua le vomissement, tant par l'émétique, que par la titillation de la gorge, au moyen de la
barbe d'une plume. L'estomac entièrement débarrassé,
il fit prendre un lavement purgatif, et administra par
verres, immédiatement après, la décoction de quinquina.

Ces moyens suffirent pour faire cesser les accidens
chez cinq des malades. Chez le sixième, homme d'une
forte constitution, et qui avait mangé des champignons
plus que les autres : ballonnement de l'abdomen; tension, sensibilité extrême de l'épigastre; trismus des
plus forts; figure décomposée; pouls petit; coma profond; de temps en temps, délire taciturne; soubresauts des tendons; extrémités froides... Nouvel émétique.

vomissement copieux : abdomen moins distendu : moins de sensibilité à l'épigastre. Nouveau purgatif : évacuations abondantes ; abdomen dans l'état naturel. Addition de la poudre de quinquina, à la décoction de cette écorce.

Le malade reprenait de temps en temps sa connaissance ; mais bientôt après il retombait dans le même état d'assoupissement, et les extrémités étaient toujours froides. Frictions de la plante des pieds avec une brosse, du front et des tempes avec le vinaigre ; respiration de l'ammoniaque. Le coma, qui durait depuis trois heures, cesse tout-à-coup, et fait place à un délire, gai d'abord, ensuite furieux et accompagné d'une extrême loquacité : plusieurs hommes pouvaient à peine contenir le malade.

Au bout d'une heure : cessation du délire calme, etc. sommeil d'environ trois quarts d'heure. Le malade en s'éveillant ne se rappelait de rien, et ne se plaignait plus que d'un peu de lassitude.

DEUXIÈME OBSERVATION.

Jeanne Martineau, femme de service, âgée de vingt-huit ans, et enceinte ; sa fille, âgée de six ans et demi ; sa mère, femme âgée de soixante-quatre ans, et Guillaume Cabail, manœuvre, âgé de quarante-deux ans, d'un tempérament sanguin, tous habitans de Bordeaux, mangèrent, à leur souper, des champignons préparés à la graisse, et ne burent que de l'eau à leur repas, à la suite duquel ils se couchèrent, pour s'endormir peu de temps après.

Pendant la nuit, la mère et l'enfant, à demi-endormies, vomirent, à plusieurs reprises, une grande quantité de champignons. Guillaume, qui avait mangé de ceux-ci plus largement, passa de l'état de sommeil à celui d'un assoupissement profond.

Le lendemain matin, ces quatre individus étaient dans l'état suivant : 1°. Du côté de Jeanne et sa fille, retour à l'état naturel.

2°. Chez la grand'mère, agitation violente sans perte de connaissance; yeux contournés et roulans avec vîtesse dans leurs orbites; dilatation des pupilles ; face animée; respiration difficile; pouls accéléré et rebondissant; langue sèche, abdomen tendu et douloureux, chaleur d'entrailles, nausées, vomissemens de quelques portions de champignons ; extrémités froides.

3°. Chez Guillaume, assoupissement dont aucun genre d'excitation ne peut le tirer; immobilité complète ; yeux hagards, troubles, entr'ouverts; pupilles dilatées; narines à *demi-béantes* ; bouche ouverte, et de laquelle s'écoule une *légère écume* d'un blanc sale ; visage décoloré; respiration lente et laborieuse; pouls petit et languissant; abdomen tendu ; extrémités froides comme le marbre.

Jeanne et sa fille ne demandaient plus aucuns soins. M. Chansarel, qui se trouva appelé à donner les premiers secours à la grand'mère et à Guillaume, leur administra à l'une et à l'autre (des vomissemens spontanés dans lesquels étaient rendus beaucoup de champignons ayant lieu chez la première, et l'émétique ayant été inutilement tenté pour en provoquer chez le second), une décoction de noix de galle coupée, par petits verres,

fréquemment répétés. Deux lavemens préparés avec la
même décoction furent en même temps donnés à Guillaume qui, au bout de quelques minutes, recouvra un
peu ses sens, et balbutia quelques mots.... Chez la grand'
mère, tous les accidens se dissipèrent presqu'aussitôt.
Au bout de trois jours, par la diète et l'usage des boissons adoucissantes, le rétablissement était complet....
Chez Guillaume, les lavemens rendus au bout d'environ
un quart-d'heure, entraînèrent une grande quantité de
champignons, dont quelques-uns n'étaient qu'à demi-
altérés ; on pouvait espérer un rétablissement également
prompt, mais un usage peu modéré du vin avait pré-
disposé cet homme aux irritations gastro-encéphaliques ;
il survint du délire, et le malade fut confié aux soins
du docteur Leymonerie, médecin de l'hôpital Saint-
André. On lui fit, dans le courant du jour, une forte
saignée que l'on réitéra le soir ; on prescrivit une potion
purgative à l'huile de ricin, des boissons acidulées, des
sangsues aux tempes, et des sinapismes aux jambes. Le
délire dura deux jours, mais alors il céda aux moyens
de l'art, et au bout de quelques autres jours, il ne restait plus au malade des accidens de son empoisonnement, que l'irritation produite aux jambes par l'action
des sinapismes.

Remarques. Dans ces deux observations, les
sangsues sur l'abdomen ont été négligées à tort ;
les frictions des pieds avec une brosse, les sinapismes aux jambes, la respiration de l'ammoniaque, ont fait plus de mal que de bien. Les bains

par affusions ou du moins les applications réfrigérentes sur la tête eussent permis l'administration
de l''émétique, rendu ce moyen efficace, et beaucoup abrégé le cours des accidens. Si la phlegmasie abdominale, produite par l'action locale
des champignons, et l'irritation encéphalique
eussent été très-intenses, les malades, dans ces
cas, eussent succombé malgré le traitement.

Le quinquina, lequel, d'après la première observation, réussit aussi bien que la noix de galle
sans être aussi irritant, devrait lui être préféré
dans ces cas, comme, au reste, dans la plupart
des autres où ces deux substances sont également
ment indiquées.

La *dilatation des pupilles*, par des substances
aussi manifestement irritantes que les champignons, justifie suffisamment ce que nous avons
dit de ce symptôme dans nos remarques générales (p. 16.)

Relativement au traitement, le succès du quinquina et même de la noix de galle ; celui des
purgatifs par la bouche et en lavement, malgré
l'extrême sensibilité et l'état de douleur de l'abdomen, etc., viennent également à l'appui de ce
qui a été dit à cet égard, p. 194.

EMPOISONNEMENT PAR MORSURE DES ANIMAUX VENIMEUX.

PREMIÈRE OBSERVATION.

Un enfant de quinze ans fut, le 29 juillet 1822, mordu au talon par un lézard; la partie devint livide, surmontée d'une vésicule verdâtre; le ventre, l'épigastre en particulier, devint tendu et douloureux; des vomissemens eurent lieu, une soif ardente se fit sentir; le délire, l'horreur des liquides, l'envie de mordre, une écume abondante aux commissures des lèvres se manifestèrent; la fixité du regard, la stupeur s'observèrent ensuite, et au bout de six heures, la mort survient au milieu de convulsions horribles.

L'examen du cadavre offrit au docteur Faneau-Delacour des plaques noirâtres sur la muqueuse gastrique, qui était d'un rouge livide; dans les intestins, de nombreuses traces d'inflammation; sur la meningite cérébrale, d'autres traces d'inflammation analogues aux plaques observées dans l'estomac; l'extrémité coxo-fémorale d'un volume double de celui qu'elle a dans l'état naturel.

DEUXIÈME OBSERVATION.

A Erba, en 1823, un homme robuste, mordu par une vipère, mais qui ne fut pas secouru, mourut, au rapport du docteur Prina, dans l'espace de huit heures.

TROISIÈME OBSERVATION.

Un chien courant fut mordu, dans un bois, par une

vipère. Il jeta, dans le moment, un cri aigu. A peine avait-il fait deux portées de fusil pour s'en revenir avec les chasseurs, qu'on fut obligé de l'emporter. Il y avait vomissemens, fixité du regard, stupeur, écume aux commissures des lèvres, etc.

Le vétérinaire, qui fut appelé promptement, introduisit de l'ammoniaque liquide dans la plaie et dans plusieurs mouchetures qu'il fit à la cuisse ; il en ingéra également dans l'estomac ; mais les accidens s'aggravèrent, et l'animal ne tarda pas à périr.

A l'ouverture, faite peu de temps après, M. Faneau-Delacour trouva la muqueuse de la partie supérieure de l'œsophage, comme corrodée par l'action de l'ammoniaque ; l'estomac d'un rouge violacé et dans un état d'*inflammation manifeste*; la meningite remplie de sang, le cerveau lui-même phlogosé.

QUATRIÈME OBSERVATION.

Un chien fut mordu par une vipère dans *un fourré*, et présentait tous les symptômes ci-dessus énumérés, et de plus l'envie de mordre. La morsure fut cautérisée ; on lui administra des stimulans intérieurs. Quatre heures après il était mort.

L'estomac, les meninges et notamment l'arachnoïde, étaient visiblement enflammés ; l'encéphale paraissait sain.   (*Idem*).

CINQUIÈME OBSERVATION.

Un homme d'une quarantaine d'années, brun, d'une

(339)

haute stature, d'une forte corpulence, était, le 27 septembre, à travailler dans un parc près Montoire, arrondissement de Vendôme, quand, à cinq heures du soir, portant les mains sous du bois abattu depuis un certain temps, un lézard de dix-huit pouces de long s'élança sur sa main, enfonça ses dents ou crochets jusqu'à la gencive sur la première phalange du pouce et la partie supérieure du métacarpe, et y resta ainsi attaché plus d'une minute. Un quart d'heure se passa sans aucun symptôme ; une vésicule parut alors accompagnée d'un sentiment de brûlure : elle fut suivie d'une énorme *inflammation* de l'extrémité, de vomissement avec ardeur brûlante de l'estomac et d'une soif inextinguible. Il se développa, malgré l'usage d'une ligature appliquée dès le principe, à la réunion du tiers supérieur du bras avec les deux tiers inférieurs, un délire furieux qui dura cinq jours, et qui ne cessa qu'à la suite d'une hémorragie abondante par la plaie, lors de la chute de l'escarre qui s'y était formée. Une suppuration énorme dont la main devint le siége, entraîna le trapèze et le scaphoïde, etc. L'hémorragie se renouvela d'une manière effrayante pendant trois semaines consécutives. Il fut alors administré, à cet infortuné, sous le nom d'*anti-spasmodiques*, de l'éther sulfurique, de la teinture vineuse d'opium, des pilules de musc et de castoréum, pour calmer les accidens consécutifs et notamment les vomissemens. Trois mois après, un dépôt considérable parut à la partie supérieure des muscles fessiers : il fut cinq mois à guérir. Le malade tomba dans un grand état d'émaciation et de débilité ; au bout de plus d'un an il n'était pas encore

rétabli ; les fonctions de l'estomac, en particulier, n'é-
taient point encore revenues à l'état normal. Depuis
lors le bras est resté atrophié et la main impropre à ses
fonctions.   (*Idem.*)

SIXIÈME OBSERVATION.

Un homme âgé de vingt-six ans, d'une petite stature,
d'une très-faible constitution, fut mordu par une vipère,
le 31 mai 1819, au milieu du jour, dans un bois taillis, aux
environs de la malléole interne. Aussitôt il crut sentir
monter quelque chose le long de la cuisse ; ses paupières
s'appesantirent comme par le sommeil, et il put à peine
faire encore dix pas. Alors anéantissement des forces ;
vomissemens d'abord d'alimens, et ensuite, à quatre ou
cinq reprises, de bile extrêmement verte et amère ;
coliques violentes ; agitation, ondulations des intestins,
et bientôt après déjections bilieuses très-abondantes et
plusieurs fois réitérées. Cet homme passa plus de trois
heures dans cet état, couché dans un champ, d'où il fut
ramené en voiture.

M. le docteur Gaspard le vit quatre heures après
l'accident : il était dans un état d'abattement extrême,
incapable d'aucun mouvement, et ayant à peine la force
de parler ; le pouls était linéaire, à peine perceptible ;
la soif très-vive, la sensibilité de l'épigastre extrême ;
les hypocondres tendus et douloureux, non-seulement
à la pression, mais encore aux simples efforts de la parole ; le lieu de la piqûre n'était point enflammé, il offrait seulement deux petites ecchymoses.

M. Gaspard administra l'*ammoniaque*, et fit surtout

boire *du vin et de l'eau-de-vie* au malade. Les forces de celui-ci se ranimèrent peu à peu ; les évacuations bilieuses ne se reproduisirent plus.

Le lendemain les forces étaient presque complètement rétablies, l'individu était à peu près guéri, seulement il restait au pied et au bas de la jambe un peu d'enflure qui se dissipa bientôt.

Dans un autre cas, à peu près semblable, M. Gaspard a obtenu le même succès des mêmes moyens.

SEPTIÈME OBSERVATION.

Un jeune homme de quatorze ans, d'une constitution grêle, fut, dans la matinée du 6 mai 1823, mordu par une vipère, à la pulpe du doigt indicateur de la main gauche. Aussitôt douleur très-aiguë dans tout le bras jusqu'à l'épaule. Environ une demi-heure après, on fit couler, dans les morsures à peine visibles, de l'acide nitrique concentré. Néanmoins bientôt tuméfaction de la partie mordue, gonflement du bras, somnolence, prostration, perte de la vue, difficulté dans la respiration ; nausées, vomissemens, convulsions, douleur très-vive à la région ombilicale avec tension de l'abdomen ; pouls petit et fréquent. Demi-scrupule d'ammoniaque dans trois onces d'eau distillée de menthe poivrée prescrit par le docteur Prina, et à prendre par deux cuillerées d'heure en heure ; affusions froides sur la partie du membre mordue et sur la tête. Assoupissement moindre, pouls moins fréquent, plus développé ; vue moins trouble, etc. On répète cinq fois les affusions, et deux heures après il n'y avait plus de vomissemens, de douleur abdo-

minale, etc., tout était rentré dans l'ordre ; la tuméfaction de la partie mordue persistait seule. Fomentations
d'eau de mauve et de sureau, potion ammoniacale. Le
troisième jour le gonflement était presque dissipé : une
petite vésicule s'était formée sur le lieu de la blessure. On ouvrit cette vésicule, il s'en écoula un ichor
jaunâtre, et deux jours après la guérison était complète.

HUITIÈME OBSERVATION.

Un jeune berger, âgé de seize ans, fut mordu par une
vipère, à la malléole du pied droit; à l'instant la partie
se tuméfia, et bientôt tout le membre fut *paralysé.* Le
pied avait été lié aussitôt après la morsure; mais la tuméfaction n'en gagna pas moins peu à peu le genou et
la cuisse, et *obligea* plusieurs fois d'appliquer plus haut
la ligature. La peau du membre était extrêmement tendue, jaune comme chez un ictérique, luisante, et présentant çà et là des groupes de vésicules remplies d'une
sérosité roussâtre. Le mouvement était aboli jusqu'à
l'extrémité des orteils, et la sensibilité presqu'entièrement éteinte. Il fallut une loupe pour découvrir la
morsure, qui consistait en deux petites plaies extrèmement étroites, à quelque distance l'une de l'autre, sans
aucune rougeur, sans changement dans l'état du pouls,
sans accidens abdominaux, sans soif ardente : la rougeur du visage, un abattement extrème et une grande
sécheresse de la peau, étaient les seuls accidens généraux qui s'observassent. L'usage intérieur des *anti-phlogistiques* et *anti-spasmodiques* combinés suivant l'or-

donnance du docteur Wagner. (R. nitre 1 gros, crême de tartre 3 gros, sel de glauber 1 once, laudanum liquide 1 gros, sirop simple 2 onces, eau commune 8 onces, une cuillerée à bouche toutes les deux ou trois heures); un traitement diaphorétique et des frictions huileuses faites sur le membre, rétablirent le malade en huit jours.

NEUVIÈME OBSERVATION.

Un jeune homme de quatorze ans, mordu en 1825, dans le voisinage de la cheville du pied, par une vipère, avait enlevé, avec le doigt, une goutte de sang qu'il avait ensuite porté à sa bouche. Bientôt il fut pris d'un vomissement violent, puis des autres symptômes ci-dessus indiqués. Le malheureux resta sans secours sur la place jusque dans la nuit. Le docteur Wagner ne le vit que le troisième jour; il le trouva presque mourant, tourmenté par des nausées et des vomissemens continuels, en proie à une inquiétude, une anxiété et une *oppression de poitrine* difficiles à décrire. Il était aussi survenu une épistaxie considérable, avec rougeur des pommettes. Les yeux étaient caves et les traits du visage altérés; le pouls ne paraissait pas changé et la chaleur de la peau peu augmentée. Le membre, tuméfié jusqu'à l'abdomen, offrait cette fois une couleur jaune gris, et çà et là de haut en bas, mais surtout autour de la cheville du pied, des phlyctènes bleues, dont plusieurs égalaient, en volume, la moitié d'un œuf de poule, et dont quelques-unes de celles-ci qui étaient crevées of-

fraient un fond brun et laissaient échapper une sanie
analogue à la lavure de chair.

Ce malade fut guéri par les mêmes moyens que le
premier, seulement il se développa une gangrène locale
qui exigea un traitement anti-septique, et une roideur
qui restait dans le genou, fit continuer pendant quelques semaines les frictions huileuses.

DIXIÈME OBSERVATION.

Un homme de vingt-quatre ans, brun, poitrine développée, fut mordu, en 1817, dans la saison de l'été, à la
paume de la main, par une vipère de plus de trente-deux
pouces de long et près de trois de grosseur. Bientôt
après il survint des vomissemens intenses, des vertiges,
de l'engourdissement avec tendance à la stupeur. Un
chirurgien, appelé alors, cautérisa la blessure avec le
chlorure d'antimoine, en frotta le contour avec l'eau de
Luce, et administra, dans du vin rouge, l'ammoniaque
liquide à la dose de cinq gouttes par demi-verres. Mais
il survint du délire et une stupeur décidée. M. Faneau-
Delacour ayant été alors mandé, trouva en outre : le
pouls petit, concentré, à plus de cent pulsations ; la
région épigastrique tendue, brûlante, siége d'une douleur qui se manifestait à l'instant de la pression par une
grimace involontaire, et qui s'accompagnait de pulsations artérielles sensibles au toucher ; le regard fixe, la
face injectée. Il ouvrit l'artère temporale, et tira, de
cette manière, environ dix-sept à dix-huit onces de
sang. Le délire cessa aussitôt ; le malade reprit connaissance ; l'air de stupeur et la fixité du regard firent place

à la mobilité de la vue, que le malade promenait sur les assistans, comme s'il fut sorti d'un profond sommeil. Trente sangsues furent appliquées sur le ventre et saignèrent abondamment, le ventre fut couvert de fomentations émollientes, on donna des lavemens de même nature; à l'intérieur, le malade prit une solution gommeuse légèrement acidulée. Le pouls se développa, il diminua de fréquence; mais il conserva beaucoup de roideur. Une saignée de pied, pratiquée le lendemain, fit disparaître tous les symptômes, à l'exception de la sensibilité gastrique. Quelques jours après, le malade était presqu'entièrement rétabli.

ONZIÈME OBSERVATION.

Une femme, âgée de 42 ans, brune, étant, en 1823, à travailler dans une bruyère, les jambes nues, comme toutes les personnes de sa classe, fut mordue à la jambe droite par une très-grosse vipère. Bientôt une sorte d'engourdissement se fit sentir dans l'extrémité. Celle-ci devint volumineuse : elle paraissait comme étranglée, à raison d'une forte ligature qui avait été placée supérieurement. Des vomissemens répétés se manifestèrent avec un sentiment de brûlure de l'estomac. Les règles, qui avaient lieu alors, se supprimèrent subitement; il survint un délire furieux, alternant avec un état de stupeur; il y avait soif, épigastralgie, sécheresse de la langue, injection de la face, rougeur des yeux, fixité du regard; fréquence, dureté, concentration du pouls.

Un homme de l'art qui fut alors appelé, mit en usage, tant à l'intérieur qu'à l'extérieur, le traitement par l'ammoniaque liquide et les excitans. Ces moyens renouvelèrent les vomissemens, déterminèrent des déjections alvines abondantes, la tension de l'abdomen, et aggravèrent les accidens cérébraux. On appliqua douze sangsues à la vulve et des vésicatoires aux cuisses... M. Faneau-Delacour, appelé à cette époque, fit faire une forte saignée de pied *à la manière de Chirac, c'est-à-dire en ne laissant couler qu'une certaine quantité de sang à la fois ;* et appliqua de suite sur la tête une serviette imbibée d'oxycrat. Il y eut une diminution bien marquée dans les symptômes. Deux heures après la saignée de pied, vingt sangsues furent appliquées à la partie interne des grandes lèvres; le ventre fut couvert d'émolliens; une boisson gommeuse, faiblement acidulée, fut prescrite à petites doses; on donna des lavemens avec une solution d'amidon. Le délire cessa, le regard ne fut plus fixe; le pouls, librement développé, diminua de fréquence. Le lendemain, une exacerbation ayant eu lieu pendant la nuit, et les fonctions intellectuelles n'étant pas parfaitement intactes, on fit une saignée de la temporale d'environ seize onces. Par cette saignée les facultés se rétablirent dans leur état d'intégrité, et tous les autres symptômes disparurent, seulement les voies digestives étaient encore sensibles, quoiqu'à un degré beaucoup moindre. On insista sur la diète, les boissons gommeuses acidulées, les lavemens, les pédiluves, les fomentations émollientes, les bains; et le septième jour la malade était en pleine convalescence.

DOUZIÈME OBSERVATION.

Un chien, mordu en même temps et dans le même lieu que celui de la quatrième observation, aurait probablement offert aussi les mêmes symptômes, mais M. Faneau-Delacour était présent, il ouvrit l'artère temporale, tira de cette manière d'abord près de dix-sept onces de sang, et un quart d'heure après encore plusieurs onces. On fit boire à l'animal beaucoup d'eau mucilagineuse lactée et miellée ; il n'éprouva que quelques nausées et un ou deux vomissemens. Six jours après il était bien portant.

TREIZIÈME OBSERVATION.

Un pâtre de dix-sept ans, ayant, au mois d'août 1823, vu un lézard, d'environ dix-neuf pouces de longueur, couleur de feu, etc., se retirer dans un trou, voulut l'en faire sortir en y introduisant, à plusieurs reprises, le manche de son fouet ; le lézard, irrité, s'élança sur sa main, la mordit, et y resta ainsi attaché pendant plus d'une minute. Une phlyctène se manifesta peu de temps après sur le lieu de la morsure ; des vomissemens intenses, une soif inextinguible, une douleur épigastrique violente, furent immédiatement suivis d'un délire furieux et de stupeur, en même temps que les accidens locaux se prononcèrent de plus en plus. Au bout de trois heures les mâchoires étaient serrées, les pupilles *dilatées*, il y avait de l'écume à la bouche, le pouls était petit et concentré ; la peau offrait une chaleur âcre au toucher. Le docteur Faneau-Delacour, qui vit alors le malade,

lui ouvrit l'artère temporale, et fit appliquer immédiatement trente sangsues à l'épigastre. L'artériotomie
donna au moins seize onces de sang; on en obtint au
moins une égale quantité des piqûres des sangsues; le
ventre fut couvert d'émolliens. Un mieux sensible se
manifesta, les mâchoires se desserrèrent, les pupilles
se contractèrent, le pouls se développa, et deux heures
après, le malade avait repris toute sa connaissance. Il se
plaignait de souffrir dans le ventre : on prescrivit l'eau
de gomme légèrement acidulée, des lavemens, des
fomentations tièdes sur l'abdomen, un pédiluve alcalin.

Point de sommeil pendant la nuit. Le lendemain
matin, soif vive, tête douloureuse, pouls dur : saignée
de pied, ablutions froides sur la tête. Depuis ce moment, le malade est allé de mieux en mieux. Le bras,
que l'on couvrait d'émolliens, et que l'on plongeait souvent dans un bain de même nature, a suppuré; le partie
mordue s'est nétoyée par la chute de l'escarre; elle s'est
cicatrisée, et le malade n'a conservé, de son accident,
que beaucoup de susceptibilité du tube digestif.

QUATORZIÈME OBSERVATION.

Deux lapins furent mordus à la cuisse, par la même
vipère, mais à une heure d'intervalle. Une ventouse fut
appliquée à l'un d'eux par le D.Bary, immédiatement après
la piqûre. Son application dura trente-cinq minutes, on
la retira alors, et l'animal n'éprouva aucun accident.

L'autre lapin, auquel la ventouse ne fut point appliquée, éprouva des accidens dont il faillit périr, et dont
il ne fut guéri qu'au bout de plusieurs jours.

Remarques. 1°. Les premières observations établissent suffisamment même pour l'homme et dans nos contrées, le danger de la morsure des animaux venimeux; elles établissent aussi manifestement la nature irritante des venins, et le caractère inflammatoire des accidens qu'ils développent.

2°. L'horreur des liquides, l'envie de mordre, etc., que l'on regardait autrefois comme des signes évidens de rage, ont été remarqués, dans la première observation, chez un enfant de quinze ans mordu par un lézard. Le dernier de ces deux symptômes se retrouve, dans la quatrième, chez un chien mordu par une vipère. Ceci, joint d'ailleurs aux autres circonstances, n'établit pas seulement l'analogie ordinaire des symptômes morbides chez l'homme et les animaux des classes supérieures, mais encore la remarque importante faite, dans les premières pages de cet ouvrage, qu'aucune affection n'est caractérisée par un ou deux symptômes pris isolément, mais bien par un certain ensemble propre à chacune.

Dans la cinquième observation, on lit, qu'à la suite de la morsure d'un lézard, l'extrémité, au bout d'un quart-d'heure, était le siége d'une *énorme inflammation.* Elle l'était, sans doute,

d'un gonflement considérable, mais d'une véritable inflammation, nullement. Celle-ci suppose
dans l'état organique des parties, des modifications qui ne peuvent s'opérer dans un si court
délai : une partie qui vient d'être violemment
froissée, est le siége d'un engorgement plus ou
moins considérable, mais non d'une inflammation. Cette distinction, sur laquelle nous avons
déjà insisté, est fort importante, car le gonflement par simple congestion, et le gonflement
par irritation et turgescence inflammatoires,
qu'ils proviennent d'ailleurs d'une cause externe
ou interne, demandent un traitement bien différent : les applications réfrigérentes et réper-
cussives, etc., réussissent dans le premier, elles
nuiraient dans le second, etc.

Dans la même observation, une hémorragie
abondante qui se fit par la plaie, eut pour résultat de faire cesser un délire furieux qui durait
depuis cinq jours ; une hémorragie salutaire eut
également lieu dans la neuvième observation.
Le résultat heureux de ces accidens, joint aux
symptômes, tels que la rougeur ordinaire du
visage, etc., aurait dû suffire pour mettre sur la
voie du traitement le plus convenable.

Dans la 13ᵉ. observation, la dilatation des
pupilles, puis leur contraction après l'em--

ploi des saignées, serait un fait bien digne de remarque, si nous n'avions établi depuis long-temps la théorie de ces deux états opposés.

3°. Dans les cinquième, huitième et onzième observations, la ligature a été employée dès le principe, mais les accidens ne s'en sont pas moins développés.

Dans la troisième observation, l'ammoniaque a été employée localement, lorsque déjà les acci-dens généraux s'étaient développés ; dès-lors, par conséquent, elle était déjà au moins inutile. Elle a été versée en état de concentration dans la plaie et dans des scarifications faites au mem-bre ; elle a été employée à l'intérieur, peut-être étendue, mais encore assez active pour opérer une sorte de corrosion de l'œsophage, ou au moins irriter vivement l'estomac : on voit ce qui devait résulter d'une semblable médication ; l'animal a véritablement succombé à un double empoisonnement. Le traitement et le résultat de la quatrième observation sont à peu près les mêmes. Il est impossible de rien conclure de ces deux cas contre l'emploi de l'ammoniaque.

Dans la septième observation, la cautérisa-tion, au moyen de l'acide nitrique concentré, devait être également infructueuse, parce qu'elle ne fut pratiquée qu'au bout d'une demi-heure ;

aussi n'empêcha-t-elle point non plus les accidens généraux de se développer.

Dans le sixième cas, les vomissemens étaient
survenus, l'abdomen était douloureux *aux seuls
efforts de la parole*, etc. ; et cependant M. Gaspard a donné à l'intérieur non-seulement l'ammoniaque, mais encore le vin et l'eau-de-vie.
Certes si les accidens eussent tenu à une irritation inflammatoire, de semblables moyens ne
les eussent pas calmés ; mais il ne s'était encore
écoulé que quelques heures (quatre), et tout cet
état était encore purement nerveux.... Qu'on ne
dise pas que le traitement a été une heureuse révulsion, mais qu'il pouvait perdre l'individu, et
qu'il a réussi comme dans certains cas, celui de
la péripneumonie par des moyens analogues.
Les venins agissent spécialement sur les parties
centrales du système nerveux, et notamment
l'encéphale, mais ils agissent aussi en partie sur
l'estomac, etc., et ce qui se passe du côté des
voies digestives n'est point purement sympathique.
D'un autre côté, si l'alcool agit par premier contact sur l'estomac, bientôt il agit par absorption
sur l'encéphale : il en est de même de l'ammoniaque... Si donc l'action des remèdes se passe précisément sur les organes lésés, comment admettre la théorie de la révulsion? Il ne reste

donc d'autre manière d'envisager les choses, que celle qui se trouve établie ci-dessous d'une manière plus spéciale, page 358. Employé quelques heures plus tard, le traitement de M. Gaspard eut agi comme auxiliaire de la cause délétère, et n'eut fait que hâter la perte de l'individu. C'est pour avoir été employé à une époque trop avancée, que, dans d'autres cas, le musc et autres *anti-spas-modiques* ont été funestes; au début et à dose modérée, probablement ils n'eussent pas été nuisibles.

L'ammoniaque convenablement étendue a été donnée aussi à l'intérieur dans la septième observation, malgré la sensibilité et la tension de l'abdomen : il est vrai que, dans ce cas, les affusions froides paraissent avoir été particulièrement le moyen efficace ; mais eussent-elles réussi, si l'ammoniaque eût agi comme irritant des voies gastriques et du système nerveux ?

Dans la huitième et la neuvième observations, les sels neutres ont été administrés comme *anti-phlogistiques*. Ils n'agissent point de la sorte, du moins quand on les donne par gros et par once. Dans le cas qui fait le sujet de cette observation, ce n'est donc point comme tels qu'ils ont servi, si tant est qu'ils aient été utiles... On leur a associé l'opium ; mais ici, comme dans tous les cas d'irritation encéphalique ordinaire, nous n'en conseillerions l'emploi qu'avec une grande réserve. Le bien qu'il a pu produire dans le cas qui nous occupe nous paraît douteux. S'il a été utile, ce n'a pu être guère qu'en favorisant la diaphorèse cutanée que l'on cherchait en même temps à provoquer par d'autres moyens.

Si les accidens eussent été très-graves dans le premier de ces deux cas, s'ils l'eussent été également dans le second, et qu'il ne fût pas survenu une épistaxis, les malades y eussent bien probablement succombé, malgré le traitement de M. W ; aussi sommes-nous loin de le proposer pour modèle. Le fait d'une gangrène locale, développée malgré son emploi, met à même de juger de son degré d'efficacité.

Le sable et la vase des rivières auxquels cet auteur attribue des succès qui les lui font conseiller, n'agissent évidemment que comme applications froides.

Dans les onzième, douzième et treizième observations, le traitement dirigé par M. Fanneau de Lacour est, pour l'époque où la phlegmasie existe, si bien en harmonie avec les symptômes, ses effets sont si bien tranchés, si évidens, si heureux, que nous ne saurions lui accorder trop d'éloges. Nous ne voudrions y ajouter que les applications de sangsues sur la partie (ce qui préviendrait probablement toujours la formation de l'escarre), les frictions huileuses sur cette partie et les affusions froides sur la tête.... La douzième observation suffirait-elle pour établir que ce traitement, employé dès le principe, est au moins aussi efficace que celui dont la sixième offre le modèle, et que, comme il n'en a point les inconvéniens, il doit lui être préféré même pour le début?

L'importance de ce sujet nous engage à y insister ici d'une manière spéciale.

Dans le traitement des accidens causés par la morsure des animaux venimeux, comme dans tous ceux d'empoisonnemens par les irritans, comme dans ceux de maladies par irritation en général, il y a trois époques qui, parfois, semblent se confondre, mais qu'il faut pourtant savoir toujours distinguer entre elles, pour ne pas errer dans l'application des moyens thérapeutiques.

a. Le poison introduit à l'intérieur, ou appliqué à une partie quelconque du corps, n'a point encore agi, aucun effet n'a lieu ; c'est la première époque.

b. A l'instant où il commence à agir, le systême nerveux qui en éprouve la première atteinte, manifeste les effets qu'il en ressent par
une réaction plus ou moins marquée, suivant le
degré d'énergie de la cause qui la provoque....
Celle - ci peut être tellement énergique, que la
puissance nerveuse étant comme opprimée ou
même rapidement anéantie, la réaction soit
nulle et la mort instantanée ou du moins fort
prompte... Si, par moins d'activité dans la cause,
la réaction a lieu, l'influence nerveuse se précipite brusquement vers la partie primitivement
atteinte, ou celles qui l'ont été par suite d'absorption, ou par sympathie, ou autrement. Le
systême circulatoire dont l'action, comme moyen
de résistance, est toujours à la disposition de la
puissance nerveuse, suit le mouvement que celle-ci
lui imprime. De là, d'une part, la douleur, les mouvemens convulsifs, l'angoisse, l'oppression, etc.,
les nausées, les vomissemens', les mouvemens
anomaux de la totalité du tube intestinal, etc. ;
de l'autre le gonflement toujours considérable et quelquefois prodigieusement rapide des
parties, etc. Il y a perturbation générale dans
la distribution de l'influence nerveuse et le
mouvement circulatoire, mais rien autre chose.
C'est la seconde époque.

Si l'individu succombe, c'est par une sorte de suffocation et d'anéantissement subit de la puissance nerveuse, ou par congestion violente sur l'un ou plusieurs des organes indispensables à la vie. Alors on peut trouver les parties rouges, engorgées, etc.; mais elles ne le sont que par le fait d'une congestion analogue à celle qui s'opère tantôt sur les organes intérieurs, et tantôt sur les organes extérieurs, dans certains cas de fièvres intermittentes, ou même par le fait d'une violence mécanique, telle qu'un coup, etc.

c. L'action de la cause se prolonge ; les mouvemens intimes sont troublés, pervertis ; une modification se prononce dans l'état organique des parties, et notamment du sytême circulatoire. Ce ne sont plus seulement des accidens *nerveux*, un état d'irritation sanguine confirmé, un état véritablement phlegmasique existe ; c'est la troisième époque.

En cas de mort, on trouve à l'ouverture du cadavre toutes les traces caractéristiques de l'inflammation. L'individu a succombé ou à un épuisement plus ou moins rapide de la puissance nerveuse, ou, en ce qui concerne les organes indispensables à la vie, à une altération de texture telle, qu'ils ont cessé de pouvoir accomplir leurs fonctions.

—Suivant que l'on se trouve encore à la première de ces trois époques, ou que déjà l'on est aux deux autres, la conduite diffère entièrement.

Dans la première, on essaie de supprimer la cause, et si l'on y réussit assez tôt, les accidens sont nuls : il ne s'agit presque que d'une médecine mécanique.

Dans la seconde, où l'individu est déjà sous l'influence de la cause, les difficultés thérapeutiques se prononcent. Quoique la nature de la cause et le caractère des accidens tiennent essentiellement de l'irritation, et que, dès-lors, toute stimulation semble ne pouvoir que nuire, il n'en est cependant point ainsi. Par une excitation directe des forces nerveuses en sens inverse des causes qui tendent à les abolir, on peut leur rendre l'énergie qui les abandonne, et les faire triompher de l'influence qui allait les détruire.

(Parmi les moyens excitans auxquels, dans le cas d'accidens produits par la morsure des animaux venimeux, on peut avoir recours, quelques-uns agissent peut-être aussi en provoquant l'action de quelques organes excréteurs, ou encore en vertu d'une action chimique ou comme neutralisant du venin, et c'est à ces

(359)

titres divers, que, pour les premiers instans,
nous croyons pouvoir en conseiller l'emploi........
Ainsi, dans les cas de *commotions cérébrales,*
quoique, suivant toutes les probabilités, il doive
survenir plus tard des symptômes d'irritation,
on est parfois forcé de commencer par ranimer
l'action nerveuse au moyen des excitans.... Ainsi,
lorsque des substances indigestes surchargent les
voies gastriques, et causent déjà de vives douleurs locales, des convulsions même, etc., on
soulage par une forte infusion chaude de thé, de
serpolet, etc., ou par l'application de la chaleur à
l'extérieur, etc. Ainsi nous avons dit que la
douleur, la tension de l'abdomen, etc., n'é-
taient point des motifs suffisans pour renoncer
à l'emploi des évacuans et des neutralisans.).

Mais à la troisième époque, c'est-à-dire lorsque
les accidens existant déjà depuis un certain temps
et avec une certaine intensité, s'accompagnent
d'un véritable état de phlegmasie, tout autre
moyen que les anti-phlogistiques serait évidemment nuisible.

Voici donc la conduite à tenir dans ces cas
difficiles. (*Voyez d'ailleurs page* 227.)
Si l'on était appelé au moment même de
l'accident, on ne chercherait point à préve-

nir les résultats de l'absorption à l'aide d'une ligature placée au-dessus de la plaie, en admettant que la situation de cette dernière le permît : ce moyen est inutile et même dangereux, puisque, si la ligature est peu serrée, elle n'arrête le mouvement circulatoire dans aucun ordre de vaisseaux, et que, si elle est assez forte pour empêcher la circulation dans les lymphatiques, etc., elle entraîne nécessairement la gangrène des parties, en arrêtant en même temps la circulation sanguine. Au contraire, on ne négligerait point d'appliquer sur la plaie une ventouse, suivant la méthode de M. Barry, et ensuite, pour plus de sécurité, on instillerait dans la plaie quelques gouttes d'ammoniaque liquide, s'il n'était point encore survenu d'accidens ; ce qui, ordinairement, a lieu au bout d'environ un quart-d'heure.

Après ce temps, les scarifications, la cautérisation seraient des moyens aussi peu efficaces que la ligature ; et si les accidens généraux devaient survenir, elles les rendraient nécessairement plus graves, la dernière surtout, par l'influence de l'irritation locale qu'elle produit sur les organes centraux.

Si, malgré ces premiers moyens, les accidens se développent, on fait des frictions huileuses sur la partie, des affusions froides sur

cette partie et sur la tête (attendu que les accidens généraux se manifestent presque aussitôt
que les accidens locaux); on donne à l'intérieur
l'ammoniaque liquide convenablement étendue
dans une eau distillée aromatique, telle que celle
de menthe ou de canelle. Mais on se tient sur ses
gardes, et si les symptômes, loin de se calmer,
semblent prendre une nouvelle intensité ; dès-
lors, renonçant à tout moyen capable d'irriter,
on ne donne plus à l'intérieur que des boissons
gommeuses, acidulées, etc.; on saigne largement le malade du pied, ou de la temporale,
ou successivement par ces deux voies ; on applique de nombreuses sangsues à l'épigastre, etc. ;
on insiste sur les fomentations émollientes sur
l'abdomen, les lavemens émolliens, les pédila-
ves irritans, etc. On continue les affusions froides
sur la tête, on fait du moins des applications réfrigérentes sur cette partie ; on continue aussi
les frictions huileuses sur la partie lésée ; on
leur joint les bains et les fomentations émollientes et même les applications de sangsues,
s'il s'y est développé un état décidément inflammatoire, et si les autres moyens ne paraissent
pas suffire.

PUSTULE MALIGNE.

PREMIÈRE OBSERVATION.

Rouquette (Antoine), *écorcheur*, âgé de quarante-un ans, constitution robuste, tempérament nervoso-sanguin, se rendit, le 11 août 1823, près de la ville de l'Isle-d'Alby, pour y dépouiller une vache morte de l'épizootie qui régnait alors dans cette contrée. Après avoir procédé à l'enlèvement de la peau, Rouquette se retira chez lui pour vaquer aux travaux de la campagne.

A peine quatre jours s'étaient-ils écoulés depuis son opération, qu'il commença à apercevoir à la partie inférieure externe de l'avant-bras droit, un bouton livide, entouré d'une auréole rouge, ayant à peu près la grosseur de la tête d'une grosse épingle. La douleur était presque nulle, seulement une démangeaison incommode manifestait l'existence du mal. Le 18, étant occupé à travailler à la terre, il s'aperçut que chaque coup de pelle lui causait, dans la partie où était le bouton, une sensation douloureuse. Ce jour-là et le lendemain encore, le bras, au dire du malade, n'offrait aucune apparence d'inflammation. Le 20, la maladie commençant à prendre une fort mauvaise tournure, M. le docteur Vernhes, chirurgien en chef de l'hospice civil de Rabastins, fut appelé. Le 21, il vit le malade qu'il trouva dans l'état suivant :

A la partie inférieure externe de l'avant-bras droit (quoique le malade n'eût pas touché la vache de ce

bras), existait un point noir de la grandeur d'une lentille, entourée d'une auréole boutonneuse. Dans toute
l'étendue du bras, y compris les glandes axillaires, se faisait remarquer une inflammation tellement intense, que
le membre avait plus que doublé de volume. Ce même
membre, l'avant-bras surtout, était, particulièrement
autour de la pustule, remarquable par une dureté com-
parable à celle du corps le plus solide, et le siége de
douleurs vives et lancinantes. Forte céphalalgie, yeux
brillans et injectés, pommettes colorées; langue sèche,
rouge sur son bord; peau sèche et brûlante; pouls rare,
dur, rénitent.... Tous ces symptômes existaient la veille,
mais à un faible degré; moins de douze heures avaient
suffi pour leur donner la gravité qu'on vient de voir....
Forte saignée, cataplasmes émolliens, diète. Malgré la
prescription du docteur Vernher, on ne fait qu'une saignée peu copieuse.

Le 22 au matin, point d'amendement sensible : nouvelle saignée, mais le sang ne coule qu'en petite quantité et goutte à goutte; nul effet. Le même jour,
M. Vernhes fait transporter le malade à son hospice,
pratiquer immédiatement une saignée d'environ douze
onces et plonger le bras dans une décoction émolliente,
où il le fait maintenir à demeure. Pour ne pas déroger
entièrement à l'usage, il ordonne une légère infusion
de quinquina.

Le 23 au matin, tous les symptômes étaient sensiblement diminués; l'inflammation était *un tiers* moins intense. Même prescription que la veille moins la saignée;
incision cruciale de la tumeur, dont les dimensions

étaient toujours les mêmes; cautérisation profonde avec l'acide hydro-chlorique.

Le 24 et le 25, le bras est tellement diminué de volume, qu'il s'éloigne peu maintenant de l'état ordinaire. Les symptômes fébriles sont presque nuls. Le malade se lève le bras en écharpe.

Le 26, la main est œdématisée. Il existe, à l'endroit de la pustule, une inflammation avec escarre; le reste du bras a sa couleur naturelle. Il n'existe plus de fièvre; on accorde un peu d'alimens.

Le 27, l'état de convalescence se prononce de plus en plus; l'escarre circonscrite par une auréole inflammatoire, un œdème à la partie dorsale de la main, fixent seuls désormais l'attention; on panse avec de la charpie enduite d'un digestif, et une compresse trempée dans l'eau végéto-minérale.

Le 31, l'escarre, environnée d'une inflammation rouge, augmente d'étendue et devient douloureuse dans ses alentours. Le poignet et le dos de la main, mous au toucher, offrent à la vue une inflammation œdémateuse remarquable par son volume, sa couleur jaunâtre et par l'apparition de grosses veines sillonnant ces parties, tandis que la partie supérieure de l'escarre, à deux pouces de l'inflammation, se trouve dans l'état naturel. Même pansement; cessation de l'infusion de quinquina, purgatifs doux.

Le 2 septembre, l'inflammation, environnant l'escarre, se trouve augmentée sensiblement; la douleur y est vive, déchirante; l'odeur fétide. En enlevant l'escarre, on reconnaît que les parties situées au-dessous d'elles, sont frappées de gangrène. Acide muriatique, employé comme caustique, eau-de-vie camphrée, cataplasmes émolliens; on revient à l'infusion de quinquina, à laquelle même le lendemain on joint comme topique la poudre de la même écorce. Au bout de cinq à six jours, les progrès de la gangrène étaient bornés, et la plaie réduite à l'état simple; l'œdème, qui avait résisté aux résolutifs, ayant disparu du soir au matin, on ne vit plus qu'une main presque décharnée.

Vers le 12 du même mois, il s'était formé, à deux pouces environ au-dessus de la première ouverture, un dépôt avec fusée et déperdition de substance dans un point. Au bout de huit jours, la plaie se trouvait rendue à un état de complète simplicité.

Le 23 octobre, le malade était sorti de l'hospice, et avait repris ses occupations; cependant, la cicatrisation n'était point encore achevée. Au bout de dix à douze jours, elle fut opérée, et le malade se trouva complètement rétabli.

DEUXIÈME OBSERVATION.

Dans le mois d'août 1824, un homme se présenta à M. Vernhes, portant à la partie inférieure externe de l'avant-bras droit, le bouton caractéristique de la *pustule maligne*, et offrant avec lui les symptômes les plus graves de cette affection. Celle-ci lui était survenue à la suite d'un enlèvement de peau de vache morte d'une épizootie alors existante. Des saignées générales plusieurs fois réitérées, des boissons délayantes, la diète, et pour tout traitement local, l'application d'émolliens sur la partie, mirent, dans quatre jours, le malade en voie de guérison. Les symptômes inflammatoires étaient abattus, alors seulement on eut recours aux *anti-septiques*.... Le même mode de traitement a réussi entre les mains de M. Vernhes, dans plusieurs autres cas.

ASPHYXIE PAR LA VAPEUR DU CHARBON,

Communiquée par M. MENIÈRE, interne à l'Hôtel-Dieu de Paris.

Un homme de quarante-cinq ans, bien portant, robuste, ayant mis ordre à ses affaires, s'enferme dans un cabinet étroit, le 4 janvier 1824, à une heure du matin; en bouche toutes les issues, y allume du charbon dont il avait acheté deux boisseaux, dans le dessein de s'asphyxier, se couche fatigué du travail du jour, et bientôt s'endort dans la persuasion qu'il ne se réveillera plus.

C'était pour la quatrième fois, depuis quatre ans, qu'à la suite de chagrins domestiques et de dérangement dans ses affaires, poursuivi par l'idée du suicide, il cherchait à s'ôter la vie.

A neuf heures, le cabinet ayant été forcé, on trouve, en effet, l'individu dans un état de mort apparent; le commissaire, que l'on prévient, le fait conduire dans un lieu bien aéré, et un médecin que l'on appelle, lui pratique bientôt après une saignée de bras.

Apporté à l'Hôtel-Dieu, à une heure de l'après-midi, on l'y trouve dans l'état suivant : coma profond, occlusion des paupières; respiration lente, pénible, stertoreuse; resserrement des mâchoires, bave écumeuse rejetée sur les lèvres à chaque expiration; pouls peu éloigné de l'état naturel; bras contractés et rapprochés au-devant de la poitrine; peau froide, mais sensible; la perception a évidemment lieu.

Couché aussitôt sur un lit, le malade y est couvert d'un simple drap, et on lui fait, à plusieurs reprises, sur toute la surface du corps, des aspersions d'eau froide et de vinaigre, en essuyant fortement à chaque fois les parties mouillées; on stimule la pituitaire par l'introduction répétée d'une plume à longues barbes trempée dans de fort vinaigre; on parvient, mais avec beaucoup de difficulté, à faire avaler quelques gorgées d'eau acidulée; on fait respirer de l'ammoniaque; on brosse fortement la plante des pieds et la région postérieure du tronc; on pratique une saignée de bras, et quarante sangsues sont appliquées à la base du crâne. Les autres moyens sont continués avec persévérance pendant plusieurs heures, en même temps que l'on applique des sinapismes aux cuisses et aux jambes.

Cet état de léthargie où était l'individu, cessa enfin, mais ce ne fut que le soir qu'il sentit bien la douleur provenant de la rubéfaction de la peau par la brosse et les sinapismes, et qu'il reprit un peu de connaissance.

Il se plaignit alors d'un grand mal de tête, de crampes dans les jambes, etc. ; mais ces symptômes disparurent peu à peu. Le lendemain il ne restait plus que de l'abattement, et les dispositions morales propres à la condition de l'individu.

Le 6 , l'état de bien être continuait, mais le malheureux était toujours livré à la même série d'idées.

Le 9 et le 10, il se plaignait d'une douleur profonde à l'occiput, pour laquelle on fit une application de vingt sangsues au col.

Il sortit le 14 parfaitement rétabli des accidens de son asphyxie, mais non guéri de ses projets de suicide.

Remarques. L'insufflation de l'air dans les poumons et les lavemens irritans, dans un cas plus grave, ne devraient pas être négligés, non plus que l'électricité, si l'on avait des moyens de l'appliquer... Les évacuations sanguines ne paraissent pas avoir eu ici un résultat bien marqué.

ASPHYXIE DES FOSSES D'AISANCES.

Un garçon vermicellier travaillait à Paris dans le courant de 1824, au milieu de fourneaux incadescens, dans le voisinage d'un lieu où l'on avait amoncelé une partie des immondices provenant d'une fosse d'aisances qui venait d'être vidée.... Il fut atteint par le gaz. M. Labarraque, invité, peu d'instans après, à voir cet individu, le trouva dans l'état suivant : point de connaissance ni de sensibilité ; pouls assez fort, mais fuyant sous le doigt pour reparaître ensuite ; contraction et roideur excessives des membres inférieurs ; les supérieurs tendus, roides, presque froids ; tête jetée en arrière ; veines du cou très-apparentes ; face violacée, ainsi que les lèvres qui sont très-gonflées ; occlusion des paupières ; yeux ternes et immobiles ; la respiration paraissant nulle... Le vinaigre, l'éther, l'ammoniaque très-concentrée, mis sous le nez du malade, ne produisent aucun effet....; M. L.... imbibe de *chlorure d'oxide de sodium* en dissolution concentrée, un linge qu'il applique sous le nez du malade. En moins d'une minute, celui-ci pousse un gémissement aigu et plaintif; la roideur des membres cesse, les yeux s'ouvrent, mais bientôt après ils se referment, et la roideur tétanique reparaît. M. L.... applique de nouveau sous le nez le linge imbibé de chlorure, et en peu de temps la roideur des jambes cesse : le malade jette un cri perçant; M. L.... applique le linge sur la bouche: le cri est étouffé; une forte inspiration a lieu au travers du linge, et les accidens cessent sans retour.... L'individu exposé au grand air, continua pendant quelques momens à respirer le chlorure, prit quelques cuillerées d'une potion éthérée, et retourna ce jour même à son travail.

EMPOISONNEMENT PAR L'OPIUM ET SES PRÉPARATIONS.

PREMIÈRE OBSERVATION.

M......, âgé de vingt-huit ans, tempérament sanguin, constitution robuste, dominé par la passion du jeu, perd successivement plusieurs sommes considérables. Désespéré de sa position et de celle dans laquelle il place sa famille, il veut s'empoisonner, et le 4 avril 1825, à huit heures du matin, il avale d'un seul trait une once et demie de laudanum.

Immédiatement après l'ingestion de ce poison : lé-

gères nausées, point de vomissemens; les nausées se
dissipent promptement.... Au bout d'environ une demi-heure, assoupissement assez marqué.... MM. Olivier
et Marge voient le malade à une heure de l'après-midi,
cinq heures après l'accident. Il était alors dans l'état
suivant : décubitus sur le dos; assoupissement dont
on ne le tire que difficilement, et en lui parlant à haute
voix; face décolorée, ainsi que les lèvres; on observe à
la lèvre inférieure, à l'intérieur de la bouche, sur la
langue, à la peau de l'avant-bras, quelques taches jaunâtres dues à la couleur safranée du laudanum. Pupilles
excessivement contractées ; le malade fixe les personnes
qui l'entourent d'un air égaré, et dit qu'il ne les distingue qu'à travers un brouillard; les mots sont arti-
culés difficilement; réponses lentes mais justes; nulle
altération notable des facultés intellectuelles. Pouls
dur, régulier, assez développé et fréquent (cent neuf
pulsations par minute); respiration tranquille, accompagnée par intervalle d'une espèce de *grognement.*
Nulle douleur à l'épigastre, ni dans le reste de l'abdomen; point de nausées, ni de vomissemens, ni de déjections alvines, ni d'excrétion d'urines; de temps en
temps, tremblement de tout le corps, mais léger et passager. Par intervalles éloignés, le malade ouvre spontanément les yeux et semble sortir de son état léthar-
gique, mais bientôt cette espèce de rémission cesse, et
l'assoupissement recommence... Trois grains d'émétique
dans un demi-verre d'eau tiède, suivis de deux verres
d'eau tiède (le malade prend lui-même la tasse et boit
avec facilité); lavement purgatif.

A trois heures et demie (sept heures et demie après l'empoisonnement), il n'y a pas eu de vomissemens. Le malade a pu se lever pour rendre les lavemens (sa démarche était celle d'un homme étourdi et endormi); l'assoupissement est plus prononcé et continu; même lenteur et même justesse de réponses : *pupilles contractées au point qu'elles n'offrent à leur centre qu'un point imperceptible; le malade se plaint de distinguer à peine les objets.* Pouls moins développé et moins fréquent (90 pulsations par minute); respiration avec *grognement* prolongé ; du reste, même état. *Saignée du bras de trois palettes,* (le sang est très-rouge et se coagule promptement.)

A cinq heures (neuf heures après l'empoisonnement): narcotisme peu profond ; *pupilles toujours extrêmement contractées.* Le malade dit ne souffrir nulle part. De temps en temps, léger tremblement général qui dure quelques secondes; d'ailleurs, même état, mêmes symptômes. On parvient à faire boire abondamment au malade une *très-forte infusion de café ; lavement purgatif, sinapismes aux pieds, et pour boisson, limonade végétale,* ajoutés, sur l'avis de M. Orfila, aux moyens déjà employés.

A huit heures du soir (douze heures après l'empoisonnement) : assoupissement toujours profond; la respiration, accompagnée du même bruit, est devenue très-lente (quatre à cinq inspirations par minute); pouls, quatre-vingt-huit pulsations; peau froide et sèche; pupilles *toujours très-contractées.* Le malade distingue mal les personnes qui l'entourent, quoiqu'il les reconnaisse très-bien à leurs voix; paroles mal articulées. Deux lavemens purgatifs ont été donnés et ont procuré

plusieurs évacuations alvines abondantes ; les sinapismes n'ont pas été sentis, quoiqu'ils aient rubéfié la
peau ; on en applique deux autres aux mollets ; mêmes
boissons (café et limonade) ; *potion anti-spasmodique
fortement éthérée.*

A onze heures du soir (quinze heures après l'empoisonnement) : pouls, quatre-vingt-dix pulsations ; sueur
générale ; chaleur modérée ; respiration lente et suspirieuse (quatre à cinq inspirations par minutes) ;
réponses tardives faites brusquement ; mouvement
fréquent de la main vers le front ; idées vagues, quelquefois incohérentes ; *pupilles extraordinairement contractées.* L'individu continue à n'accuser aucune espèce
de souffrance ; il boit toujours abondamment l'infusion
de café et la limonade.

Dans la nuit, l'assoupissement est interrompu par
le délire qui se manifeste de temps en temps ; il y a
quelques mouvemens convulsifs ; le malade cherche à
sortir de son lit ; sueurs froides sur tout le corps ; la
respiration n'est plus aussi bruyante. A quatre heures
du matin, le délire cesse complètement ; le malade boit
à plusieurs reprises ce qu'on lui présente.

Le 5, à huit heures du matin (vingt-quatre heures
après l'empoisonnement) : assoupissement moindre ;
le malade parle plus volontiers, plus longuement et
moins difficilement ; respiration moins lente ; pouls
plein et dur (cent seize pulsations par minute) ; sueur
générale et chaude. Les pupilles *sont toujours contractées* ; le malade distingue mieux les personnes qui l'entourent, mais il ne peut encore lire de l'écriture ordi-

naire; il rend un peu d'urine trouble et de couleur ci-
trine; il s'agite et se retourne fréquemment dans son
lit; nul trouble des facultés intellectuelles. *Saignée* du
bras de quatorze onces (le sang est rouge comme celui
de la veille et se coagule de même); pour boisson, eau
vinaigrée et limonade.

A midi (vingt-huit heures après l'empoisonnement):
pouls moins développé, régulier (cent dix pulsations
par minute); pupilles encore contractées, encore de
l'agitation; mais la chaleur de la peau est modérée, et
l'assoupissement continue à diminuer. On fait lever le
malade qui marche seul et sans être soutenu pendant
une minute; sa démarche est chancelante comme celle
d'un homme à moitié endormi; cependant, les jambes
ne fléchissent pas sous lui, il se plaint seulement d'être
étourdi et de ne pas distinguer nettement les objets.
D'ailleurs, il n'accuse aucunes douleurs, si ce n'est le
besoin d'uriner qu'il ne peut satisfaire... Lavement purgatif, limonade nitrée.

A trois heures (trente-une heures après l'empoisonnement): *contraction des pupilles un peu moindre;* pouls,
cent pulsations par minute; diminution progressive
des autres symptômes. Il n'y a eu aucune évacuation
alvine, le malade a uriné.

A six heures et demie, les pupilles offrent encore de
la contraction, mais le malade peut lire les papiers
qu'on lui présente; pouls quatre-vingt-dix pulsations,
encore des envies d'uriner, sans pouvoir les satisfaire.
Les sinapismes commencent à faire souffrir; amélioration générale dans l'état du malade.

A neuf heures et demie (trente-sept heures après l'empoisonnement) : le narcotisme a , en grande partie , disparu ; la parole est redevenue libre ; il y a eu une évacuation abondante d'urine ; reste un peu de chaleur à la peau, de fréquence dans le pouls (quatre-vingt-douze pulsations) et une certaine *contraction des pupilles... Lavement légèrement purgatif, limonade et eau vinaigrée.* La nuit est calme , le sommeil naturel, troublé seulement de temps à autre par un hoquet qui fatigue le malade ; évacuation d'urine assez abondante.

Le 5 , à huit heures du matin (quarante-huit heures après l'empoisonnement), tous les symptômes du narcotisme ont disparu ; le hoquet continue sans douleur à l'épigastre ; le pouls est dur et fréquent (cent deux pulsations par minute) ; pupilles à peu près revenues à leur degré de dilatation naturelle ; les sinapismes sont douloureux. A six heures du soir, persistance du hoquet, soif intense ; cependant sans douleur à l'abdomen et notamment à l'épigastre ; agitation générale ; pouls dur et fréquent (cent seize pulsations) peau chaude et sèche.... *Quinze sangsues à l'épigastre, limonade gommée, trois demi-lavemens émolliens.* Nuit calme , sommeil naturel.

Le 7, au matin, le malade est dans l'état le plus satisfaisant ; les pupilles sont dans leur état de dilatation naturelle ; le hoquet ne se reproduit qu'à des intervalles éloignés ; il y a moins de soif ; la chaleur de la peau est modérée. Dans la journée, les symptômes, qui avaient annoncé une légère irritation gastro-intestinale, disparaissent graduellement.

Le lendemain, le rétablissement était complet.

DEUXIÈME OBSERVATION.

Une femme, âgée de trente-cinq ans, enceinte de sept mois, avala pour s'empoisonner, le 19 décembre 1823, vers une heure après-midi, une once et demie environ de laudanum.

Les signes du narcotisme ne tardèrent pas à se prononcer.

Sur les huit heures du soir, M. le docteur Dukes (Londres) introduisit dans l'estomac un long tube de gomme élastique, et, au moyen d'une seringue dont ce tube était muni, il injecta et retira successivement de l'eau tiède à plusieurs reprises, jusqu'à ce que le liquide retiré, qui répandait d'abord fortement l'odeur du laudanum, n'eût plus cette odeur. L'opération ne dura pas plus de dix minutes. Le lendemain, la malade fut prise de *fièvre*, mais les symptômes de narcotisme s'étaient dissipés, et le 21, elle put reprendre ses occupations ordinaires.

TROISIÈME OBSERVATION.

Une femme de cinquante-cinq ans était accoutumée à prendre du laudanum avec de l'eau-de-vie de genièvre, pour des douleurs ressenties dans les membres, mais dont la colonne épinière était le siége probable. Le 6 décembre 1817, elle prit une once et demie de teinture d'opium, et une demi-pinte de liqueur de genièvre.

Le docteur Evans (Italie) la trouva offrant tous les symptômes de l'empoisonnement par l'opium.

La déglutition étant impossible, il lui introduisit

dans l'estomac un tube flexible et injecta ainsi dans la cavité de ce viscère, au moyen d'une seringue, un demi-gros d'ipécacuanha en poudre délayée dans de l'eau : il n'y eut aucun effet. Les symptômes s'aggravant de plus en plus, M. Evans injecta, au moyen du même appareil, trois pintes d'eau tiède dans l'estomac, puis, comprimant cet organe que l'on sentait distendu par le liquide au travers de la paroi abdominale, il en fit sortir par le tube des matières qui sentaient fortement l'opium et le genièvre. Après avoir répété l'opération, jusqu'à ce que le liquide, qui revenait de l'estomac, n'eût plus d'odeur, il injecta un émétique et fit plus tard administrer un lavement cathartique. Dès-lors il y eut par haut et par bas des évacuations abondantes, et tous les accidens de l'empoisonnement ne tardèrent pas à disparaître. — Quelques jours après, cette femme mourut, à ce qu'il paraît, d'une inflammation pulmonaire.

QUATRIÈME OBSERVATION.

Le 26 mars 1825, les parens de Pichat Louise, enfant âgée de treize mois, lui firent prendre, par méprise, deux gros environ de laudanum. Bientôt, assoupissement profond ; coma ; respiration haute, bruyante et comme râlante ; altération du visage, lequel est froid, pâle, violacé, surtout aux paupières, au lobe du nez, aux lèvres, et dont les traits sont allongés ; tantôt occlusion, et tantôt écartement des paupières ; rotation des yeux dans leur orbite, ils sont dirigés en haut ; contraction des pupilles ; resserrement des mâchoires (trismus), cris, opisthotonos, contractions spasmodiques des extrémités alternant avec leur résolutoire; ces accès tétaniques se renouvellent toutes les deux ou trois minutes; le ventre est dur et tendu; pouls un peu lent, plein, ondulant, dépressible. Quoique plus de trois heures se fussent déjà écoulées depuis l'ingestion du poison, on prescrit deux grains de tartrate antimonié de potasse dans un verre d'eau tiède, dont on donne une cuillerée à bouche de temps en temps, mais qui passe en partie par la glotte, et est en partie rejetée. Le vomissement ne survenant pas, malgré la titillation de la luette, et les accidens s'aggravant, douze grains de sulfate de zinc dans ce qui restait d'eau émétisée (à peu près trois onces), dont on réussit en partie à faire avaler quelques cuillerées. Au bout d'un quart-d'heure, aucune évacuation n'ayant eu lieu, deux petits lavemens acidulés (avec le vinaigre), lesquels ne sont pris qu'imparfaitement. Alors, application sur les pieds de compresses trempées dans l'eau salée très-chaude; immersion des pieds dans la même eau; ouverture de la saphérie qui était gonflée, volumineuse, et dont il sort environ quinze gouttes de sang.

L'enfant était toujours agité de mouvemens désordonnés, la déglutition toujours impossible.... Deux lavemens de décoction de café torréfié.

A deux heures, la figure de l'enfant était moins pâle, moins violette; elle offrait même de temps en temps une légère teinte rosée; le regard était plus naturel; les traits moins altérés; les cris accompagnés de moins d'angoisses et plus naturels; les spasmes moins forts, moins prolongés et plus rares; l'enfant portait la main droite à sa bouche; il semblait recouvrer la connaissance; *il paraissait* hors de danger, du moins un peu mieux: Quatre grosses sangsues au cou (lesquelles restent appliquées une demi-heure, et tirent une assez grande quantité de sang; pour arrêter celui-ci, on est obligé de recourir à l'agaric), deux de chaque côté; sinapismes aux pieds.

Dans le reste de l'après-midi, yeux fixes et largement ouverts; un liquide incolore et spumeux sort par la bouche et les narines. Dans un accès de convulsions, l'enfant se lève presque à son séant.... Lavement avec la décoction de marc de café.

Le soir, à huit heures, sortie d'un peu de mucosité écumeuse par la bouche; ventre rétracté, dur et tendu; respiration alternativement douce et bruyante, ou accompagnée de râle sonore; battement marqué des carotides; gonflement des jugulaires; visage pâle et froid, sans altération des traits; occlusion des paupières; en soulevant celles-ci, on voit que les yeux sont fixes et dirigés en haut, et que les pupilles sont *très-contractées*; pouls accéléré, petit, faible, plus lent à droite qu'à gauche; extrémités froides. Nouvelle convulsion pendant laquelle l'enfant se roidit, rapproche et serre les mâchoires, ouvre les yeux et les tient fixes; la figure se gonfle et devient violette; les traits se décomposent, et un liquide incolore et spumeux sort à diverses reprises par la bouche et les narines; les pupilles se *dilatent*. Cet état, qui dure environ deux minutes, est suivi d'un profond collapsus,... Compresses d'oxycrat sur la tête, sinapismes aux pieds.

Dans l'intervalle des deux heures suivantes, deux nouvelles convulsions, mais faibles et de peu de durée. La petite malade *semble* de nouveau reprendre un peu de connaissance ; elle rend encore par la bouche et les narines, un liquide incolore et spumeux. A dix heures, souplesse des articulations; résolution des membres; mort sans convulsions, suivie d'un dernier écoulement par la bouche et les narines d'un liquide incolore et spumeux.

Nécroscopie. Peau décolorée, jaunâtre; articulations scapulo-humérales, coxo-fémorales et intervertébrales souples, toutes les autres roides ; pupilles dilatées ; pulpe cérébrale et cérébelleuse, mollasse, pâle et se laissant déchirer avec la plus grande facilité ; une once environ de sérosité dans la grande cavité de l'arachnoïde; une demi-once environ de sérosité semblable dans chaque ventricule latéral, il s'en écoule aussi une certaine quantité du canal vertébral. Poumons décolorés, excepté en arrière, où s'observe un léger engorgement cadavérique; leur tissu est dense, grisâtre, crépitant sous le doigt, et laisse échapper à la pression un liquide incolore et spumeux; une cuillerée environ de sérosité limpide dans le péricarde; distension des vaisseaux situés à la surface du cœur; estomac pâle, resserré sur lui-même, tapissé d'une couche épaisse de mucosité; intestins pâles et distendus par des gaz; vésicule du fiel gorgé d'une bile verdescente; vessie pâle et distendue par les urines.

CINQUIÈME OBSERVATION.

Une fille de dix-sept ans, poussée au désespoir par la misère et l'abandon où elle était réduite, avala, le 31 mars 1824, deux onces de laudanum. Quelques heures après, M. Jackson constata l'état suivant : nulle connaissance ; état comateux dont rien ne peut tirer la malade ; peau plus froide que dans l'état naturel ; respiration haute et profonde ; pouls lent et moins fort que dans l'état de santé ; mâchoires serrées par la contraction des muscles. On était parvenu à lui faire avaler à des doses énormes du sulfate de zinc, de l'émétique et de l'épicacuanha, le tout sans succès ; des lavemens irritans avaient été administrés également en vain. M. Jackson fit alors apporter un baquet plein d'eau froide, et ayant fait soutenir, par des aides, la tête de la malade au-dessus de ce baquet, il commença à lui verser de l'eau sur la tête avec un gobelet ordinaire. La malade ne sentit pas les premières affusions ; mais la quatrième occasionna un léger soupir, qui devint de plus en plus profond à chacune des suivantes, jusqu'à ce qu'enfin elle poussa de grands cris. En moins de cinq minutes elle pouvait se tenir assise, et comprenait ce qu'on lui disait. On lui introduisit les barbes d'une plume dans la gorge, mais il n'en résulta que des efforts inutiles. La sensibilité n'étant pas parfaitement rétablie, on lui fit encore quelques affusions froides qui causèrent une grande agitation, et, au bout de quelques minutes, la malade fut rendue à elle-même. Elle prit alors un vomitif qui eut son effet, et évacua complète-

ment l'estomac. On appliqua des sinapismes aux pieds ,
et le lendemain elle était si bien rétablie qu'elle se leva
et s'habilla seule.

SIXIÈME OBSERVATION.

Deux drachmes et demi de teinture d'opium furent
donnés à un lapin. En peu de temps son œil devint
plus opaque ; sa pupille se *réduisit à un point mathé-
matique ;* la tête s'abattit ; la respiration devint pénible
et bruyante , et il survint une complète résolution des
forces. Alort le docteur Murray lui administra l'acide
acétique, au moyen d'un tuyau de plume, et d'une
éponge qu'il lui appliquait fréquemment sur la bouche ;
il lui en humecta aussi la tête, le dos, suivant le trajet de
la moelle épinière, et les extrémités. Il employa ainsi
environ une once d'acide. Pendant ce temps, on ne
négligeait pas de réveiller souvent l'animal, et de le
réchauffer : il se remit entièrement. Au bout de quelques
jours, il continuait à jouir de la meilleure santé.

Plusieurs autres animaux de la même espèce, soumis aux mêmes expériences, ont donné les mêmes
résultats.

SEPTIÈME OBSERVATION.

Jean-Augustin *Barbier*, soldat dans le 21e. régiment
de ligne, âgé de trente-deux ans, d'une constitution
sèche, d'un tempérament nerveux, entra à l'hôpital le
20 septembre 1815, affecté d'un érésypèle phlegmoneux
qui occupait la partie antérieure externe de la jambe
droite. Le gonflement était considérable ; la rougeur

très-marquée ; la surface enflammée, tendue, luisante ;
la douleur très-forte ; la chaleur vive pour le malade,
ainsi qu'au toucher ; le pouls plein et fréquent ; la langue
légèrement chargée ; le bas-ventre médiocrement tendu :
il y avait borborygmes ; depuis deux jours l'individu
n'était point allé à la selle. A six heures du soir, peu de
temps après l'arrivée du malade, le médecin prescrivit
un large cataplasme émollient, arrosé de quinze gouttes
de laudanum, deux pintes d'infusion de tilleul et de
feuilles d'oranger, avec addition d'un grain d'émétique
dans chacune, et un lavement émollient. L'élève chargé
du pansement en abandonna le soin à l'infirmier. Celui-
ci, pour mieux calmer les souffrances du malade au
moyen du laudanum, crut n'en devoir point ménager
la dose : il en versa une demi-once environ sur le cataplasme, une autre demi-once lui servit à imbiber les
pièces d'appareil, c'est-à-dire qu'il n'en employa pas
moins d'une once. Le lendemain matin, le malade fut
trouvé dans l'état suivant : face pâle ; paupières trem-
blantes, ne recouvrant qu'à demi le globe des yeux que
l'on voit agité en divers sens ; *pupilles contractées ;*
frémissemens spasmodiques de tous les muscles de la
face ; distorsion des lèvres ; mouvemens convulsifs des
membres supérieurs et inférieurs, remplacés par un
assoupissement profond ; perte de la parole ; pouls
petit, serré ; réfroidissement des extrémités. Le médecin eut recours aux anti-spasmodiques en potions,
dans lesquelles il fit entrer l'émétique à dose vomitive, dans le dessein d'*établir des points de dérivation ;*
de larges sinapismes furent placés aux pieds, pour

remplir la même indication. Mais ce fut en vain ; *l'action de ces divers moyens ne put surmonter celle beaucoup plus énergique de l'opium ;* les mouvemens convulsifs augmentèrent ; le pouls s'affaiblit ; le réfroidissement devint général, et le malade expira à cinq heures du soir, vingt-trois heures après son entrée à l'hôpital.

A l'autopsie, quelques points de l'arachnoïde parurent rouges et assez fortement engorgés. L'encéphale, le cœur, le tube gastro-intestinal n'offraient rien de remarquable ; mais toutes ces parties exhalaient une forte odeur d'opium, sans cependant qu'on pût trouver dans les vaisseaux aucune trace du narcotique.

Remarques. La première observation établit d'une manière bien évidente des principes que quelques lecteurs, peut-être, auront pris pour des spéculations : elle met dans tout son jour ce que nous avons dit, 1°. de la réaction nerveuse contre l'influence des sédatifs, soit dans le lieu de leur application, soit du côté des organes affectés par absorption, par sympathie, ou autrement ; 2°. de la réaction sanguine, que la réaction nerveuse entraîne après elle, et 3°. des modifications que doit subir le traitement d'après ces considérations. Reprenons les principales circonstances de ce cas.

Immédiatement après l'ingestion du laudanum, il y a des nausées. Ce premier effet est le

résultat pur et simple de l'impression de la substance sur la muqueuse gastrique , impression
transmise à l'instant même au cerveau : il ne
mérite pas de nous arrêter.

Bientôt des signes de narcotisme se manifestent. Cependant, quoique forte, la dose ne l'est
point assez pour paralyser entièrement l'action
cérébrale, le narcotisme est incomplet; le cerveau peut donc réagir : c'est, en effet, ce qui
a lieu ; la preuve en est, 1°. dans la fréquence du
pouls que l'on observe alors (cent neuf pulsations
par minute); 2°. dans les intervalles de lucidité,
et le tremblement léger que, de temps en temps,
on observe dans tout le corps, (qui pourrait méconnaître ici la lutte de deux forces opposées,
l'action organique de l'encéphale, et la cause qui
tend à la détruire?) 3°. dans la contraction des
pupilles. Ce dernier phénomène, qui n'est nullement rare dans ces sortes de cas, loin d'être
impossible comme on l'a prétendu, a sa véritable source dans la réaction dont nous parlons ici. (*Voyez à cet égard pag.* 16, 17 *et* 18.

Si la dose de l'opium eût été assez considérable pour produire un narcotisme complet
(c'est-à-dire, pour paralyser entièrement l'action de l'encéphale), on eut pu, dans les premiers instans, observer cette réaction; mais

bientôt elle eut cessé, et, à la contraction des pupilles, eut bientôt aussi succédé la dilatation , que l'on observe dans le plus grand nombre des cas.

L'assoupissement fait des progrès. Si la réaction de l'encéphale a lieu encore de manière que les yeux , dont l'état est directement lié à celui de l'encéphale , présentent toujours les pupilles dans l'état de contraction , les organes sur lesquels les centres nerveux n'agissent point d'une manière aussi immédiate , n'en reçoivent plus également l'influence : le pouls tombe à quatre-vingt-dix pulsations par minute.

On fait une saignée... La stase, l'accumulation du sang veineux dans le système vasculaire encéphalique , par suite de la lenteur et de l'imperfection du mouvement respiratoire , peut alors exiger, à elle seule, les émissions sanguines; mais , d'après l'observation au moins, rien n'annoncerait que ce fût ici le cas. La saignée n'était point encore indiquée ; tout cet état, jusqu'ici, était purement *nerveux* , je veux dire , borné à la substance nerveuse ou propre de l'encéphale. Aussi on n'obtient de la saignée aucun résultat, et comme le poison n'a point été évacué, l'absorption continuant de s'en faire , l'assoupissement devient même plus prononcé ; le pouls ne donne plus que quatre-vingt-huit pulsations par minute ; il n'y a, dans le même espace de temps, que quatre à cinq inspirations : des sinapismes rubéfient la peau sans que le malade les sente.

Cependant, au bout de quinze heures après l'empoisonnement, le pouls s'anime (quatre-vingt-dix pulsations par minute); le malade porte fréquemment la main au front; pendant la nuit il y a du délire et des mouvemens convulsifs. C'est ici l'époque de la *réaction sanguine :* l'assoupissement est moindre, la respiration moins lente; le pouls, dur et plein, s'élève à cent seize pulsations par minute; il y a beaucoup d'agitation, les signes d'une irritation sanguine encéphalique sont manifestes.... On fait une saignée au bout de vingt-quatre heures après l'empoisonnement ; on remplace, par une simple limonade, les boissons excitantes. C'était véritablement l'époque de recourir aux émissions sanguines : la première avait été inutile; celle-ci a de bons effets ; le pouls redescend à cent dix, et bientôt à cent, puis à quatre-vingt-dix pulsations : tous les symptômes prennent, dès-lors, une marche rétrograde.

L'action sédative du poison sur l'encéphale n'avait point été assez forte pour produire la dilatation des pupilles; la congestion sanguine

encéphalique , résultat nécessaire du deuxième
mode de réaction dont nous parlons actuellement , n'avait point été assez considérable pour
la déterminer ; les pupilles durent se maintenir
dans leur état de contraction jusqu'à l'époque de
la deuxième saignée ; mais alors, comme tous
les autres, ce symptôme commença à décroître.

Trente-six à quarante-huit heures après l'empoisonnement, tous les symptômes de narcotisme ayant disparu, le hoquet se manifeste ; il
n'y a pas de douleur à l'épigastre, mais la soif
est intense, la peau chaude et sèche, et le pouls
dur ; celui-ci donne cent deux pulsations par
minute , et remonte bientôt à cent seize ; il y a
beaucoup d'agitation. A ces signes on reconnaît
une phlegmasie gastro-intestinale à son début :
peut-être elle n'est que symptomatique de l'irritation encéphalique ; mais peut-être aussi elle
tient à une réaction sanguine , qui s'est faite directement vers le lieu de l'application primitive
de la substance vénéneuse : dans tous les cas,
elle est positive quoique l'abdomen paraisse sans
douleur. Quinze sangsues sont appliquées à l'é-
pigastre, et l'on donne à l'intérieur une limonade
gommeuse. Quelle que soit, d'ailleurs, l'opinion
particulière des gens de l'art, la véritable indication est remplie, et tout rentre dans l'ordre.

Si le poison eut été plus énergique , ou sa dose plus forte, le vomissement n'ayant point été provoqué par l'émétique , aidé de l'eau tiède , et les autres moyens d'en déterminer l'évacuation ayant été négligés, il est probable que le cas eût eu une terminaison funeste. Il est vrai que l'on administra des lavemens purgatifs ; mais ce n'est pas là la voie d'excrétion des poisons liquides , surtout de la classe des *narcotiques*. On a vu , dans les observations suivantes , le parti que l'on pouvait tirer ici , soit de la sonde de gomme élastique, munie de sa seringue , soit des affusions froides sur la tête. Si ce dernier moyen n'agissait que par déplétion du système vasculaire encéphalique, ileut été, dans ce cas, inutile, puisque l'accumulation du sang veineux n'était annoncée ni par la lividité , ni par la turgescence du visage, et qu'aucun signe n'annonçait non plus encore la congestion active du cerveau, celle que produit le sang artériel, dirigé de ce côté par suite de la réaction ; mais sans être pour les centres nerveux une cause de stimulation morbide , les affusions peuvent encore leur restituer la sensibilité qui leur est propre , et les rétablir dans l'action qu'ils exercent : elles pouvaient ici les rendre sensibles à l'émétique , et faire ainsi que le vomissement devînt possible ; elles n'auraient donc pas dû être négligées. Du moins, puisque la déglutition n'était pas interrompue, convenait-il de gorger le malade d'eau tiède, de titiller la luette, etc.

A cette circonstance près, et celle d'une première saignée pratiquée avant le temps, et sans besoin comme sans résultat, ce cas peut être offert comme un modèle de thérapeutique, et de bonne observation pathologique.

Ce fait, et autres analogues, ont été présentés comme contredisant formellement l'opinion de ceux qui prétendent que les émissions sanguines, dans ces cas, ne peuvent qu'accélérer la mort. Il serait bien temps que l'on ne jugeât plus de la valeur et de la convenance des moyens de la thérapeutique d'une manière absolue, ou en tenant seulement compte des résultats curatifs. Ceux-ci sont aux médicamens ce que sont les symptômes aux causes générales des maladies, et, en particulier, les symptômes de l'empoisonnement aux agens de la toxicologie. Ce ne sont que des résultats secondaires qui, au moins pris abstractivement, ne peuvent nullement servir de règle...... Pour apprécier justement la nature, le mode d'action générale d'une cause morbide ou d'un poison, il faut, avant tout, rechercher quel effet immédiat ils produişent , et , quant aux résultats secondaires ou symptômes, l'époque à laquelle ils les développent. Pour les médicamens , c'est la même chose : c'est aussi l'action primitive et immédiate qu'il faut, avant tout, avoir en vue, pour consulter ensuite les effets curatifs, mais en tenant rigoureusement compte de l'époque où a été employé l'agent thérapeutique. Or, pour les cas qui nous occupent, si l'on méconnaît les périodes différentes qu'ils présentent d'une manière si bien tranchée, comment apprécier à leur juste valeur les moyens auxquels on a recours, tels que le café, les acides et surtout les émissions sanguines ? Comment se déterminer avec sécurité dans leur emploi? De là, la divergence d'opinion, l'opposition de conduite parmi les gens de l'art, et, ce qui est plus grave, la différence des résultats qu'ils obtiennent, les uns perdant, et les autres, dans les mêmes cas, sauvant leurs malades :

1°. Quand l'économie est sous l'influence d'un poison sédatif, quand elle est, pour ainsi dire, aux prises avec l'agent de destruction, et qu'aucune autre condition n'existe encore, ce que l'on remarque dans les premiers instans, c'est (abstraction faite des moyens dont l'emploi peut avoir pour objet l'évacuation de la substance délétère), c'est l'instant d'employer l'infusion de

café, comme excitant spécial du système nerveux. Si, alors, les émissions sanguines ne deviennent pas mortelles, en enlevant aux centres
nerveux leur stimulus naturel, et par conséquent
le principe de leur réaction contre l'agent sédatif, du moins, jusqu'ici, sont-elles inutiles.
2°. *La lividité,* le gonflement du visage, annoncent
l'engorgement du système vasculaire de la tête
par le sang veineux : les stimulans intérieurs,
l'infusion de café, conviennent encore ; les saignées peuvent être utiles, et même nécessaires
si on ne les remplace pas par quelqu'autre moyen
(affusions, etc.). 3°. Il survient de l'agitation, du
délire avec turgescence *rouge* de la face, ou des
signes d'irritation gastro-intestinale, etc. : c'est
l'instant de la réaction sanguine ; c'est une période
absolument différente : l'infusion de café, etc., ne
ferait plus qu'ajouter à la gravité des accidens ;
les émissions sanguines sont indispensables ; le
malade est compromis ou perdu sans ressource,
si on les néglige. Le lecteur sentira toute l'importance de ces considérations (*voy. d'ailleurs
pag.* 19 *et suivante, et pag.* 233).

Le café n'est nullement un moyen de *neutraliser*
l'opium ; il est, comme l'éther, un excitant du système cérébral, rien autre chose, et c'est de là qu'il
faut partir pour l'employer convenablement.

Il n'en est pas de même des boissons acidulées. Nous avons dit (p. 241) comment l'acide acétique jouit alors d'une action réellement neutralisante ; de plus, les boissons acidulées produisent de bons effets, après l'expulsion de la substance vénéneuse, par leur action tempérante sur le système circulatoire.

Les taches de couleur jaunâtre, produites sur la peau de l'un des bras, à l'intérieur de la bouche, sur la langue, et à l'une des lèvres par le laudanum, méritent de fixer l'attention. L'iode, l'acide nitrique en produisent de semblables, en sorte que ce signe, isolé du moins, est, comme tant d'autres, absolument sans valeur.

— La *fièvre* dont il est question dans la seconde observation est un des signes de la réaction dont nous avons parlé à l'occasion de la première ; nous ne reviendrons pas sur cet objet.

Les résultats de l'emploi de la sonde à seringue, dans ce cas, en font ressortir les avantages d'une manière si palpable, que toute réflexion de notre part serait ici superflue.

Dans la troisième observation, on voit le même instrument, employé différemment, procurer néanmoins les mêmes avantages. Au reste, la première manière de s'en servir nous paraît la

meilleure, en tant que plus propre à vider complètement l'estomac.

— Dans la troisième observation, l'émétique
injecté en premier lieu ne pouvait réussir ; le
second était de trop : il était alors impossible que
la totalité du laudanum n'eût pas été entraînée....
Ce ne serait que dans le cas où le poison ne
serait point parfaitement miscible à l'eau, ou
entièrement soluble dans ce liquide , que la
pratique ci-dessus serait convenable.

Des affusions froides sur la tête , jointes à
la saignée , auraient fait cesser l'impossibilité
d'avaler, et probablement assuré l'effet de l'é-
métique, en rendant le système nerveux sensible
à son action.

Quand le vomissement n'est pas indispensable ,
on fait bien de l'éviter, puisqu'il en résulte toujours une congestion cérébrale au moins momentanée. L'état d'engorgement veineux ou
même de congestion artérielle où se trouve déjà
l'encéphale dans le narcotisme, est une raison
toute particulière qui doit porter à s'en abstenir
autant que possible.

— L'analyse que nous avons faite du premier
cas d'empoisonnement par l'opium, nous dispense de nouveaux commentaires sur le quatrième. Mais il est , relativement à celui-ci ,

quelques réflexions dont nous ne pouvons nous dispenser. On y voit encore la contraction des pupilles, à l'époque de la *réaction nerveuse*, puis leur dilatation à l'époque de la congestion cérébrale et du collapsus. Ces deux états alternent même comme celui d'excitation et de résolution générale, ce qui indique, suivant que nous l'avons fait déjà remarquer, la lutte de deux forces opposées : 1°. l'action vénéneuse ; 2°. la puissance nerveuse.

Cette observation, mieux encore que celles qui la précèdent, montre combien est faux et dangereux le principe qu'on doit, dans les cas d'empoisonnement par les narcotiques, débuter par les émétiques et les purgatifs. L'inutilité de ces moyens avant d'en avoir employé d'autres au préalable, est mise ici dans tout son jour. Administrés après les affusions froides, ces mêmes moyens eussent, suivant toutes les apparences, réussi dans ce cas, malgré le plus de gravité qu'il pouvait offrir à raison de l'âge de l'individu. Aucune raison non plus ne se serait probablement opposée au succès de la sonde en gomme élastique, etc.

La saignée, comme dans la première observation, a été tentée à une époque où elle n'était pas encore indiquée.

L'état de l'après-midi et du soir prouve que le mieux dont on se flattait à deux heures n'était qu'apparent, et que le calme ne tenait qu'aux progrès du narcotisme et à la *réaction sanguine,* dont une légère coloration rosacée du visage, etc. annonçait alors l'époque. C'eût été l'instant de recourir aux émissions sanguines, de supprimer le café, etc. Mais le poison n'ayant été évacué d'aucune manière, et sa dose étant énorme à raison de l'âge, tous les secours de l'art étaient depuis long-temps inutiles. La perte de l'enfant était certaine.

La dilatation des pupilles, à l'instant des convulsions, doit être notée; elle montre comment la congestion sanguine, qui se fait alors sur l'encéphale (et l'état du visage ne permet pas de se méprendre à cet égard), vient, en le comprimant, se joindre à l'action sédative du poison, de manière à paralyser momentanément l'influence cérébrale. Il est vrai que les convulsions continuent dans les membres, etc., mais on sait que les mouvemens de ceux-ci sont sous l'influence immédiate de la moelle épinière.

Le liquide incolore et spumeux qui sortait de la bouche et des fosses nazales ne venait point de l'estomac, mais bien des voies respiratoires. Il provenait, comme dans les cas d'asphyxie, de ce que les organes de ce côté n'accomplissaient plus qu'imparfaitement leur fonction. (Voyez nos remarques générales , page 70).

La soupl. se , la *mobilité* des membres dans les derniers instans , n'offraient rien de remarquable. Elles s'observent communément aux approches de la mort.

— La cinquième observation confirme , de la manière la plus positive , ce que nous avons établi en principes (*pag.* 229 *et* 233) et ce que nous venons de répéter (*pag.* 394) , savoir : que dans l'empoisonnement par les narcotiques , le premier soin du médecin doit être de chercher à ramener le système nerveux à un état tel , qu'il réponde à l'action des médicamens. Autrement, non-seulement ceux-ci sont sans effet quant au but que l'on se propose (l'évacuation de la substance vénéneuse), mais ils peuvent encore faire le plus grand mal par l'irritation qu'entraîne leur action locale...... Si l'on ne fût parvenu ici à déterminer le vomissement après avoir ramené les systêmes nerveux cérébro-spinaux à leur condition physiologique, n'est-il pas évident qu'une gastro-entérité aurait été la conséquence des premières doses d'émétique administrées?

Resterait donc à déterminer laquelle doit être

préférée, dans les cas qui nous occupent, des deux méthodes de traitement dont cette observation et l'une des précédentes offrent l'exemple, savoir, ou de faire de affusions et d'administrer ultérieurement les évacuans, ou de recourir à la sonde de gomme élastique munie de sa seringue.... Si le poison vient d'être avalé, s'il n'a point encore été absorbé ; si, par conséquent, il n'existe point encore de symptômes de narcotisme ; si d'ailleurs le poison est de nature à être aspiré par la sonde, c'est-à-dire liquide ou aisément soluble, la sonde peut être employée avec avantage, ainsi qu'on l'a vu. Dans les conditions opposées, le praticien devrait se décider en faveur des affusions froides, suivies de l'administration des émétiques ou des purgatifs, ou des uns et des autres à la fois, suivant le temps qui se serait écoulé.... La sonde aurait été, dans l'observation qui nous occupe, employée avec succès.

— Peu de cas offrent autant d'intérêt que celui dont la septième observation retrace les principales circonstances...... Ce n'est pas ici le lieu d'établir si, dans le cas d'irritation locale, il convient de faire des applications narcotiques sur les parties malades elles-mêmes, et notamment sur des surfaces érésypélateuses. Ce n'est pas non plus le lieu de

discuter jusqu'à quel point, dans l'administration des calmans, l'intensité des accidens, de la
douleur en particulier, peut servir de règle pour
la détermination des doses. Nous pourrions
aussi nous dispenser de remarquer que, dans
l'état de phlegmasie, l'absorption est plus rapide, plus abondante à la surface de la peau,
comme au reste dans toute autre partie, et que,
dans cet état plus encore que dans la condition
naturelle des organes, on doit être réservé
dans l'emploi des moyens doués d'une action un
peu énergique.

Mais ce que nous ne pouvons négliger, c'est la
thérapeutique adoptée à l'égard du malheureux
qui fait le sujet de cette observation. Des doses
de laudanum aussi considérables ont été, comme
on le voit par les autres observations, ingérées
dans l'estomac, et les individus n'ont pas succombé. Sans doute le danger d'un cas d'empoisonnement par ingestion des substances n'est pas,
abstraction faite de l'action locale et des effets sympathiques, dans la quantité du poison
ingéré, il est dans la quantité absorbée; mais,
dans le cas qui nous occupe, peut-on admettre que la quantité du narcotique absorbée
fût en effet très-considérable? Sans doute il n'y
avait rien à attendre de la méthode évacuante

(j'entends parler des émétiques et des purgatifs); mais celle des révulsifs et des stimulans
était-elle donc la seule qui restât à la disposition
de l'art? Pourquoi avoir négligé l'emploi des
boissons acidulées!..... Mais c'est précisément
après l'absorption des narcotiques et pour remédier aux accidens de cette absorption, qu'il
convient d'y recourir : employés quand le poison séjourne encore sur les surfaces, l'expérience a démontré que c'est alors qu'elles sont
nuisibles. Si l'on ne recourait pas aux boissons
acidulées, n'était-il pas possible du moins de
gorger le malade, n'eût-ce été que d'eau commune introduite au moyen d'une sonde , si la
déglutition ne se faisait pas, ou injectée même
en lavemens. Ces boissons abondantes entraînées
par les sueurs ou les urines, eussent été un moyen
quelconque d'excrétion.... Mais il était d'autres
moyens encore plus puissans, plus efficaces, et à
l'emploi desquels il est pour nous hors de doute
que le malade eût dû son salut : nous entendons
parler des émissions sanguines, et des affusions ou
des simples applications réfrigérantes. L'évidence
de notre assertion sur ce point ressort tellement
de plusieurs de nos observations, que nous ne ju-
geons pas nécessaire d'y insister davantage.

Toutefois nous espérons que le lecteur ne jugera la conduite de l'homme de l'art, sans tenir compte des époques. L'observation date de 1815, et la toxicologie, encore de nos jours si imparfaite sous le rapport de la thérapeutique, était alors véritablement dans l'enfance, ou mieux, n'existait pas du tout.

EMPOISONNEMENT PAR L'ACIDE HYDRO-CIANIQUE.

PREMIÈRE OBSERVATION.

Quelques gouttes d'acide hydro-cyanique furent données à un jeune lapin en pleine santé. Immédiatement après, la tête se pencha d'un côté, de violens spasmes survinrent, les yeux perdirent leur éclat, et l'animal mourut en convulsions au bout de dix minutes.

La *dissection* fit voir les lobes des poumons plus pâles qu'ils ne sont ordinairement, la trachée revêtue de lymphe coagulée, et l'estomac enflammé auprès du pylore. Le cerveau ne fut pas examiné. La fibre musculaire était encore excitable par la pile voltaïque, mais cette excitabilité s'éteignit bientôt.

DEUXIÈME OBSERVATION.

Une quantité plus considérable que dans le cas précédent, ayant été donnée à un jeune lapin, le docteur Murray appliqua sur la langue de l'animal, au moyen d'une éponge, de l'ammoniaque convenablement étendue, et l'animal ne manifesta pas le plus léger signe de malaise.

TROISIÈME OBSERVATION.

Une demi-drachme d'acide hydro-cyanique fut donnée à un jeune lapin. Bientôt, la respiration devint pénible, embarrassée ; l'œil perdit son éclat, la tête se couvrit de sueur, l'animal poussa des cris aigus, et tomba en convulsions. Le docteur Murray lui versa alors goutte à goutte dans la bouche une forte teinture d'ammoniaque, il l'humecta aussi avec une éponge imbibée de cette liqueur, et presqu'au même instant, le lapin se ranima ; il léchait de temps en temps la main qui lui administrait l'ammoniaque, sans doute, parce qu'il en ressentait un soulagement immédiat. Bientôt il fut entièrement remis, seulement les lèvres étaient excoriées par l'action de l'ammoniaque.

QUATRIÈME OBSERVATION.

Le docteur Murray, à la suite de ces expériences, prit lui-même une dose d'acide hydro-cyanique suffisante pour lui procurer un violent étourdissement ; mais la *solution* d'ammoniaque appliquée aux organes de l'odorat et sur le front, le remit à l'instant.

CINQUIÈME OBSERVATION.

Au mois de mai 1821, M. Fremy appliqua sur la conjonctive d'un lapin deux gouttes d'acide hydro-cyanique. L'animal éprouva instantanément les plus vives convulsions, et bientôt on ne remarqua plus aucun signe de vie. L'animal regardé comme mort fut jeté dans un coin. Plus tard, admettant qu'il était peut-être encore possible de le rappeler à la vie, on lui fit des frictions avec des linges chauds, et ensuite, ce premier moyen ne réussissant pas, des frictions ammoniacales. On ne tarda pas à remarquer une augmentation de chaleur et un léger mouvement vers la région du cœur; on s'empressa alors d'administrer à l'intérieur de l'ammoniaque étendue d'eau. Après quelques instans, l'animal commença à se débattre, il se releva, et peu après, il courait, il mangeait, rien n'indiquait plus l'essai auquel, une heure auparavant, on venait de le soumettre. Au bout de deux heures, M. Fremy lui appliqua de nouveau deux gouttes d'acide sur la conjonctive, mais cette fois, l'ammoniaque n'ayant point été employée, il succomba.

Nota. Une ou deux gouttes d'acide hydro-cyanique, mises sur la tête d'une grenouille, la font périr en peu de minutes; mais si, lorsque les symptômes annoncent la dernière période, on lui met également sur la tête une ou deux gouttes d'ammoniaque, elles suffisent pour la rendre à la vie (voyez d'ailleurs page 238).

SIXIÈME OBSERVATION.

Six gouttes d'acide hydro-cyanique ayant été injectées le 25 août 1825, dans le tissu cellulaire de la cuisse d'un lapin, au moyen d'une incision pratiquée à la partie externe du membre : au bout d'une minute et demie, l'animal fut pris de violentes convulsions, et, à la deuxième minute, il était mort.

Le même jour, une égale quantité du même acide,

ayant été introduite de la même manière dans le tissu cellulaire de la même partie, au moyen d'une plaie semblable, chez un autre lapin, l'animal fut bientôt pris, comme le précédent, de violentes convulsions; mais alors MM. Barry et Petrot appliquèrent une ventouse; ils la placèrent de manière qu'elle ne comprenait pas sous elle l'endroit où le poison venait d'être appliqué, et ils commencèrent à y faire le vide. A chaque coup de piston, on sentait une odeur prononcée d'acide hydrocyanique. A mesure que le vide s'opérait, les convulsions se calmaient visiblement; elles s'affaiblirent de plus en plus, et finirent par se dissiper entièrement. Après leur entière cessation, la ventouse fut encore laissée dix minutes, en tout, une demi-heure, après quoi elle fut retirée, et la liberté rendue au lapin. Celui-ci, examiné pendant une heure, ne paraissait nullement malade. Au bout de sept jours, temps pendant lequel on l'observa encore, il continuait à bien se porter.

Nota. Des expériences semblables faites avec l'*upos tieuté*, ont eu le même résultat (*pour l'emploi de la ventouse, v. p.* 3 19 *et* 360).

FIN.

TABLE

DES MATIÈRES.

FIN DE LA TABLE.